Carl-Auer

Marion Lockert (Hrsg.)

Perlen der Aufstellungsarbeit

Tools für systemisch Praktizierende

Mit einem Vorwort von Christopher Bodirsky

Dritte Auflage, 2023

Umschlaggestaltung: Uwe Göbel, Heidelberg
Umschlagabbildung: Jan Vanmeer:
Das Mädchen mit dem Perlenohrgehänge, 1665
Satz: Verlagsservice Hegele, Heiligkreuzsteinach
Printed in Germany
Druck und Bindung: CPI books GmbH, Leck

MIX
Papier | Fördert gute Waldnutzung
FSC® C083411
FSC www.fsc.org

CPI klimaneutral
Mehr Bäume.Weniger CO_2

Dritte Auflage, 2023
ISBN 978-3-8497-0370-7 (Printausgabe)
ISBN 978-3-8497-8122-4 (ePub)

Bibliografische Information der Deutschen Nationalbibliothek:
Die Deutsche Nationalbibliothek verzeichnet diese Publikation in der Deutschen Nationalbibliografie; detaillierte bibliografische Daten sind im Internet über http://dnb.d-nb.de abrufbar.

Informationen zu unserem gesamten Programm, unseren Autoren und zum Verlag finden Sie unter: **https://www.carl-auer.de/**.
Wenn Sie Interesse an unseren monatlichen Nachrichten haben, können Sie dort auch den Newsletter abonnieren.

Carl-Auer Verlag GmbH
Vangerowstraße 14 • 69115 Heidelberg
Tel. +49 6221 6438-0 • Fax +49 6221 6438-22
info@carl-auer.de

Inhalt

Vorwort

Als ich die Kapitel für dieses Buch las, diese Fülle an wirklich sehr praktischen Übungen, und die Vielzahl an Autorinnen und Autoren sah, war mein erster Gedanke: Warum gab es diese Idee nicht schon viel früher? Da arbeiten Kolleginnen und Kollegen teilweise seit Jahrzehnten, übernehmen Übungen, entwickeln Formate, erproben sie in der Praxis, verwerfen, was nicht so gut klappt, und behalten, was funktioniert. Wenn ich mir vor Augen führe, wie viel Arbeit und welche Fachkompetenz in dieser Sammlung steckt, wird mir klar, welchen Schatz man da in Händen hält! Und was nicht übersehen werden darf: Alle Übungen sind in der Praxis erprobt, was naturgemäß eine hohe Qualität und Praxistauglichkeit verspricht.

Darüber hinaus stecken in diesem Buch aber auch praktizierte Vernetzung und kollegialer Austausch. Die Schatztruhen wurden geöffnet, damit Kollegen ihre Veranstaltungen lebendiger, abwechslungsreicher und (wie z. B. bei den Übungen zur Haltung) auch anschaulicher und praktischer gestalten können. Ideen, wie sich solch ein Austausch realisieren lässt, wie zum Beispiel auch die Schätze von Kollegen gerettet werden können, wenn diese mit ihrer praktischen Arbeit aufhören, gab es viele – alleine, hier stimmt wirklich der berühmte Satz »Es gibt nichts Gutes, außer man tut es«.

Ich möchte mich ganz herzlich im Namen der Deutschen Gesellschaft für Systemaufstellungen (DGfS e. V.) bei Marion Lockert bedanken für die Idee, die Ausdauer und auch ihre Hartnäckigkeit, mit der sie dieses Projekt realisiert hat. Und natürlich gilt der Dank allen, die ihren Beitrag geleistet haben, die das Projekt unterstützt und ihre Perlen nicht für sich behalten haben, sondern sie in diesem Buch mit einer großen Gemeinschaft teilen.

Christopher Bodirsky
Vorsitzender der Deutschen Gesellschaft
für Systemaufstellungen e. V.

Vorwort

Nun ist es vollbracht. Sie halten ein Buch in Händen, bei dem 45 Autoren mitgewirkt haben, um 104 Beiträge zum Thema Systemaufstellungen zusammenzutragen. In der Tat aus der Praxis für die Praxis, nämlich Ihre!

Ungefähr zweieinhalb Jahre Arbeit stecken darin – zunächst die Vorüberlegungen zur Struktur, dann die Werbung um Mitarbeit, schließlich das Sammeln und Redigieren der vielen Übungen und Formate.

Wie kam es zu diesem Buch?

Entstanden ist die Idee für dieses Kompendium in mir beim Kongress der Deutschen Gesellschaft für Systemaufstellungen DGfS e. V. 2015 in München im Zuge eines Treffens der Aufstellungsausbilder. Wir tauschten Ideen zu Übungen aus, und das erzeugte eine sehr angeregte und fröhliche Stimmung im gesamten Plenum: »Ach, sooo machst du das? Spannend!« Und ich war berührt von so viel Expertise, so viel Lehrkompetenz und Hingabe, von fachlicher und menschlicher Erfahrung, die munter und mit Freude geteilt wurde. Das musste doch Schule machen – am besten mit einer Sammlung der bewährtesten Formate und Übungen, welche schon allein durch die Heterogenität der Aufstellerszene sehr bunt werden würde! Eben eine schmucke Perlenkette, die zu vielen Anlässen getragen werden kann.

So trug ich meine Eingebung Matthias Ohler vor, der dort einen Bücherstand vom Carl-Auer Verlag führte. Und? Wie Sie sehen, konnte ich ihn und den Verlag überzeugen. An dieser Stelle sei Ralf Holtzmann gedankt, der mit seinem Einsatz für das Projekt eine kraftvolle Unterstützung war!

Und für wen ist es gedacht?

In erster Linie möge das Kompendium Ausbilder, Aufstellungslernende und Aufstellungsleitende, aber auch Coachs, Berater, Seminarleiter, Trainer und Personalentwickler gleichermaßen bereichern. Und natürlich Sie persönlich!

Es gibt in diesem Buch durchaus einige kleine feine Formate, die sich auch mit einem anderen methodischen Hintergrund als dem systemischen gut einsetzen lassen – und natürlich eine Menge anspruchsvoller Beiträge für Aufstellungswissende, bei denen sich sagen ließe: »Don't try it at home!« – also: ohne profunde Kompetenz bitte bleiben lassen.

Motivation und Struktur

Mein Ziel war es, die Qualitätskriterien von Weiterbildungen zur Systemaufstellung vom Fachverband DGfS e. V. abzudecken, damit Lehrtrainer die Beiträge ihren Modulen direkt zuordnen können. Es sollte also ein Werk entstehen, das vielseitig nutzbar ist, das lehren und lernen, experimentieren und wachsen lässt. Dabei denke ich, dass auch die beste Technik nichts bringt, wenn Haltung und Herz fehlen – wie Sie später noch lesen können.

Und praxisorientiert sollte es sein! Nach Kapiteln sortiert, aber auch mit anderen Verzeichnissen versehen, die es leicht ermöglichen, von alltäglichen Situationen im Aufstellungskontext, von einem Workshop, Training oder Coaching ausgehend fix verschiedene nutzbare Vorschläge an der Hand zu haben und damit seine eigene Arbeit zu erweitern.

Danke!

Bei der Rekrutierung von Autoren war mir Peter Klein, Vorstand des Internationalen Forums für System-Aufstellungen in Organisationen und Arbeitskontexten infosyon e. V., eine unschätzbare Hilfe. Spontan und sehr tatkräftig, wie es seine Art ist, verbreitete er den Ruf nach Autoren und gab dem Projekt einen ungeheuren Schub. Großen Dank ihm – und auch dem Verein für die Infos im Newsletter! Danke auch an Hans-Dieter Dicke von der DGfS e. V., der es mir ermöglichte, mein Projekt auf der Mitgliederkonferenz in Uslar vorzustellen. Und an Max Dauskardt von der International Systemic Constellation Association ISCA für seine mich sehr bestärkende, spontane Begeisterung.

Gedankt sei auch noch einmal allen Autoren dafür, dass sie diese wunderbaren Beiträge verfasst haben. Einen Einblick in die eigene Arbeitsweise zu gewähren und Erfahrung so bereitwillig zu teilen ist keine Selbstverständlichkeit! Und, liebe Kolleginnen und Kollegen, ihr habt geduldig meine Vorschläge bedacht und auch die Tücken der Technik klaglos hingenommen. Ihr habt mich durch eure Kommentare ermutigt und wunderbar unterstützt! Danke! Besonders grüße ich hier noch einmal diejenigen, die sich noch zusätzlich Zeit nahmen, um Einleitungen zu schreiben: Christopher Bodirsky, Peter Bourquin, Heike Gottschalk, Thomas Heucke, Manuela Mätzener und Alexandra Schwendenwein.

Dank gebührt ebenso meinen Mitarbeitern Dorothea Ilse und Alexander von Michael für ihre unermüdliche Unterstützung beim Listenchecken, Korrespondenzführen und -verwalten, beim Austreiben des Fehlerteufels, beim Gegenlesen, Tabellenerstellen und mehr.

Wie immer: Hinweise zur Lesbarkeit

Wie immer bei Veröffentlichungen stand auch ich vor der Gender-Frage: Wie wollten wir sprachlich kennzeichnen, dass immer Frauen und Männer gleichermaßen angesprochen sind? Kurz: Der Verlag und ich haben uns hier für das Konventionelle entschieden. Bei der willkürlichen Nennung der weiblichen oder männlichen Form ist jeweils auch das andere Geschlecht mit angesprochen.

Noch schwerer fiel mir die Wahl, ob ich die unterschiedlichen Begriffe für Aufstellungsleitung, Gastgeber, Therapeut, Begleiter, Coach etc. und ebenso Klient, Patient, Kunde oder Teilnehmer vereinheitlichen sollte. Ich habe dann einfach die Begrifflichkeit der Autoren übernommen und auf Ihre Flexibilität als Leserin gesetzt – und hin und wieder munter abgewechselt.

Praktisches für Praktizierende

Selten werden Leser ein Kompendium von vorne bis hinten durcharbeiten. Viel wahrscheinlicher ist es, dass ein Seminar oder Training ansteht und Sie etwas Spezielles dafür als Ergänzung finden möchten. Dazu dient einerseits natürlich das Inhaltsverzeichnis. Nun ist es jedoch auch so, dass bestimmte Formate oder Übungen in mehrere Kategorien gepasst hätten. So könnte zum Beispiel das Thema Feedback sowohl in »Sprachliches« als auch in »Haltung« platziert sein. Damit Sie also leicht fündig werden, gibt es am Ende des Buches eine Tabelle, die die Beiträge allen möglichen passenden Kapiteln zurechnet (S. 296 ff.). Des weiteren finden Sie dort ein Stichwortverzeichnis (S. 292 ff.) sowie eine Sortierung der Beiträge nach Autoren (S. 299).

Nun hoffe ich, dass ich viele Wünsche bedacht habe – mein größter ist es, Vielfalt, Leichtigkeit und Tiefe in der Aufstellungsarbeit zu vereinen. Vielleicht ist dieses Buch ein Beitrag dazu.

Marion Lockert
Hannover, im Dezember 2017

Einleitung

Die Entwicklung der Aufstellungsarbeit – ein Zeitblick

Zu Beginn der Entwicklung seiner Methode in den 1980er- und 90er-Jahren hat Bert Hellinger uns eine neue Welt eröffnet, hat uns tiefere Dimensionen menschlicher Verhaltensweisen, Motive und Beziehungen eröffnet, hat mit seiner besonderen Art der Leitung große Bewunderung und auch zuweilen Befremden ausgelöst.

Hellingers Arbeitsweise hat die Aufsteller also über lange Jahre geprägt. *So machte man es eben.* Und es bedurfte wohl einer »Pubertät« der Aufsteller und ihrer Verbände, um nach und nach den Mut zu finden, sich vom »Vater der Familienaufstellungen« emotional und fachlich zu lösen, neue und eigene Wege zu entwickeln.

Mittlerweile, nach gut 30 Jahren, sind Aufstellungen zu einem im deutschsprachigen Raum, aber auch schon international fast allgemein bekannten Bestandteil therapeutischer Interventionen geworden. Und sogar über Therapeutenkreise hinaus schallt der Ruf dieser Arbeit: Etablierte Magazine wie »Geo Wissen« schreiben darüber – und wenn sogar eine Folge der Krimiserie Tatort »Familienaufstellung« genannt wird, lässt sich mit Fug und Recht sagen: Die Aufstellungen haben es in die Welt geschafft!

Aufstellungen bewirken

Und sie stehen nicht nur, sie gehen auch! Aufstellungen haben in den Gesellschaften, die dafür reif waren, die Grenze zwischen Therapie und Persönlichkeitsentwicklung leichter passierbar gemacht. Menschen, die nie einen Therapeuten aufsuchen würden, lassen sich auf Aufstellungsseminare ein. Und sogar die Arbeitswelt öffnet sich für die Merkwürdigkeiten der Systemaufstellung. (Hier bin ich auch den vielen Unternehmen dankbar, die mit ihren Personalentwicklungsmaßnahmen einen unschätzbaren Bildungsauftrag leisten. Sie führen Menschen an psychologische Themen und damit an sich selbst heran und tragen zu mehr Verständnis in allen Lebensbereichen bei.)

Aufstellungen verbinden

Aber auch die Methode selbst ist »weltlicher« geworden. Es gibt mittlerweile Anleihen aus vielen weiteren Methoden, Fachrichtungen und philosophischen Konzepten. Sie bekam mit der Beschreibung einer »Grammatik der Aufstellungen« eine Form, die sich intellektuell verarbeiten lässt. Aufstellungen sind wissenschaftlich analysiert und evaluiert worden. Und sie haben längst die Grenzen der Therapie gesprengt. Von Organisations- oder Businessaufstellungen bis hin zu spirituellen Aufstellungen hat sich eine riesige Bandbreite entwickelt.

Ohne, dass mir das zu Beginn schon klar war, ist nun mit diesem Buch über die reine Sammlung vieler Perlen hinaus so etwas wie ein Überblick über den Stand der modernen Aufstellungsarbeit entstanden. Die ungeheure Vielfalt der Übungen, Ansätze, Arbeitsweisen und Impulse überraschte und begeistert mich sehr! So verschieden kann Aufstellungsarbeit sein, und jede Form – gleich, ob traditionell, spirituell oder strukturorientiert, sich an klare Abläufe haltend oder frei in Bewegung und Intuition – trägt zu Lösungen bei.

Was jedoch alle Aufsteller zu einen scheint, ist die Überzeugung, wie zentral die innere Haltung der Leitung ist. Zu keinem Kapitel sind mehr Beiträge gekommen als zu Haltung und Wahrnehmung. Warum?

Worte zur Haltung und Funktion der Aufstellungsleitung

Gerne stelle ich zum Thema der Einflussnahme als Aufstellungleiterin einige meiner Inspirationen zur Diskussion:

Aufstellungen machen etwas im Alltäglichen Ungreifbares sichtbar, hörbar und fühlbar und damit dem menschlichen Bewusstsein zugänglich. Und Aufstellungen tragen zur Ganzwerdung eines Systems bei. Die wirksame und heilsame Kraft dabei ist die Liebe. Liebe hat eine bestimmte physikalische Frequenz und eine bestimmte Schwingung. Sie ist so fein, dass sie, um ein Bild zu benutzen, in die feinsten Zwischenräume dringen kann. Denn die als Symptome und Blockaden erlebten Spannungen sind, physikalisch beschrieben, nichts anderes als energetische Verstrickungen und Knäuel, die den gesunden und freien Fluss behindern. Die für die Aufstellungsverläufe heilende Energie ist im besten Fall in der Lage, lichtvoll und warm diese zusammengeklebten und festgezurrten energetischen Stränge zu lockern.

Dem Aufstellungsleiter kommen dabei wichtige Funktionen zu. Zum Beispiel gibt er den Repräsentanten mit seiner Gegenwart und Kompetenz einen sicheren Rahmen, sodass sich deren Psyche beruhigt und dadurch ihre Schwingungsfähigkeit erhöht. Denn die menschliche Psyche ist so konstruiert, dass sie sich im Schutz eines »Leittieres« besonders gut entspannen kann und bestimmte gruppendynamische Aufgaben loszulassen in der Lage ist, um eine Konzentration auf die mediale Arbeit als Stellvertreter zu gewährleisten.

Eine weitere Funktion der Aufstellungsleiterin besteht darin, dass sie wie eine Art Empfangsverstärker und Antenne für das gesamte energetische System eines Klienten fungiert und wirkt. Das Setzen von Impulsen, um die Schwingungsbewegung punktuell zu erhöhen, kann von der Aufstellungsleiterin, aber auch von Repräsentanten gegeben werden.

Besonders gut wird das durch die eigene Reife und Schwingungsfähigkeit der Leitung ermöglicht. Und mit Schwingungsfähigkeit meine ich auch die Fähigkeit, weniger mit bewussten Überlegungen auf vorhandene, »bewährte« Handlungsstrategien zurückzugreifen, als der Wahrnehmung der Energien im Raum den Vorzug zu geben. Und je mehr »Erlaubnis« sie vom Klienten dazu erhält, desto wirkungsvoller kann sie agieren. Auch das Wirken aus dem Augenblick ist eine Form von Liebe.

Die Eigenliebe des Klienten lässt sich durch die Resonanz mit der Liebe von außen aktivieren und stärken, damit er wieder vermehrt in Schwingung gerät. Letztendlich ist es jedoch nicht die Liebe einer zweiten Person, sondern es ist immer die Liebe des Klienten selbst, die er anreichert, um die Frequenzerhöhung zu vollführen.

Wir Aufstellungsleiterinnen sind also viel wichtiger für das Gelingen der jeweiligen Aufstellung, als wir manchmal meinen! Und gleichzeitig auch wieder viel weniger wichtig dafür. Denn unsere Arbeit wird von vielen energetischen Dynamiken außerhalb unserer Vorstellungskraft liebevoll unterstützt, so bin ich mir sicher.

Ein wichtiges Verdienst jedoch ist das Sichtbarmachen der Vieldimensionalität des Menschseins und der Verbundenheit mit vielen unterschiedlichen Ebenen. Wir Aufstellungsleiter erweitern damit das Verständnis von dem, was Menschsein bedeutet und was heilsames Zusammenwirken durch die Gruppen bedeutet. Und wir machen das, was es bedeutet, als Mensch allein und gleichzeitig verbunden zu sein, auf besondere Art und Weise einem großen Kreis von Menschen sinnlich erfahrbar.

In diesem Sinne wünsche ich diesem Buch, dass es zum leichteren Gelingen all dessen beiträgt.

Marion Lockert

Kapitel 1: Einstiege

Einleitung

von Marion Lockert

Systemisches kann auch leicht sein! Gut, das zu erfahren, da viele Menschen die Aufstellungsarbeit mit schweren Themen und starken Emotionen verbinden – und sich davor fürchten. Gerade jedoch, wenn es gilt, sich auf noch Unbekanntes einzulassen, sei es eine Methode oder auch eine neue Gruppe, lassen Einstiegsübungen das Eis schneller schmelzen.

Auch der systemische Gedanke, also z. B. die Vorstellung, dass mehr Dinge wirksam sind, als wir zunächst wahrnehmen oder sehen können, oder dass alle Dinge mit allem zusammenhängen und aufeinander wirken (ein fast schon spiritueller Zugang zur Welt), muss bei vielen Menschen erst geweckt und sinnlich erfahren sein, bevor er als tragfähiges Konzept angenommen werden kann.

Interessant ist es, dass viele der hier gesammelten Beiträge auf das Nonverbale setzen. So hilfreich Sprache ist – manchmal jedoch ermöglicht das im Alltag ungewöhnliche Schweigen besondere Erfahrungen, führt es dazu, sich vor allzu schnellen Manifestierungen und Bewertungen schützen zu können. Ein Weilchen länger bei der Wahrnehmung zu bleiben.

Und überhaupt die Wahrnehmung – sie braucht Zeit und eine besondere Form der Aufmerksamkeit. Auch das ist etwas Ungewohntes für viele, und so lohnt es sich, wenn Sie in den vorliegenden Beispielen stöbern und sich für Ihr nächstes Seminar oder Training anregen lassen.

1 Rollenzuweisung

vorgestellt von Friedrich Assländer	
Ziele • »Energetische Sauberkeit« und Klarheit in der Aufstellung • Rollenzuweisung	**Stichworte** • Rollenzuweisung • Entrollen
Material –	**Teilnehmerzahl** alle, die dabei sind
Vorbereitung/Raum –	**Dauer** 3 Min.

Beschreibung

Jeder Teilnehmer, der als Stellvertreter aufgestellt wird, stellt sich in den Dienst und kommt während der Aufstellung in eine andere Identität. Er wird zum Medium, zum Kanal, durch den nicht nur Informationen, sondern auch u. U. sehr starke Energien fließen.

Dieser Prozess braucht, wie ein Ritual, einen klaren Anfang und einen klaren Schluss. Die Aufstellung beginnt mit dem Rollenauftrag und der inneren Annahme der Rolle. Nachdem der Klient den Stellvertreter auf den Platz geführt und ihm die Hände auf die Schultern gelegt hat, sagt er sehr gesammelt und konzentriert zu ihm: »Du stehst jetzt für …« Es ist hilfreich, wenn der Klient dabei intensiv an die entsprechende Person denkt, ein inneres Bild hat. Das geschieht auch für nachträglich aufgestellte Systemelemente, dies kann dann auch der Leiter tun oder der Klient, je nachdem, wer das Element benennt und aufstellt.

Am Ende der Aufstellung nimmt der Klient wieder die Rolle vom Stellvertreter mit den Worten: »Vielen Dank, ich nehme die Rolle wieder von dir, du bist wieder … (Name).« Dabei streift der Klient mit beiden Händen seitlich vom Körper die Fremdenergien ab.

Varianten

Beim »Entrollen« (also dem Ablegen der Rolle) kann der Stellvertreter selbst sagen: »Ich bin jetzt wieder (eigener Name)«, um bewusst seine eigene Identität anzunehmen.

Das Entrollen kann unterstützt werden, wenn der Stellvertreter sich abklopfen lässt, vor allem am Rücken, zwischen den Schulterblättern, unter den Armen, evtl.

auch an den Beinen und am ganzen Körper. Das mehrmalige Drehen gegen den Uhrzeigersinn oder ein Abschütteln kann ebenso helfen, die Fremdenergien loszuwerden.

Ergänzend kann man alle in der Gruppe bitten, sich bewusst von den Fremdenergien zu lösen und die eigene Identität, die eigenen Energien und den eigenen Körper wieder zu spüren und sich damit zu verbinden.

Auswertung

Den Teilnehmern wird beim ersten Mal – und bei Bedarf auch öfters – erklärt, dass sie in der Aufstellung mit fremden Energien in Verbindung sind. Für die eigene Gesundheit, aber auch für die Ordnung in den Systemen ist es sehr wichtig, sich das zu vergegenwärtigen und eine klare Trennung zu machen, wann sind ich und wir in diesem anderen Energiefeld, und wann ist jeder wieder ganz er selbst.

Kommentar

Die Teilnehmer können das sofort nachvollziehen. Ich berichte dann auch manchmal von zwei Fällen von »schlampigem Entrollen«. In einem Fall haben die Beteiligten (Aufstellung in einer Firma) nach dem Motto »ja, ja, ist schon gut« sich schnell wieder dem Sachthema zugewandt. Ein Stellvertreter, der für einen gesundheitlich beeinträchtigten Kollegen stand, bekam in der Nacht die Krankheitssymptome seines Kollegen. Am nächsten Tag wurde dann das Entrollen nachgeholt.

In einem anderen Fall kam eine Stellvertreterin über mehrere Wochen immer wieder in Flashbacks mit den Angstzuständen aus der Rolle. Auch hier war das bewusste Entrollen die Lösung, einschließlich des Rates, sich abklopfen zu lassen, sich mit Salz zu reinigen und anschließend bewusst mit Wasser (Dusche) alles Fremde abzuwaschen.

2 Systemische Gruppenübung

vorgestellt von Christopher Bodirsky	
Ziele • Auflockerung • Darstellung systemischer Zusammenhänge in Teams erfahren	**Stichworte** • Auflockerung • Einführung System • Warming-up
Material –	**Teilnehmerzahl** eignet sich ab Gruppen von 10 Personen bis hin zu Großgruppen.
Vorbereitung/Raum Übung für drinnen oder draußen, Platz für Bewegung	**Dauer** 10–20 Min. (inkl. nachfolgender Erklärung)

Mit dieser einfachen Übung (die zudem viel Spaß macht) können systemische Zusammenhänge dargestellt sowie eine grundlegende Mechanik in Teams demonstriert werden. Idealer Einsatzzeitpunkt: nach der Mittagspause im Kampf gegen das Kartoffelkoma.

Anweisung

Ablauf: 1. Schritt

Die Teilnehmer werden gebeten, sich im Raum zu verteilen und herumzuspazieren. Währenddessen werden die Regeln für den ersten Schritt erläutert:

- Jeder sucht sich heimlich (!) einen Mitspieler als »Tiger« aus.
- Jeder sucht sich zusätzlich heimlich einen weiteren Mitspieler als »Pferd« aus.
- Wenn jemand die Wahl bemerkt hat – jemand anderen wählen.

Wenn die Wahl getroffen wurde, erfolgt die Erklärung des zweiten Teils dieser Übung:

- »Ich bitte jetzt alle Personen, stehen zu bleiben.«

Wenn alle stehen:

- »Das Pferd kann dich vor dem Tiger schützen – daher versuche, dich nun so zu positionieren, dass dein Pferd immer zwischen dir und deinem Tiger steht.«

Typisches Ergebnis nach kurzer Zeit: Viele Teilnehmer »kleben an der Wand«.

Ablauf: 2. Schritt

Wie vorher gehen die Teilnehmer beliebig im Raum spazieren. Jetzt werden die Regeln für den zweiten Durchlauf erläutert:

- Jeder sucht sich heimlich (!) einen (evtl. neuen) Mitspieler als »Tiger« aus.
- Jeder sucht sich zusätzlich heimlich einen weiteren Mitspieler als »Huhn« aus.
- Wenn jemand die Wahl bemerkt hat – jemand anderen wählen.

Wenn die Wahl getroffen wurde, erfolgt die Erklärung des zweiten Teils dieser Übung:

- »Ich bitte jetzt alle Personen, stehen zu bleiben.«

Wenn alle stehen:

- »Der Tiger kann das Huhn fressen – du kannst das Huhn schützen. Daher versuche, dich nun so zu positionieren, dass du zwischen deinem Tiger und deinem Huhn stehst …«

Typisches Ergebnis: ein großer Menschenhaufen in der Raummitte.

Erklärungen

Erklärungen für Teams:

Wenn jeder in einem Team versucht, nur sich zu schützen, zerfällt das Team.

Wenn jeder auch nur einen im Team versucht zu schützen, schweißt das das Team zusammen.

Systemische Erklärungen:

Meine Ideen und Sichtweisen beeinflussen andere Menschen.

Da ich selbst nicht wusste, für wen ich welche Position innehatte: Andere Personen beeinflussen mich, ohne dass mir das bewusst ist.

(Quelle: Hélène Dellucci, SySt-Institut München)

3 Der Laufsteg

vorgestellt von Peter Bourquin	
Ziele • Wahrnehmung der nonverbalen Kommunikation • Unterschied zwischen Wahrnehmung und Deutung üben	**Stichworte** • Wahrnehmung • Körpersprache • Neutralität
Material –	**Teilnehmerzahl** ab 6
Vorbereitung/Raum größerer Raum für Distanzen	**Dauer** je nach Teilnehmerzahl, bei 15 Teilnehmern ca. 45 Min.

Beschreibung

Dies ist eine Übung der gesamten Gruppe im Stehen. Im Raum wird ein Laufsteg definiert (ähnlich einer Modeshow). Die Teilnehmer stehen alle im Kreis und rücken während der Übung allmählich auf. Einer nach dem anderen – jeweils mit einer kleinen Pause – geht vom einen Ende des Raumes zum anderen. Dort dreht er sich um und geht wieder zurück. Die anderen beobachten aufmerksam seinen Gang, seine Haltung, Spannung, Elastizität, seinen Schwerpunkt, sowie den Eindruck, den die Person auf einen macht.

Ein allgemeiner Applaus beendet die Runde.

Auswertung

Austauschrunde, in der man die Eindrücke der Übung miteinander teilt und der Aufstellungsleiter sie gegebenenfalls kommentiert, vor allem auch, um auf die Unterschiede zwischen beschreibender Wahrnehmung und persönlicher Interpretation des Gesehenen hinzuweisen.

Wichtig ist hier, auf die Wortwahl zu achten und korrigierend zu wirken. Sagt z. B. ein Teilnehmer: »Der K ist geschlendert«, sollte von der Interpretation auf eine neutrale Beschreibung zurückgegangen werden wie: »Der K ist in kleinen Bögen gegangen und hatte eine geringe Spannung im Rücken, die Schultern waren nach hinten gezogen und beide Arme schwangen hin und her.«

Kommentar

Dient diese Übung zur Schulung der körperlichen Wahrnehmung, ist sie zugleich doch auch auflockernd und erzeugt oftmals eine heitere Stimmung in der Gruppe. Gut geeignet nach längerem Sitzen.

4 Die stille Runde

vorgestellt von Peter Bourquin	
Ziele • Wahrnehmungsschärfung der nonverbalen Kommunikation	**Stichworte** • nonverbale Wahrnehmung
Material –	**Teilnehmerzahl** Gruppenübung
Vorbereitung/Raum –	**Dauer** bei 15 Teilnehmer ca. 60 Min.

Beschreibung

Der Leiter kündigt eine Austauschrunde an, wie sie häufig zu Beginn eines Ausbildungstreffens geschieht, doch mit neuen Regeln:

- Es wird während der Dauer der gesamten Antwortrunde kein Wort gesprochen.
- Man muss von seinem Stuhl aufstehen, um sich auszudrücken.
- Die Runde ist erst zu Ende, wenn jeder Teilnehmer sich ausgedrückt hat.

Fragestellung

- Wie geht es dir?
- Was ist das Wesentliche, was in letzter Zeit in deinem Leben geschieht?

Anmerkung

Wichtig: Um zu vermeiden, dass der erste Teilnehmende das Modell für die Weiteren abgibt, wird vom Leiter ausdrücklich vor Beginn darauf hingewiesen, dass jeder seine ganz eigene Art hat, sich mitzuteilen. Der Gruppenleiter ist der Erste, der nach der Runde das Wort ergreift und dadurch die Übung beendet. Eine abschließende Auswertung findet nicht statt.

Kommentar

Mich beeindruckt immer wieder die intensive stille Atmosphäre und die Tiefe und Reichhaltigkeit der Austauschrunde, sowie die Kreativität der einzelnen Teilnehmer, einen nichtverbalen Ausdruck ihres momentanen Seinszustandes zu finden.

5 Zielübung

vorgestellt von Kurt Fleischner	
Ziele • Fokussierung auf Körperwahrnehmung • Fokussierung auf strukturelle Gegebenheiten statt auf Inhalte • Aufstellungsvorbereitung • Anregung zu Suchprozessen in Bezug auf ein bestimmtes Thema • Generieren von Hypothesen über strukturelle Aspekte des Umgangs mit spezifischen Themen und ggf. über Blockaden oder Aspekte, die Lösungen bisher vielleicht behindert haben	**Stichworte** • Warming-up • Einführung in Aufstellungsarbeit • Einzelaufstellung
Material –	**Teilnehmerzahl** ab 4
Vorbereitung/Raum Je nach Größe der Gruppe. Es können mehrere Teilnehmer gleichzeitig in einem Raum arbeiten, optimal ist es, wenn mehrere Räume zur Verfügung stehen. Diese Übung ist auch in der freien Natur möglich.	**Dauer** Demonstration plus Anleitung 5 Min. Übung pro Person ca. 5–10 Min. Rückmeldung je Gruppengröße weitere 2–3 Min. pro Teilnehmer

Sinn der Übung ist es, eine »Projektionsfläche« zu bieten, auf der wir beobachten können, wie wir zuweilen mit bestimmten Themen umgehen. In Aus- und Weiterbildungsgruppen ist es zudem eine Möglichkeit zu demonstrieren, in welcher Unmittelbarkeit unser Körper bestimmte Themen, Gegebenheiten und Dynamiken ausdrückt.

Beschreibung

Es geht hier um eine schrittweise Annäherung an ein Ziel. Zu Beginn wird die Übung demonstriert, indem einer der Teilnehmer oder ein Co-Trainer die Übung zeigt, während der Gruppenleiter die Übungsanleitung vorträgt.

Anweisung

»Findet euch zu zweit zusammen. Trefft bitte eine Vereinbarung darüber, wer mit der Übung beginnt.

Die beginnende Person wählt einen Gegenstand als Symbol für ihr Ziel. Das Ziel kann, muss aber nicht benannt werden.

Lege das Ziel spontan – ohne viel nachzudenken – in einer für dich stimmigen Distanz von dir entfernt auf den Boden. Wie weit ist dein Ziel nun von dir entfernt?

Jetzt spüre bitte hinein in deinem Körper:

- Wie ist es für dich, hier an diesem Platz zu stehen und auf das Ziel zu blicken?
- Wie erlebst du den Weg dorthin?
- Gibt es Hindernisse?
- Hast du den Impuls, diese Hindernisse zu übersteigen oder zu umgehen?
- Wie reagiert dein Körper auf die Idee, dich auf dein Ziel zuzubewegen?
- Wie reagiert deine Atmung? Dein Herzschlag?

Wenn du also bereit bist, mach zuerst einen und dann weitere Schritte auf dein Ziel zu. Du kannst mehrere Möglichkeiten ausprobieren, um dein Ziel zu erreichen. Achte dabei auf deinen Körper.

Gehe nun weiter, bis du bei deinem Ziel angekommen bist. Nimm wahr:

- Wie fühlt es sich an, am Ziel zu sein?
- Was sagt dein Körper?
- Wie ist deine Haltung? Deine Atmung?

Du kannst die Wahrnehmung noch vertiefen, indem du das Ziel zu deinem Herzen nimmst und hin atmest. Wie ist es, ganz am Ziel zu sein? Ist es angenehm, erleichternd, befreiend?

Wenn du mit der Übung fertig bist, setze dich deiner Übungspartnerin gegenüber und erzähle ihr, was du am Weg erlebt hast. Du musst nicht sagen, was dein Ziel war.

Du als Übungspartner hörst einfach wertschätzend zu, ohne etwas zu erwidern. Danach erzählt der Übungspartner, was er aus der Außenperspektive in Beobachtung deines Körpers wahrgenommen hat. Das können Rückmeldungen sein wie: ›Ich hatte den Eindruck, es hat dich hingezogen‹ oder ›Ich hatte den Eindruck, du hast Angst vor dem Ziel‹ oder ›Du hast am Anfang nur ganz kleine Schritte gemacht, und ab der Hälfte des Weges hat sich dein Tempo verändert‹ oder ›Der Ausdruck deines Gesichts‹ usw. Die Person, die die Übung gemacht hat, hört einfach zu, ohne etwas zu erwidern.

Danach wird getauscht, die Zuschauerin wird zur Übenden, der Übende zum Zuschauer. Dann folgt wieder der Austausch über das Erlebte. Nach etwa zwanzig

Minuten treffen wir uns wieder im Gruppenraum, um einander über unsere Erfahrungen zu berichten.«

Varianten

Diese Übung eignet sich für die Anwendung im Einzelsetting und kann so zu einem leicht anwendbaren Tool im Rahmen von Therapie und Beratung werden. Sie ermöglicht es manchmal sehr schnell, implizite Prozessaspekte – wie Hindernisse, wie nichtkonstruktive Haltungen, Selbstüberforderung, Ängste, implizite, also verdeckt oder verschobene Ziele und Loyalitäten – ins Bild zu bringen. Oft behindern derartige Aspekte den Prozess ganz entscheidend, und mitunter sind weitere Schritte erst möglich, wenn diese Themen identifiziert und geklärt sind.

Auswertung

Im Rahmen von Rundenarbeit:

- »Hast du während dieser Arbeit neue Informationen gewonnen?
- Wie hast du den Weg erlebt? Was ist dir im Bezug auf deine Körperwahrnehmung aufgefallen?
- Hast du dein Ziel erreicht und wie hat sich die Erreichung des Ziels auf deinen Körper und deine Befindlichkeit ausgewirkt?«

Es ist in der Auswertung mitunter wichtig zu betonen, dass es bei dieser Übung kein »richtig« oder »falsch« gibt.

Kommentar

Man sollte diese Übung nicht unterschätzen! Je nach Anliegen und persönlicher Struktur der Übenden kommt es sogar bei dieser einfachen Übung mitunter zu starken emotionalen Reaktionen.

6 Raum und Grenzen

vorgestellt von Heiko Hinrichs	
Ziele • Erfahrung, dass Raum und Grenzen miteinander verbunden sind und sich gegenseitig ermöglichen • energetische Aktivierung • Zustandswechsel	**Stichworte** • Körper-Sinneserfahrung • Teilnehmeraktivierung
Material –	**Teilnehmerzahl** beliebig
Vorbereitung/Raum Übung für drinnen und draußen	**Dauer** ca. 20–30 Min.

Beschreibung

Die Teilnehmer werden gebeten, sich frei zu bewegen und sich dann einen Stehplatz zu suchen. Der Aufstellungsleiter demonstriert verschiedene Übungseinheiten und fordert dann die Teilnehmer auf, diese Einheiten selbst durchzuführen:

Anweisung

- »Strecke deine Hände nach vorne und zur Seite aus, um eigene Grenzen zu verdeutlichen.
- Setze deine Füße fest auf den Boden und stampfe auf. (Hier wird, neben der Grenzziehung, auch der eigene Standpunkt verdeutlicht.)
- Strecke deine Hände zur Seite aus und hebe sie nach oben über den Kopf. Vergrößere dadurch das Gefühl von persönlichem Raum um dich herum und damit ebenso das Gefühl von Freiheit und Sicherheit.«

Varianten

Diese Übung kann auch zu zweit als Paarübung durchgeführt werden, sowohl parallel als auch nacheinander.

Auswertung

Nach diesen Übungen ist ein gemeinsamer Austausch über die gemachten Erfahrungen vorgesehen; bei der Variante zusätzlich die Auswertung zu zweit.

Kommentar

Die Teilnehmer haben die Möglichkeit, eine anregende (neue) Erfahrung von Raumbewusstsein und Grenzziehung zu machen. Dies ist gerade nach Erfahrungen von Hilflosigkeit, Ohnmacht und Überwältigung sinnvoll.

7 Das systemische Netz

vorgestellt von Marion Lockert	
Ziele • Verdeutlichen, was systemische Vernetzung und systemische Bewegung bedeuten	**Stichworte** • Einführung • Warming-up • Auflockerung
Material –	**Teilnehmerzahl** ab 5
Vorbereitung/Raum Übung für drinnen oder draußen, Platz für Bewegung	**Dauer** je nach Teilnehmerzahl 7–17 Min.

Beschreibung

Die Teilnehmer werden gebeten, sich im Raum einen Stehplatz zu suchen und sich in einem gleichseitigen Dreieck zu formieren.

Anweisung

»Bitte wähle dir heimlich zwei Spielpartner. Nun setzt euch schweigend in Bewegung und versucht, mit den anderen beiden ein gleichseitiges Dreieck zu bilden. Bitte gib keine Zeichen.«

Sobald sich also einer der drei bewegt, müssen sich automatisch auch die anderen bewegen. Die Übung endet, wenn das System zur Ruhe gekommen ist.

Varianten

Eingriffe ins System: Ein Teilnehmer (z. B. als Repräsentant einer Abteilung) wird gebeten, aus dem Spielfeld zu gehen (allein oder auch mit »seinen« beiden Bezugspersonen). Was passiert nun? Wie sortiert sich was neu? Welche Emotionen kommen ins Spiel?

Auswertung

Natürlich kann nach Eindrücken und Empfindungen gefragt werden. Eine explizite Auswertung dieser Übung zum Warming-up ist weniger passend, es sei denn, das »Systemische Netz« wird innerhalb eines Prozesses z. B. im Businessbereich eingesetzt.

Spannender noch sind weiterführende Fragen an die Teilnehmer, wie sie nun den Begriff »System« erklären und welche Kriterien »Systemisches« ausmachen.

Antworten wären z. B.:

- Alle Teile des Systems sind mit allen anderen direkt oder indirekt verbunden.
- Wenn Bewegung sichtbar wird, ist nicht gesagt, dass dort auch der Ursprung liegt (ebenso wie bei einem Mobile).
- Die Heftigkeit der Bewegung sagt nichts über die Dynamik des Anstoßes aus.
- Es ist nicht gesagt, dass Bewegungen lediglich auf einen einzigen Impuls zurückzuführen sind.
- Es gibt Momente, in denen das System zur Ruhe kommt, jedoch der kleinste Außenimpuls führt wieder zu Veränderung.

Kommentar

Die Teilnehmer sind meist erstaunt darüber, dass es immer eine Lösung gibt – gleich, wie viele Teilnehmer im Spiel sind. (Das wird häufig nachgefragt.) Die Übung kursiert auch unter dem Titel »Das magische Dreieck«.

8 Achtsamkeits-Pingpong

vorgestellt von Jens Magerl	
Ziele • Teilnehmer aus einer Rolle herausholen und in die Gegenwart zurückführen • Hilfe beim Umgang mit starken Emotionen • Zentrierung	**Stichworte** • Einzelarbeit • Arbeit mit Gruppen • schnelle »Notfallmedizin«
Material –	**Teilnehmerzahl** 1 bis beliebig
Vorbereitung/Raum Übung für drinnen oder draußen	**Dauer** einige Sek. bis einige Min.

Beschreibung

Immer wieder werden wir in Aufstellungen mit starken Emotionen konfrontiert. Dabei kann es passieren, dass Teilnehmer aus ihrer Mitte »rutschen«. Um wieder zu sich zurückzukommen, kann es hilfreich sein, sich körperlich mit dem Hier und Jetzt zu verbinden. Die Übung eignet sich gut dafür, Teilnehmer nach der Aufstellung aus ihrer Rolle zu holen. Nach starken Prozessen ist es sinnvoll, diese Übung mit der gesamten Gruppe zu machen.

Die Teilnehmer werden gebeten, sich hinzustellen.

Anweisung

Phase 1 der Übung:

»Du richtest deine Aufmerksamkeit auf deinen Körper, auf den direkten Kontakt zum Boden. Dabei landet dein Fokus fast automatisch bei den Füßen, dem untersten Teil deines Körpers. Für einige Augenblicke lässt du die Füße ganz empfindsam und sensibel werden – wie zwei hochempfindliche Sensoren.«

Phase 2:

»Dann schießt du deine Aufmerksamkeit nach oben in den Scheitelpunkt deines Kopfes, zum obersten Teil des Körpers – zack! Hier bleibst du für einige Augenblicke mit deiner Achtsamkeit.

Und dann bist du wieder bei den Füßen: zack! Ping-Pong. Füße-Scheitel-Füße-Scheitel.

Das Ganze wird so oft wiederholt, wie es nötig und angenehm ist.

Wenigstens 10 Intervalle scheinen mir für den Anfang angebracht.

Der Wechsel zwischen den beiden Punkten der Aufmerksamkeit ist kein allmählicher Prozess, sondern vollzieht sich blitzartig. Man stelle sich einen Schmetterball beim Tischtennis vor. Im Unterschied zum Tischtennis verweilen wir allerdings einige Atemzüge an den Punkten der Aufmerksamkeit.«

Varianten

1) Körperhaltung: Die Übung kann wahlweise auch im Sitzen durchgeführt werden. Auch hier wechselt die Aufmerksamkeit zwischen Füßen und Scheitel.
2) Tempo: Wer etwas Erfahrung mit dieser Übung gesammelt hat, kann das Tempo erhöhen. So kann es innerhalb weniger Sekunden gelingen, sich wieder zu zentrieren.

Kommentar

Emotionen locken uns häufig von uns selber weg, oft führen sie uns in die Vergangenheit. Manchmal lotsen sie uns in gefährliche Gefilde. Wo finden wir Schutz?

Der sicherste Platz, den wir finden können, ist das Hier und Jetzt. Wenn wir gut im Hier und Jetzt verankert sind, kann uns selbst die stärkste Emotion nicht erschüttern.

Diese Übung kann auch für die Leiter von Aufstellungen, die im »Tosen des Geschehens« stehen, wertvoll sein. Sie hilft, sich im »Sein« zu verankern.

9 Die Heldin und X

vorgestellt von Jens Magerl	
Ziele • Schritte ins Unbekannte • Arbeit an Ängsten und Widerständen • Wahrnehmen ohne automatisches Handeln • Grenzen überschreiten	**Stichworte** • Partnerübung • phänomenologisches Wahrnehmen • Wandelbarkeit von Emotionen • Einführung in Prozessarbeit
Material –	**Teilnehmerzahl** 2–200 (eine beliebige gerade Zahl)
Vorbereitung/Raum Übung für drinnen oder draußen	**Dauer** erster Durchgang: 5 Min. zweiter Durchgang: 5 Min. Auswertung: 10 Min.

Wortklärung

Ich selbst bin *der Held/die Heldin* dieser Übung, denn ich gehe mutig auf etwas Unbekanntes zu. Der Held lässt sich auf eine unbekannte Erfahrung ein. Dieses Unbekannte nennen wir X. Der Übungsleiter definiert am Anfang, wofür X in dieser konkreten Übung steht, z. B. für »Liebe«, für »was mir Angst macht«, für »Wut«, für »Erfolg«. X kann für viele Themen stehen. Sinnvoll ist ein gewisser Grad an Abstraktion. X repräsentiert keine konkrete Person, sondern ein Thema.

Vorbereitung

Die Teilnehmer suchen sich einen Partner und stellen sich paarweise gegenüber auf. Zwischen den Partnern sollte etwa 3 Meter Platz sein. Die Übung hat zwei Durchgänge. Beide einigen sich, wer zuerst in welcher Rolle steht (in der nächsten Runde wird getauscht). *Der Held* repräsentiert sich selbst, X assistiert ihm in seinem Prozess.

Ablauf

Der Übungsleiter benennt das Thema, mit dem die Helden jetzt eine persönliche Erfahrung machen werden. Er sagt z. B.: »X ist die Liebe. Ihr habt jetzt die Chance, der Liebe zu begegnen.«

Der Held geht auf X zu und bringt ihn, wie bei Aufstellungen üblich, in die Rolle. Dann geht er zum Ausgangspunkt zurück. Von nun an halten beide ununterbrochen Kontakt über die Augen. X bewegt sich nicht. Der Held geht in Zeitlupentempo auf X zu und beobachtet, wie sich Körperempfindungen und Emotionen verändern. Es gilt, Erfahrungen zu machen, mehr nicht. Keine Ziele, keine Bewertungen.

Der Held wird auf unsichtbare Grenzen stoßen. Die Anweisung lautet: »Nimm die Grenze wahr, mach einen Schritt, mach eine Erfahrung.« Der Kern dieser Übung besteht darin, Grenzen auszudehnen, in Bereiche zu gelangen, die man noch nicht kennt.

Nachdem der Held viele neue Erfahrungen gemacht hat, sucht er sich einen Platz in komfortabler Entfernung zu X.

Nach 5 Minuten wird die Übung beendet.

Es gibt eine kurze Pause, dann beginnt der zweite Durchgang mit umgekehrten Rollen. Danach setzen sich die beiden für 10 Minuten zusammen und berichten von ihren Erfahrungen.

Kommentar

Die meisten Teilnehmer sind sehr erstaunt, wie sich die Emotionen verändern, wenn sie eine Grenze überschritten haben. Den Zusammenhang zwischen Raum und Emotion zu erleben ist für viele eine spannende Erfahrung.

Kapitel 2: Haltung

Einleitung

von Marion Lockert

Die innere Haltung der Aufstellungsleitung ist Basis der gesamten Arbeit. Sie ist so elementar, dass es Autoren gab, die keinen Beitrag zu diesem Buch leisten wollten aus der Befürchtung heraus, lediglich »Formate aufzuschreiben«, also Übungen und Vorgehensweisen zu skizzieren, könnte der Wichtigkeit dieses Faktors und damit dem Geist der Aufstellungsarbeit nicht gerecht werden. (Ich meine, es ist trotzdem gelungen – und umso schöner, dass es hier viele Übungen zu diesem Thema gibt.)

Zur Haltung zähle ich zum einen die Ethik der therapeutischen (Aufstellungs-) Arbeit. Diesem Bereich widmet sich ausführlich der letzte Beitrag dieses Kapitels. Ergänzend zu diesem Artikel möchte ich auf das »Forum Werteorientierung in der Weiterbildung FWO e. V.« hinweisen, eine Institution, die sich seit vielen Jahren für klientengerechte und untendenziöse Arbeit in Therapie und Lehre einsetzt.

Haltung ist zum Zweiten auch der Umgang mit den eigenen, inneren Befindlichkeiten und »Konstellationen« als Leitung. Die geistige und psychische Verfasstheit der Aufstellungsleitung prägt nämlich maßgeblich Verlauf und Ausgang einer Aufstellung. Grundüberzeugungen und Mindset sind rahmengebend für das, was sich in Aufstellungen zeigen kann und wird.

Auf psychischer Ebene strahlen wir als Gegenüber schon in der ersten Phase der Kontaktaufnahme und des Interviews durch innere Bilder und persönliche Erfahrungen Wertungen aus. Die Auswahl der Fragen, die wir stellen oder nicht stellen, gibt Richtungen vor. Dazu gehört die Haltung gegenüber der eigenen Herkunft, zu den eigenen Eltern, zu Männern und Frauen. Nur wenn ich als Aufsteller einen positiven oder, besser gesagt, möglichst unverstrickten Zugang zu all diesen Bezügen habe, kann ich meinen Klienten (und vor allem deren System) vorbehaltlos zur Verfügung stehen.

Ebenso zählt das Thema Schuld und Ausgrenzung. Die Unterscheidung zwischen weltlicher Schuld – also der Verantwortlichkeit bezüglich der eigenen Handlungen und deren Konsequenzen – einerseits und andererseits dem Wert eines Menschen an sich, vielleicht sogar die Vorstellung, dass auf spiritueller Ebene Schuld nicht existiert, ist sehr anspruchsvoll. Täter ebenso wie Geschädigte »ins Herz nehmen« zu können ist ein innerer Vollzug, der maßgeblich zum Gelingen einer systemischen Arbeit beiträgt. Deswegen ist es notwendig, sich bewusst immer wieder einem Zustand von »alles, was ist, darf und soll sein« und »jeder gehört gleichwertig dazu« zu öffnen. (Und vielleicht kann eine solche heilsame Haltung auch für Seminarteilnehmer ein wenig als Modell wirken.)

Sogar die körperliche Verfassung und die Art, wie wir mit unserer Kraft und unseren physischen und psychischen Bedürfnissen umgehen, sind relevant. Die Leitung, so meine Überzeugung, dient nämlich als energetischer Kanal und »Verstärker«, der das Feld und seine Informationen leichter zugänglich und für die Stellvertreter deutlicher spürbar macht. Deswegen halte ich es sozusagen für die »erste Bürgerpflicht« eines Therapeuten oder Coachs, gut für sich selbst zu sorgen! Denn nur in einer guten Verfassung kann ich dem Anliegen und Prozess des Klienten bestmöglich dienen und kann aus der Fülle geben – und nicht aus der Bedürftigkeit.

So tun Lernende und Praktizierende dieser besonderen Arbeit gut daran, sich ihre Glaubenssätze und Weltbilder bewusst zu machen und zu üben, immer wieder in einen Zustand zu gehen, den Bert Hellinger »Absichtslosigkeit« und »leere Mitte« genannt hat und der sich in vielen spirituellen Lehren wiederfindet. Und sich aus dieser leeren Mitte führend und geführtwerdend den Strömungen des Feldes zu überlassen. Das fachliche Handwerkszeug wird dann umso leichter formgebend seine Wirkung tun können.

Natürlich gehe ich hier von meinen eigenen Glaubenssätzen, meinem Mindset, meinen Überzeugungen aus – die jedoch vielleicht hilfreich dafür sind, das eigentlich Unbeschreibbare und Numinose möglichst ungehindert in die Arbeit hineinwirken zu lassen. Denn wer weiß als Mensch schon, wie die Dinge des Lebens wirklich sind?

10 Sichtweisen

vorgestellt von Peter Bourquin	
Ziele • Sensibilisierung der Teilnehmer, welche Bedeutung die Haltung des Therapeuten für die Qualität der therapeutischen Beziehung und das Gelingen des therapeutischen Aktes hat	**Stichworte** • innere Haltung
Material –	**Teilnehmerzahl** Übung in Zweiergruppen
Vorbereitung/Raum normaler Gruppenraum	**Dauer** 30 Min.

Beschreibung

Jeweils zwei Personen setzen sich gegenüber. A ist der Therapeut, B der Klient.

Die Übung hat drei Schritte. Während der Übung wird nicht gesprochen.

Der Leiter gibt der ganzen Gruppe das Zeitmaß an – für jeden Schritt ca. 3–5 Minuten. Zwischen jedem Schritt gibt es einen Moment des Sich-Zurückziehens und Loslassens.

Vor dem Beginn bittet der Leiter alle B-Teilnehmer, den Raum zu verlassen. Daraufhin erläutert er den A-Teilnehmern die Übung:

A schaut auf sein Gegenüber mit einer spezifischen inneren Haltung. Der Leiter gibt dabei jeweils folgende Haltung vor:

Schritt 1:
»Dieser Klient ist ein Problem.«

Schritt 2:
»Ich habe Mitgefühl mit diesem Menschen vor mir, der ein Problem hat.«

Schritt 3:
»Vor mir sehe ich einen wunderbaren Menschen, vom Leben gewollt und mit einer Fülle innerer Ressourcen und Qualitäten. Er hat alles, was er braucht.«

Sind die drei Schritte geklärt, kehren die B-Teilnehmer in den Raum zurück und setzen sich vor ihren jeweiligen Partner. Daraufhin beginnt die eigentliche Übung, wobei der Leiter nur ansagt: »Schritt 1« … »Schritt 2« … »Schritt 3«. Auf diese Weise haben die B-Teilnehmer vorweg keinerlei Information, was geschieht.

Ist der Zyklus abgeschlossen, bittet der Leiter um einen Moment der Stille und der Reflexion. Danach lädt er zum Austausch ein.

Auswertung

Zuerst tauschen sich die Zweiergruppen aus; anschließend Austausch und Kommentare im gesamten Kreis.

Kommentar

Diese Übung hilft, sich bewusst zu machen, wie entscheidend die innere Haltung des Therapeuten ist. Zugleich ist die Übung ein Zugang, um diese Haltung ständig zu üben, die übrigens auch auf die eigene Familie anwendbar ist.

11 Links-rechts-Fühlen

vorgestellt von Peter Bourquin	
Ziele • Wahrnehmung • Klärung von Individualität der Positionen • Überprüfung von »systemischen Glaubenssätzen«	**Stichworte** • Wahrnehmung • Neutralität • Zweierübung
Material –	**Teilnehmerzahl** ab 6, gerade Zahl, Zweiergruppen
Vorbereitung/Raum –	**Dauer** je nach Teilnehmerzahl, bei 15 Teilnehmern ca. 30 Min.

Vorbemerkung

Viele haben in der systemischen Arbeit gelernt, dass es die natürliche Position des Mannes sei, rechts von der Frau zu stehen. Daraus ergibt sich häufig, dass man der Kenntnis einer »Regel« den Vorrang vor dem Spüren der aktuellen Richtigkeit gibt. Diese Übung hilft, sich bewusst zu machen, dass es von Individuum zu Individuum verschieden ist, auf welcher Seite man sich besser fühlt. Als Leiter rege ich die Teilnehmer dazu an, diesbezüglich bewusster zu werden und in der Wahrnehmung zu bleiben, anstatt einfach Glaubenssätze zu übernehmen.

Beschreibung

Die Anweisung des Leiters ist: »Dies ist eine Übung, ohne zu reden. Steht alle auf und stellt euch neben eine zweite Person. Fühlt, wie das ist, angenehm, neutral oder unangenehm.

Nach einer Minute: »Und jetzt tauscht die Seiten. Wer bisher links war, steht nun rechts und umgekehrt. Verändert sich etwas in eurem Fühlen?«

Nach einer weiteren Minute: »Jetzt suche dir einen neuen Partner. Fühle, wie es ist, an seiner Seite zu stehen, angenehm, neutral oder unangenehm.«

Nach einer Minute: »Und jetzt tauscht die Seiten. Wer bisher links war, steht nun rechts und umgekehrt. Verändert sich etwas in eurem Fühlen?«

Eine Minute später: »Suche dir erneut einen Partner. Fühle, wie es ist, an seiner Seite zu stehen. Ist es wie die vorherigen Male oder ist es anders?«

Nach einer Minute: »Und jetzt tauscht die Seiten. Wer bisher links war, steht nun rechts und umgekehrt. Verändert sich etwas in eurem Fühlen?«

Nach dem dritten, vierten Mal bittet der Leiter die Gruppe, sich wieder zu setzen.

Auswertung

Für wen war es links besser? Für wen rechts? Für wen war es gleich? Wer hat es mit verschiedenen Partnern unterschiedlich wahrgenommen? Wie war es mit einem Mann, mit einer Frau?

12 Abschlussritual

vorgestellt von Constanze Lang	
Ziele • einen Übergang schaffen (von der Gruppe zur Rückkehr in den Alltag)	**Stichworte** • Ritual • Haltung
Material –	**Teilnehmerzahl** Gruppe
Vorbereitung/Raum für drinnen oder draußen, Platz für einen Kreis	**Dauer** 5 Min.

Beschreibung

Dieses Abschlussritual ist sowohl geeignet für einen Aufstellungsworkshop als auch für ein schönes Ende einer Ausbildungsgruppe. Die ganze Gruppe macht etwas Gemeinsames zum Abschluss.

Anweisung

Die Gruppe und der Leiter bilden einen Kreis, alle Personen stehen zunächst so, dass sie nach außen schauen.

Der Leiter erklärt nach und nach, was gemacht wird: »Während unserer gemeinsamen Arbeit haben wir hier über viele Familienmitglieder und Partner gesprochen, an sie gedacht oder sie sogar eingeladen, sie wurden dann auch manchmal durch Stellvertreter dargestellt. Ihnen können wir jetzt noch einmal danken, dass sie uns geholfen haben, in unserem Verständnis für unser Leben einen Schritt weitergekommen zu sein. Das könnt ihr auf Eure eigene Art machen, sei es durch eine Verbeugung, ein Nicken etc.«

Danach wenden sich alle um und blicken nach innen in den Kreis.

»Auch hier unter uns gab es einen reichen Austausch, wir haben voneinander gelernt, gemeinsam viel erlebt, unsere Geschichten geteilt und viel füreinander getan. Auch hier können wir uns verbeugen oder eine Geste machen, die allen gilt.«

Zuletzt drehen sich die Teilnehmer im Kreis nochmals nach außen und blicken sozusagen in die nahe Zukunft, die Familie, Arbeit, Umgebung, die sie bald wiederfinden werden – mit dem Bewusstsein, etwas für sich und vielleicht für andere mitzunehmen, das ihnen und anderen guttut.

13 Körper und Körperwahrnehmung

vorgestellt von Constanze Lang	
Ziele • Präsenz als Aufstellungsleiter • Verfeinerung der Körperwahrnehmung • Verhältnis zum Körper erkunden	**Stichworte** • Wahrnehmungsfähigkeit • Haltung
Material Stühle	**Teilnehmerzahl** 2
Vorbereitung/Raum Übung für drinnen, Platz für kleine Arbeitsgruppen	**Dauer** 15–20 Min.

Beschreibung

Nach Antonio Damasio sind Gefühle Körperwahrnehmungen. Wir brauchen unseren ganzen Körper (Stichwort somatische Marker), um wahrzunehmen. Der Körper ist in alle neuronalen Prozesse mit eingebunden. Würden wir nicht mit dem ganzen Körper und allen Sinnen wahrnehmen, wäre es uns unmöglich, nachzudenken oder zu entscheiden, welchen nächsten Schritt wir als Aufsteller vorschlagen.

Aber wie stehen wir zu unserem Körper? Vertrauen wir ihm, haben wir ihn ausgeblendet, ist er Gegenstand von Scham, denken wir, er sei nicht so wertvoll wie unser Verstand …? Wir haben eine Beziehung zu unserem Körper, eine gemeinsame Geschichte, und manchmal ist es auch ein belastetes Verhältnis.

Um gut zu arbeiten (und zu leben), ist es gut, sich ganz mit dabeizuhaben.

Anweisung

2 Teilnehmer und 3 Stühle: Ein Teilnehmer (Helfer) leitet die Übung und ist unvoreingenommen offen, respektvoll und präsent für den anderen, sodass so viel wie möglich geschehen kann.

Der Teilnehmer, der explorieren möchte, wie er zu seinem Körper steht, setzt sich auf einen Stuhl. Ein leerer Stuhl, der seinen Körper repräsentiert, steht ihm gegenüber. Der Helfer sitzt daneben. Die drei Positionen bilden ein Dreieck.

Der Teilnehmer geht in Kontakt mit seinem Gegenüber (seinem Körper) und schaut, was in ihm aufsteigt und sich mitteilen möchte (ca. 5 Minuten). Er äußert gegenüber seinem Körper, was er ihm zu sagen hat.

Sobald diese Phase zu einem Ende kommt, bittet der Helfer den Teilnehmer, den Stuhl zu wechseln und den Platz des Körpers einzunehmen. Nun nimmt der

Teilnehmer vom Platz seines Körpers aus Kontakt mit sich selbst auf und nimmt wahr, was er sich von der Warte seines Körpers aus zu sagen hat. Auch das wird laut geäußert und – wie die anderen Monologe – vom Helfer nicht kommentiert.

Der Helfer ist aktiver, schweigender Beobachter und Zuhörer, der dem Geschehen Raum gibt. Zum Abschluss sitzt der Teilnehmer nochmals auf seinem Platz und spürt, wie es ihm geht, ob es noch etwas zu sagen gibt.

Danach sind noch 5 Minuten Zeit, um sich konstruktiv mit dem Helfer auszutauschen.

Auswertung

Die ganze Gruppe kommt zusammen, diejenigen, die es wünschen, können von ihrer Erfahrung berichten.

Kommentar

Es ist oft erstaunlich, was da alles zutage kommt. Die Übung erlaubt es, besser mit sich selbst in Kontakt zu kommen und somit auch besser mit anderen in Kontakt treten zu können.

14 Umfeld als Spiegel meiner Entwicklung

vorgestellt von Konrad Pinegger	
Ziele • Verbindung von Aufstellungsarbeit und eigener wachstumsorientierter Selbsterfahrung • »andere« als Teile des Selbst erleben • Blockaden lösen	**Stichworte** • Blockaden • Selbstreflexion • Haltung
Material Schreibsachen	**Teilnehmerzahl** ab 6
Vorbereitung/Raum Raum sollte groß genug sein, um einigen Bewegungsfreiraum zu gewährleisten	**Dauer** ca. 30–45 Min.

Beschreibung

Die Teilnehmer gehen durch verschiedene Phasen der Übung. Sie begegnen dabei eigenen inneren Blockaden sowie deren systemischen Aspekten. Lösungen werden auf den Weg gebracht.

Die Übung beginnt mit einer Innenreise am Platz. Dazu führt der Übungsleiter die Teilnehmer tranceartig in ihre Familiengeschichte, um dort eruieren zu lassen, welche Geschehnisse evtl. zu hinderlichen inneren Glaubenssätzen geführt haben und wie diese lauten. Ebenso sollen sich die Teilnehmer in einer angeleiteten Meditation die systemische Position in ihrer Herkunftsfamilie bewusstmachen. Die Teilnehmer reflektieren, einzeln für sich oder gegebenenfalls in einer Kleingruppe, wie ihre »Rolle« in der Familie zu welchen inneren Glaubenssätzen und Mustern geführt hat.

Schließlich werden sie auch durch ihre eigene biografische Entwicklung geführt – wieder auf der Suche nach inneren einengenden Glaubenssätzen.

Anweisung

Nach der Innenreise schreibt jeder Teilnehmer seine Glaubenssätze auf und sucht den einengendsten oder den wesentlichsten, der vielleicht auch andere Glaubenssätze speist.

Nun stellt sich jeder Teilnehmer im Raum auf. Er geht dafür in eine Körperhaltung, die als »Skulptur« das ausdrückt, was sein Glaubenssatz sagt. Dann kommen alle im Raum in Bewegung. Man begegnet sich dabei in seiner Körperhaltung und sagt dabei dem anderen Teilnehmer seinen Glaubenssatz (z. B. »Ich darf nichts für mich nehmen«, »Ich muss mich immer zurücknehmen«, »Ich muss immer für andere da sein« usw.), wobei jeder Teilnehmer nachspürt: »Wie fühlt sich mein Satz an und wie der des anderen?«

Nach einer Weile wird die Gruppe in einer Konstellation im Raum zum Stehen kommen.

Jeder, immer noch in seiner Körperhaltung, sieht sich um und prüft, inwieweit Sätze und Körperhaltungen der anderen auch für ihn selbst zutreffen. Er kann nun die »anderen« als Teile von sich erkennen und vielleicht auch sehen, dass die anderen Teilnehmer evtl. nicht nur innere Aspekte, sondern auch Personen für ihn repräsentieren.

In der nächsten Phase geht es um Würdigung. Alle eigenen oder fremden Sätze, mit denen man in Resonanz ist, sowie die Personen, die damit vielleicht zusammenhängen, werden geehrt.

Der erste Schritt dabei ist zu erkennen, inwiefern die Sätze auch Positives gebracht haben – z. B., indem sie halfen, bestimmte Ängste abzuwehren.

Als Nächstes entlässt man die Sätze liebevoll.

Unter Anleitung des Leiters erinnert sich jeder Teilnehmer daran, wie die positive Version seines negativen Glaubenssatzes wohl heißen könnte. Hat jeder nun eine (be)stärkende und liebevollere Version gefunden, geht die Gruppe wieder in Bewegung.

Jeder geht mit seiner Bewegung auf andere Teilnehmer zu; nun mit einem neuen positiven Satz und einer das neue Lebensgefühl ausdrückenden Körperhaltung, welche mehr den Einklang mit sich selbst zum Ausdruck bringt. Wieder sagt man sich gegenseitig seinen Satz. Dann kommt die Konstellation wieder zur Ruhe.

Jeder Teilnehmer prüft nun, inwieweit die Sätze der anderen auch für ihn zutreffen. Wieder kann er die »anderen« als Teile seiner selbst sehen, und/oder auch wieder als Repräsentanten bestimmter Personen, denen er jetzt offen, liebevoll und dankbar gegenübersteht.

Noch einmal darf man mit der inneren Bewegung gehen, die jetzt bestimmte Personen anziehen wird. Dieses ist die Integrationsphase, die durch schöne Musik noch verstärkt werden kann (z. B. »We are one« von Kelly Sweet).

Ablauf in Kürze

- Reise ins Innere, Entdecken der hinderlichen Glaubessätze, Auswahl
- Einnehmen einer skulpturhaften Körperhaltung
- In Bewegung und in Resonanz mit den anderen gehen
- Erkennen der anderen als eigene inneren Anteile
- Würdigung und Entlassung des alten Glaubenssatzes
- Entwickeln eines ressourcenorientierten Glaubenssatzes
- Integration durch Bewegung und Begegnung

Auswertung

Auswertung in der Runde mit der Frage: Was kam zum Erleben, wie fühlte es sich an, einengende Muster zu unterstützenden, liebevollen zu entdichten? Wie sehr ist es gelungen, auch die anderen als Teile seiner selbst als Repräsentanten zu sehen?

Gruppenleiter und Gruppe geben nun Hilfestellungen, wie sich die neue Erfahrung in das Alltagsleben und in die Interaktion mit anderen überführen lässt.

Kommentar

Dies ist eine sehr tief gehende Übung, die im Zusammenspiel von individueller Geschichte und systemischen Gegebenheiten viele innere Schichten berührt.

15 Ethik in der Praxis

vorgestellt von Christiane Lier und Holger Lier	
Ziele • fallbezogene Auseinandersetzung mit ethischen Fragestellungen • Verdeutlichung einer Vielzahl von möglichen Grenzverletzungen und deren Auswirkungen anhand von konkreten Beispielen aus der Praxis	**Stichworte** • Ethik • Macht • Grenzverletzung • Haltung des Aufstellers
Material –	**Teilnehmerzahl** ab 5
Vorbereitung/Raum Gruppenraum Flipchart Pinnwand Karteikarten Stifte	**Dauer** Insgesamt: 1,5 bis 3 Std. Kleingruppe: 15 Min. Plenum: 20 Min. Theorie-Input: 15 Min. Aufstellungen zum Thema: ca. 30–90 Min. Auswertung: 20 Min.

Nachfolgend wird die weibliche Form für beide Geschlechter benutzt.

Beschreibung

1. Schritt, Einführung:
Die Teilnehmer werden in Kleingruppen (2–5 Teilnehmer, je nach Gruppengröße) eingeteilt.

Sie tauschen sich über folgende vorgegebene Fragestellung aus:

- »Was ist für mich unethisches/grenzverletzendes Verhalten in der Aufstellungspraxis?«

Sie notieren ihre Einfälle/Annahmen/Gedanken auf Karteikarten (pro Idee eine Karte).

2. Schritt, Sortierung:
Die Teilnehmer lesen ihre Karten vor. Die Aufstellungsleitung pinnt Karteikarten an eine Moderationstafel und sortiert nach zusammengehörigen Themen (z. B. nach Kategorien von Grenzverletzungen, siehe weiter unten).

3. Schritt, Kurzauswertung im Plenum:
Die Teilnehmer berichten über ihre Resonanz zum Thema. Gefühle und Erfahrungen können mitgeteilt werden. Vertiefungsfrage:

- »Welche Folgen können Grenzverletzungen auf die professionelle Beziehung haben?«

4. Schritt, Input:
Wozu braucht es eine Ethik in der Arbeit mit Klienten und Klientinnen?

- Hinführung über Textbeispiel s. u.

5. Schritt, Aufstellungen:
Zur Vertiefung werden vorgegebene und erarbeitete Situationen aufgestellt – und zwar mit den Fragen:

- Wie wirken sich die jeweiligen Situationen auf den Aufstellungsprozess/auf die Beratung aus?
- Wie »frei«/»unabhängig«/»neutral« kann ich als Aufstellungsleitung bleiben?

Bei jeder Aufstellung wird eine Person für die Klientin und eine Person für die Aufstellungsleitung aufgestellt, dazu kommen die jeweiligen Aspekte:

A) Umgang mit Geschenken
Die Klientin bringt ein Geschenk mit (einfach so, in der Weihnachtszeit, am Ende der Beratung, zum Geburtstag der Aufstellungsleitung …), z. B.:

- eine Tafel Schokolade
- Pralinen im Wert von 20 Euro
- Blumen
- einen hochwertigen Kunstband, dessen Bilder »ihr aus der Seele« sprechen …

Aufgestellt werden:
die Klientin, die Aufstellungsleitung, das Beratungsangebot (Aufstellung), das Geschenk (z. B. der Kunstband, die Schokolade, Blumen …).

B) Umgang mit Nähe
- Die Klientin verliebt sich.
- Die Aufstellungsleitung fühlt sich angezogen/geht Beziehung ein.
- Die Klientin und die Aufstellungsleitung: haben gemeinsame Bekannte/kennen sich/sind befreundet …
- Die Klientin hat Fachwissen. Die Aufstellungsleitung sucht einen Rat für persönliche Belange, z. B.: Die Klientin ist Architektin und die Aufstellungsleitung lässt sich einen Plan zeichnen.

Aufgestellt werden:
die Klientin, die Aufstellungsleitung, dazu ein Aspekt (wie: die sexuelle Beziehung, die Freundschaft, der Prozess, das Fachwissen …).

C) Umgang mit unklarem Setting

- Hilfeversprechungen der Aufstellungsleitung: Die Aufstellungsleitung überschätzt ihre eigene Fähigkeit (z. B. verspricht sie, die Symptome auflösen zu können ...).
- überzogene Erwartungen der Klientin
- Unklarheit über Zahlungsmodi (Höhe des Betrags, Ausfallshonorar, Krankenkassenformalien ...)

Aufgestellt werden z. B.:
die Klientin, die Aufstellungsleitung, dazu ein Aspekt (wie: das Versprechen, die Erwartung, die Unklarheit, der Geldbetrag ...)

D) Umgang mit dem Machtverhältnis (Abhängigkeit)

- Aufstellungsleitung nutzt das Machtverhältnis aus (unangemessene Honorarforderungen, Überstülpen von Diagnosen ...).
- Abwerten der Werte und Normen der Klientin

Aufgestellt werden z. B.:
die Klientin, die Aufstellungsleitung, dazu ein Aspekt (wie: die Honorarforderung, die Macht, das Vertrauen, die Werte der Klientin, die Werte der Aufstellungsleitung ...)

Es empfiehlt sich, eine Auswahl von Aspekten zu treffen, die den anfangs erarbeiteten Themen entsprechen und die in der Praxis häufig vorkommen.

Kommentar

Es zeigt sich deutlich in den Aufstellungsbeispielen, dass sich unethisches Verhalten direkt auf die professionelle Beziehung zwischen Klientin und Aufstellungsleitung auswirkt und damit den Beratungsprozess beeinflusst.

So zeigt sich zum Beispiel bei der Annahme von Geschenken: Je höher der Wert des Geschenkes ist, desto mehr fühlt sich die Aufstellungsleitung unter Anspannung, Erfolgsdruck, usw. ...

Bei Grenzverletzungen, die die Nähe betreffen, werden unter Umständen Muster aus dem Familiensystem der Klientin reaktiviert, es können z. B. Ohnmachtserfahrungen wiederholt werden.

Bei unklaren Rahmenbedingungen zeigt sich, dass Gefühle wie Wut, Ärger oder Enttäuschung von beiden Seiten (Klientin, Aufstellungsleitung) den Arbeitsprozess stören.

Anhang: Wozu braucht es die Beschäftigung mit ethischen Richtlinien?

Oft wird das Machtverhältnis/Abhängigkeitsverhältnis zwischen der Beraterin/ Therapeutin und der Klientin nicht wirklich bewusst wahrgenommen. Dann kann es zu Grenzverletzungen in der therapeutischen/beraterischen Beziehung kommen. Ein wichtiger Punkt in der Weiterbildung ist es, den Teilnehmerinnen, die später selbst beraten, diese Grenzverletzungen bewusst zu machen.

Die DGfS hat seit 2016 eigene ethischen Richtlinien, wie sie bereits mehrere andere Verbände im therapeutischen/beraterischen Bereich haben (DGSF, DGVT, DGAT …). Sie dienen u. a. dazu, den Schutz für die Klientin zu gewährleisten, das Vertrauen zwischen der Aufstellungsleitung und der Klientin zu verbessern und Qualitätsstandards zu sichern, um damit das Ansehen der Aufstellungsarbeit in der Öffentlichkeit zu fördern.

Innerhalb der Therapie/Beratung/Aufstellung kommen sich die Beteiligten emotional sehr nahe. Es besteht zwischen Therapeutin und Klientin ein Beziehungsaspekt, mit dem man bewusst umgehen sollte. Dabei ist die Therapeutin/die Aufstellungsleitung stets für den Prozess verantwortlich.

Die Beraterin/Therapeutin/Aufstellungsleitung trägt ein hohes Maß an Verantwortung dafür, dass die notwendigen Regeln in diesem besonderen Setting eingehalten werden. Für das Gelingen der Beratung/Therapie/Aufstellung ist es entscheidend, dass das Autoritätsgefälle nicht missbraucht wird und Transparenz gewährleistet ist. Dies gilt im Besonderen auch im Ausbildungskontext zwischen Lehrenden und Teilnehmerinnen.

Kategorien zu Grenzverletzungen

(nach den Kategorien von Tschan 2005)

Emotionale Grenzverletzung

- Ratsuche beim Klienten
- Aufbau persönlicher Beziehung
- negative Bemerkung über das Alter, Religion, Aussehen …

Körperliche Grenzverletzung

- unerwünschte Berührung
- als Behandlung getarnte Berührung

Sexueller Missbrauch
- Schilderung eigener sexueller Erlebnisse
- voyeuristische Befragung
- sexualisierte Komplimente

Finanzieller Missbrauch
- unkorrekte Abrechnung
- Geldgeschäfte (Ausleihen von Geld)

Sozialer Missbrauch
- soziale Kontakte außerhalb der Behandlung
- persönliche Dienstleistung
- Weitergabe persönlicher Daten
- Schuldzuschreibungen

Literatur

Bormann, M., U. Maus u. G. Zilly (2009): Ethik für alle Fälle. Ein Arbeitsbuch zur Ethik in Psychotherapie und Beratung mit vielen praxisnahen Beispielen. Tübingen (dgvt).

Arnold, E. et al. (Hrsg.) (2006): Ethik in psychosozialen Berufsfeldern. Materialien für Ausbildung und Beruf. Köln (Verlag Gesellschaft f. wiss. Gesprächspsychotherapie).

Tschan, W. (2005): Missbrauchtes Vertrauen. Basel (Karger).

Alle Ethikrichtlinien vieler Verbände, Literaturhinweise und Artikel finden sich unter: www.verbaendetreffen.de

Die Ethikrichtlinien der DGfS finden sich unter:
http://www.familienaufstellung.org/dgfs/ethik-richtlinien

Kapitel 3: Wahrnehmung

Einleitung

von Alexandra Schwendenwein

»Mir laufen Schauer über den Rücken«, meldet der Repräsentant in der Aufstellung. »Ist das angenehm? Unangenehm? Oder kribbelt es einfach?«, fragt die Aufstellungsleiterin. »Belebend und sehr angenehm! Ich fühle mich voller Tatendrang!«, antwortet der Repräsentant.

Mit ihrer Frage stellt die Aufstellungsleiterin sicher, dass sie weniger aufgrund ihrer eigenen Deutungen arbeitet, sondern mehr aufgrund der Unterschiede, die die Repräsentierenden wahrnehmen. Eine der spannendsten Lernaufgaben in der Aufstellungsarbeit besteht darin, auf Wahrnehmungsunterschiede zu achten und gleichzeitig auf Interpretationen zu verzichten. Wir können zwar Deutungen nicht verhindern. Unser Gehirn liefert sie blitzschnell. Ein Gutteil dessen, was wir im Allgemeinen als Wahrnehmung bezeichnen würden, ist ein Ergebnis von Verknüpfungen im Gehirn. Aber wir können üben, inhaltliche Interpretationen zu unterlassen.

Wenn wir repräsentieren, geben wir Auskunft über veränderte Körperempfindungen, Sinneseindrücke und Emotionen. Manchmal spüren wir dabei eigene Resonanzen. Vielleicht haben wir Ideen zum Thema. Die Deutungshoheit liegt allerdings allein bei der Person, die das Anliegen einbringt.

Während der Aufstellungsarbeit nach SySt® (der Bezeichnung, die Matthias Varga von Kibéd und Insa Sparrer für ihre Methode gewählt haben) arbeiten wir mit den Rückmeldungen der Repräsentierenden und folgen dabei der Aufstellungsgrammatik. Insa Sparrer und Matthias Varga von Kibéd haben diese Grammatik entwickelt, um eine deutungsärmere Arbeitsweise zu ermöglichen. Die Interventionen zielen darauf, dass es den aufgestellten Elementen im Lösungsbild mindestens gleich gut wie am Anfang, möglichst jedoch besser geht. Insa Sparrer sagt: »Emotionen sind wie herumflatternde Vögel: Sie kommen und verschwinden, gehören aber nicht zu uns« (aus: Varga von Kibéd u. Sparrer 2005, S. 244).

Diese Haltung erinnert an den buddhistischen Grundsatz: Die Ursache allen Leidens kommt vom Wollen oder Nichtwollen. Die reine Wahrnehmung verursacht kein Leid. Erstaunlicherweise wissen wir das alle, wenn wir in einer Aufstellung repräsentieren! Wir nehmen geduldig auch unangenehme Empfindungen hin – im Wissen, dass sie enden werden –, wir erfreuen uns an angenehmen Empfindungen – ohne den Anspruch, sie behalten zu müssen. Ja, wir haben in der Aufstellung die Freiheit zu empfinden, wahrzunehmen ohne Wollen oder Nichtwollen.

Zur hohen Kunst der Wahrnehmung gehört also die Fähigkeit, Interpretationen zu erkennen und ziehen zu lassen, um möglichst unvoreingenommen mit dem Aufstellungsgeschehen umzugehen. Oder wie der viel zitierte Rat des Meisters der Lösungsorientierung Steve de Shazer nahelegt: »Wenn du eine Hypothese hast, nimm ein Aspirin, setze dich in eine Ecke und warte, bis sie vorübergeht.«

Beim Repräsentieren in der Aufstellung bemerken wir, dass einzelne Wahrnehmungen uns bedeutsamer, nennenswerter erscheinen als andere. Wir erleben Filterprozesse. Der eine oder andere Unterschied wird plötzlich lauter. Ein alltägliches Phänomen erleben wir in der Aufstellung ganz bewusst: Selbst, wenn wir am Samstagnachmittag gemütlich auf der Terrasse dösen, nehmen wir 11 Millionen Sinneseindrücke pro Sekunde auf – nur 40 davon verarbeiten wir bewusst in der Großhirnrinde. Um sämtliche Eindrücke einer einzigen Sekunde bewusst zu verarbeiten, müsste unsere Welt mehr als 3 Tage stillstehen: kein Summen, kein Sonnenstrahl, kein Blätterwehen im Wind, kein Kribbeln am Ohr, kein Kaffeeduft, kein Atemzug …

Und doch speichern wir unendlich viele Eindrücke unbewusst. Das Gehirn ist wie ein riesiges Archiv ohne Licht, und unser Bewusstsein gleicht einer Taschenlampe, die jeweils nur einen Teil davon anleuchten kann. Ein Großteil unserer Handlungen und Entscheidungen wird von unbewussten Denkprozessen, Vorerfahrungen und Prägungen gesteuert. Es gibt ihn, den Autopiloten im Gehirn, der aktuelle Eindrücke filtert, mit gespeicherten Daten verknüpft und unsere Entscheidungen beeinflusst.

Die Aufstellungsarbeit bietet die Chance, die Taschenlampe auf hinderliche unbewusste Prägungen zu richten und das Unterbewusste mit heilsamen Lösungsbildern zu füttern. Wir optimieren den Autopiloten. Wir schärfen unsere Sinne. Und manchmal ähnelt unser Lächeln nach einer Aufstellung dem einer Weisheitsgestalt aus dem fernen Osten …

Wenig verwunderlich, dass das nun folgende Kapitel »Wahrnehmung« das umfangreichste in dieser Sammlung ist. Die Übungen leiten uns an, Unterschiede wahrzunehmen, auf Wechselwirkungen zu achten, Kontexte und ihre Wirkung zu berücksichtigen und ein Gespür für Vollständigkeit in Bezug auf die jeweilige Fragestellung zu entwickeln (vgl. die vier systemischen Grundaspekte nach Heinrich 2014).

Diese Fähigkeiten bringen uns in der Aufstellungsarbeit und im ganzen Leben voran! Wir intensivieren die Leuchtkraft unserer bewussten Wahrnehmung und erweitern ihren Radius. Viel Spaß beim Ausprobieren!

Literatur

Heinrich, H. (2014): Systemisches Projektmanagement. Grundlagen, Umsetzung, Erfolgskriterien. München (Hanser).

Varga von Kibéd, M. u. I. Sparrer (2005): Ganz im Gegenteil. Heidelberg (Carl-Auer), S. 244.

16 Blitzlicht: Widerstandsmechanismen gegenüber Lösungen

vorgestellt von Kristine Alex	
Ziele • Erkennen eigener (unbewusster) Widerstandsmechanismen, die Lösungen (ein Heilwerden) verhindern	**Stichworte** • Selbstsabotage • Annehmen • Bewusstseinserweiterung
Material Stellvertreter oder DIN-A4-Blätter	**Teilnehmerzahl** ab 1
Vorbereitung/Raum –	**Dauer** je nach Teilnehmerzahl und Anzahl der Widerstandsmechanismen, ca. 5 Min. pro Person

Häufig gelingen Lösungen nicht vollständig, weil es ihnen gegenüber innere Resistenzen und Abwehrhaltungen gibt. Typische Symptome (siehe auch: Alex 2016, S. 19) hierfür sind z. B.:

- Nicht-glauben-Können, Zweifeln, »Ja-aber«-Modus, Müdewerden, Ichbezogenheit, überlagerte Gefühle, Stress, Unkonzentriertheit und Oberflächlichkeit, Zweifelsucht, Selbstquälerei, Ungeduld, Furcht und Angst, negative Glaubenssätze, Aversion gegenüber Vorschlägen von außen

Der Klient kann sein (inneres) Verhalten im Anschluss an die Übung bewusst im Alltag beobachten. Er erkennt, wann er versucht, *etwas für ihn eigentlich Gutes* zu verhindern.

Beschreibung

Der aufstellende Klient sucht einen *Stellvertreter* für sich aus. Dieser wählt intuitiv die vorhandene Anzahl an *Widerstandsmechanismen gegenüber heilsamen Lösungsangeboten* aus der Gruppe aus. Sind nicht genügend Repräsentanten da, kann er alternativ ein Blatt für jeden *Widerstandstyp* auslegen.

Die *ausgewählten Positionen* dürfen sich ihren Platz im Raum selbst suchen. Nacheinander werden sie befragt und beschreiben, was sie empfinden und wie sie sich gerne verhalten.

Längere Variante

Wenn mehr Zeit zur Verfügung steht, darf sich der *Stellvertreter des Klienten* auch einen Platz suchen und auf den jeweiligen befragten *Widerstandsmechanismus* ausrichten. Er beschreibt ausführlich seine Reaktion auf das jeweilige Gegenüber.

Ziel des Blitzlichtes ist es aufzuzeigen, dass und wie viele unterschiedliche mehr oder weniger ausgeprägte Varianten existieren. Es zeigt sich, in welcher Form sie in Aktion treten.

Tiefere Hintergründe und Verstrickungen können bei Bedarf anschließend mit einem Extraarbeitsauftrag geklärt werden.

Variante in Einzelarbeit

In der Einzelarbeit sucht sich der Klient so viele Blätter aus, wie er glaubt, dass *Widerstandsmechanismen* vorhanden sind. Er verteilt sie nach seinem Empfinden im Raum. Er stellt sich auf jedes einzelne Blatt und beschreibt sein Gefühl. Hilfreich ist, wenn der Leiter die geäußerten Empfindungen mitschreibt.

Zu einem späteren Zeitpunkt kann dann entschieden werden, ob und wann es dran ist, an der Klärung von *Widerstand gegenüber Lösung* vertieft zu arbeiten.

Auswertung

Der Klient erkennt, wie er sich verhält, wenn ihm ein positiver Veränderungsschritt angeboten/empfohlen/ans Herz gelegt wird, und was er dadurch verhindert. Die Muster sind meist über lange Zeiträume hinweg aktiv, z. B. schon in der Kindheit entstanden.

Die Teilnehmer der Gruppen lernen viel über *unterschiedlichste Resistenzen gegenüber Veränderung.*

Hat ein Teilnehmer das Bedürfnis, eines seiner aktiven Muster aufzulösen, kann man natürlich individuell lösungsorientiert mit Aufstellungen daran arbeiten. Eine geeignete Fragestellung ist zum Beispiel: *Was ist für mich wichtig, zum Thema Widerstand zu klären?*

Sobald jemand aus dem Widerstandsmodus heraustritt und Veränderung zulässt, ist Neues möglich.

Kommentar

Die Teilnehmer sind meist sehr überrascht über ihr eigenes Verhalten und sehen die Vielfalt unterschiedlichster Widerstandsmechanismen. Kennt man die Abwehrmechanismen seiner Angehörigen/Arbeitsgruppe/Kinder etc., kann man besser mit deren Widerständen umgehen.

Fällt es mehreren Teilnehmern einer Gruppe schwer, Lösungsangebote anzunehmen, ist es sinnvoll, möglichst bald mit einzelnen oder der ganzen Gruppe daran zu arbeiten. Der Leiter erkennt vorhandene Verhinderungsvarianten besser. Diese werden auch den Teilnehmern bewusst. Im Kursverlauf erarbeitete Lösungsangebote können in der Folge besser angenommen werden und ihre Wirkung entfalten.

Literatur

Alex, K. (2016): Orte erinnern sich. Gstadt (Verlagshaus Alex), S. 19.

17 Phänomenologische Wahrnehmung

vorgestellt von Friedrich Assländer	
Ziele • Erkennen, wie die Position – links, rechts, hinten, Nähe etc. – das Erleben verändert	**Stichworte** • Erfahrung mit Positionen sammeln • Coaching • Kursbeginn • für Skeptiker
Material –	**Teilnehmerzahl** 1–100
Vorbereitung/Raum überall, wo man ungestört ist	**Dauer** 5–40 Min.

Beschreibung

Es geht darum, in Miniaufstellungen von wenigen Minuten zu erleben, dass es einen Unterschied macht, ob jemand links oder rechts von mir steht, dass der Winkel, der Abstand u. Ä. eine große Rolle spielen können.

Es geht zuerst um das Wahrnehmen von Unterschieden, darüber hinaus kann das Erleben auch beschrieben werden. Durch das Aussprechen des gleichen Satzes von verschiedenen Positionen aus kann das Erleben noch verstärkt werden.

Es ist bei einer Gruppe hilfreich, das zunächst zu demonstrieren, geübt wird dann in Kleingruppen (2–4 Personen). Die Teilnehmer berichten anschließend im Plenum über ihre Erfahrungen. Diese Übung macht jeder für eine eigene Bezugsperson. Er kann das Erleben dann in Bezug zur Realität setzen und oft zu tiefen Erlebnissen und Aha-Effekten kommen.

Anweisung

Suchen Sie sich einen Partner, mit dem Sie die Übung machen wollen. Bitte stellen Sie sich eine Bezugsperson vor, zu der Sie einen hierarchischen Bezug haben, z. B. »mein Chef« oder »mein Mitarbeiter«. Es sollte eine konkrete Person sein.

Geben Sie Ihrem Partner einen klaren Rollenauftrag: »Du stehst für meinen Mitarbeiter Hans«, und positionieren ihn im Raum. Nun probieren Sie verschiedene Plätze in Bezug auf diese Person aus, links, rechts, dahinter, gegenüber, näher, weiter und beobachten. Probieren Sie auch den Unterschied aus, ob Sie sich bewegen oder der andere sich bewegt, oder wenn Sie die Plätze tauschen. Nehmen Sie genau wahr, wie sich der jeweilige Platz anfühlt. Gibt es Unterschiede? Was fühlt sich gut an, was merkwürdig oder unangenehm?

Sie können das nun steigern, indem hierarchisch relevante Botschaften ausgesprochen werden. Sprechen Sie den gleichen Satz von verschiedenen Plätzen aus: »Ich bin der Chef« oder »Du bist der Chef«. Oder eine Anweisung: »Bitte machen Sie das noch bis heute Nachmittag fertig.« Beobachten Sie, wie Sie sich als Sprecher fühlen und wie Sie sich als Empfänger fühlen. Ist die Botschaft ernst zu nehmen oder komisch/lächerlich? Gibt es Unterschiede?

Varianten

Die Übung funktioniert als Paarübung, aber auch als Dreiergruppe. Einer stellt auf und bleibt er selbst: »Ich bin ich.« Die zweite Person bekommt die Rolle (Chef oder Mitarbeiter). Der Dritte leitet, beobachtet, gibt Hinweise und Rückmeldung über das, was er von außen sieht. Das ist gleichzeitig ein gutes Training für die Beobachtung von Aufstellungsprozessen, Körpersprache, Stimme und spontanen Aktionen. Aber auch für das Leiten von Aufstellungen ist es eine gute Übung, die beiden Probanden in die Erfahrung zu führen und das Erleben zu steuern.

Auswertung

Stellen Sie dem Plenum Fragen: »Wie haben Sie das erlebt? Was ist passiert?« Es werden Erkenntnisse mitgeteilt, halten Sie Gesetzmäßigkeiten (am besten schriftlich am Flipchart) fest, zum Beispiel: Führung steht rechts (aus Sicht der Person). Bei allen Armeen dieser Welt stehen die Offiziere rechts. Wo stehen Berater, Eigentümer? Was bedeutet »früher« oder »später« für den Platz in der Reihe? Es können hier auch Hinweise auf die Bedeutung der Sitzordnung gegeben werden.

Ein Beispiel dazu: Die Leiterin einer Behörde hatte immer Ärger mit ihrem Stellvertreter, der schon länger in der Behörde war. Sie wurde ihm von außen vorgesetzt. Bei Teambesprechungen setzte er sich immer rechts von ihr, also auf den »Chefplatz«, gab zu allem seinen Kommentar und hatte immer das letzte Wort. Sie tauschte eines Tages, aus einer Intuition heraus, mit ihm den Platz, und von da an fügte er sich ein.

Kommentar

Für Personen, die das Aufstellen lernen wollen oder die wissen möchten, was in einer Aufstellung passiert, kann das eine gute Hinführung sein. Auch für »Ungläubige« kann dies hilfreich sein, um zu erkennen, dass an Aufstellungen doch etwas dran ist.

18 Achtsame Wahrnehmung

vorgestellt von Lisa Böhm-De Philipp	
Ziele • gleichzeitig den anderen und sich selbst achtsam wahrnehmen und im gegenwärtigen Moment sein	**Stichworte** • Blickkontakt • Vorübung • gegenwärtiger Moment
Material –	**Teilnehmerzahl** gerade Zahl
Vorbereitung/Raum Je zwei Teilnehmer sitzen sich auf Stühlen gegenüber.	**Dauer** 30–60 Min.

Beschreibung

Die Teilnehmer werden gebeten, sich auf Stühlen gegenüber zu sitzen und festzulegen, wer Aufstellungsleiter (A) und wer Klient (B) ist. Die beiden schauen sich während der gesamten Übung in die Augen, bei jedem Abschnitt 2–5 Minuten.

Anweisung

Die gesamte Übung wird vom Trainer begleitet. Die Teilnehmer schauen sich in die Augen und nehmen wahr, dass sie gleichzeitig Gedanken, Gefühle und Körperreaktionen haben. Der Trainer lädt dazu ein, dies zu beobachten, ohne etwas zu verändern.

- A schaut B in die Augen mit dem Gedanken »Ich sehe dich«, beide beobachten die Wirkung.
- A schaut mit dem Gedanken »Ich schau dich an«, beide beobachten die Wirkung.
- A schaut mit dem Gedanken »Ich anerkenne, wer du bist«.

Augen schließen und nachwirken lassen, Rollenwechsel; am Ende Austausch zu zweit.

Varianten

Die anerkennenden Gedanken vom Aufstellungsleiter können beliebig verändert werden, z. B.: »Jetzt sehe ich dich« oder »Ich anerkenne, wie du gerade bist«, »Ich anerkenne dich und was zu dir gehört«. Der Aufstellungsleiter kann sich auch vorstellen, dass hinter dem Klienten die Eltern oder sein Schicksal mit weiteren Gedankenvarianten stehen.

Auswertung

Sich in seiner Wahrnehmung und den »Störfaktoren« zu kennen ist für die therapeutische und beratende Situation Ausgangspunkt und von hoher Bedeutung. Diese Übung macht den Unterschied sowohl zwischen aktivem Sehen und Schauen, als auch dem Gesehen- und Angeschautwerden bewusst. Dem folgt die Beobachtung der Wirkung, wenn dies gedankengesteuert und in einer wertschätzenden und anerkennenden Haltung geschieht. In dieser Übung wird auch die Aufmerksamkeit auf den »gegenwärtigen Moment« gelenkt.

Die Übung hat sich zu Beginn von Seminaren oder einzelnen Seminartagen bewährt.

Je nachdem, wie viel Zeit zur Verfügung steht, empfiehlt es sich, der Übung einen Körperscan oder eine Atembeobachtung vorzuschalten. Dies verstärkt die Wahrnehmung des gegenwärtigen Moments.

Kommentar

Die Teilnehmer berichten über die subtilen Wahrnehmungen und Wirkungen und sind erstaunt über die geringen Veränderungen, die dazu führen.

19 In die Haut des anderen schlüpfen

vorgestellt von Peter Bourquin	
Ziele • Wahrnehmungsschärfung der nonverbalen Kommunikation • Training von Empathie	**Stichworte** • Wahrnehmung • Empathie • Zweierübung
Material –	**Teilnehmerzahl** jeweils zu zweit
Vorbereitung/Raum –	**Dauer** 60 Min.

Beschreibung

Jeweils zwei Teilnehmer sitzen sich gegenüber. Es werden Person A (= Therapeut) und B (= Klient) definiert. Der Gruppenleiter gibt den gemeinsamen Beginn und das gemeinsame Ende eines jeden Schrittes an. Dauer pro Turnus in Stille ca. 10 Minuten.

Anweisung

Zu A: »Bitte konzentriere dich auf ein Thema, das dich gerade in deinem Leben beschäftigt und dich emotional bewegt. Du kannst deine Augen geöffnet oder geschlossenen halten, während du dich nach innen wendest. Widme dich so deinem Thema.«

Zu B: »Du als ›Therapeut‹ beobachte dein Gegenüber aufmerksam, fühle dich langsam in ihn ein und nimm allmählich zudem die gleiche Körperhaltung ein wie dein Klient, ebenso dessen Atemrhythmus. Anstatt zu analysieren, lasse dich – bildlich gesprochen – nur beeindrucken von deinem Gegenüber und beobachte deine eigene Resonanz auf ihn.«

Nach Ende des ersten Turnus erfolgt ein kurzer verbaler Austausch zwischen beiden (ca. 5 Min.). Dann werden die Seiten gewechselt, und es erfolgt der zweite Turnus.

Auswertung

Nach Ende der Zweierübung (ca. halbe Stunde) werden in der Gruppe die Erfahrungen ausgetauscht und gegebenenfalls vom Leiter kommentiert.

Kommentar

Oftmals ist es erstaunlich, wie das Thema des Klienten sich präzise in der Wahrnehmung des Therapeuten widerspiegelt.

20 3 × in Kontakt mit sich und dem Umfeld

vorgestellt von Marianne Franke-Gricksch	
Ziele • Sensibilisierung von Körperwahrnehmung	**Stichworte** • Wahrnehmung • Partnerübung
Material –	**Teilnehmerzahl** gerade Anzahl, da Partnerübung
Vorbereitung/Raum den Raum vollständig freiräumen, Stühle an die Wand	**Dauer** ca. 1 Std.

Vorbemerkung

Es ist eine wichtige Erkenntnis in der systemischen Betrachtungsweise, dass unsere Haltungen, Gefühle und unsere Körperwahrnehmungen in einem ständigen, unbewussten Wechselwirkungsprozess der Beeinflussung mit unserer Umgebung und vor allem mit den uns umgebenden Personen sind.

Es geht darum, die Teilnehmer mit konkreten Übungen zunächst für diese ständige Wandlung unserer Körperwahrnehmungen und der damit verbundenen Gefühle zu sensibilisieren. Die angebotenen Wahrnehmungsübungen sind Partnerübungen, die Konstellationen aufnehmen, wie sie im Familienstellen und natürlich im täglichen Leben, im Klassenzimmer, im Büro oder in der Familie immer wieder vorkommen. Die Übungen habe ich vielfach mit Kindern im Alter zwischen 10 und 14 Jahren in etwas modifizierter Form durchgeführt. Sie dienen auch als Einführungsübung in den Seminaren für Familienstellen, dabei kann jeder Teilnehmer mindestens 3 andere Teilnehmerinnen oder Teilnehmer des Seminars näher kennenlernen.

Beschreibung

Die Abfolge der Übungen ist bewusst gewählt. Die Teilnehmer öffnen sich dabei für die Anerkennung von Ordnungen, wie sie sich im Allgemeinen in Familien des mitteleuropäischen Kulturkreises darstellen.

1. Übung

Die Teilnehmer gehen zunächst frei durch den Raum und stellen sich dann jeweils zu zweit, Schulter an Schulter, nebeneinander (eine Blickrichtung!).

Alle sind still und spüren sich, ohne zu reden.

Dabei spricht der Aufstellungsleiter:

- »Wie fühlst du dich neben diesem Menschen?
- Seid ihr euch ebenbürtig? Bist du stärker, größer, älter?
- Bist du als Mann der Sohn, Bruder, Ehemann, Vater der Person, die neben dir steht oder als Frau die Tochter, die Schwester, die Mutter der Person, die neben dir steht?
- Ist der Mensch, der neben dir steht, väterlich oder mütterlich zu dir? Fühlt ihr euch wie Geschwisterkinder oder wie erwachsene Schwestern/Brüder? Oder fühlt ihr euch wie ein Paar?
- Seid ihr euch nah oder entfernt? Wollt ihr lieber weiter auseinandergehen? Wenn ja, probiert es aus. Welche Nähe ist die richtige?
- Wie fühlst du dich in deinem Geschlecht? Fühlst du dich neben diesem Menschen gut/stark als Frau/als Mann? Fühlst du dich geschwächt, oder ist es egal, weil ihr beide geschwisterlich und/oder kindlich seid?

Bitte wechselt den Platz. Jetzt gibt es eine deutlich wahrnehmbare Veränderung im Gefühl zueinander.

- Fühlst du dich näher oder weiter entfernt als in der vorherigen Stellung?
- Ist die Beziehung jetzt stärker oder seid ihr euch eher fremd im Vergleich zu vorher? Was ist anders?
- Bist du jetzt kindlicher, wo du vorher erwachsen warst, oder umgekehrt, vom Kind zur Mutter/zum Vater geworden?
- Wie fühlst du dich hier in deinem Geschlecht, in deiner Weiblichkeit/Männlichkeit stärker oder schwächer als vorher?

Nun wechselt bitte auf euren ursprünglichen Platz, jetzt ist wieder der erste Zustand erreicht, registriert die Unterschiede, wenn ihr links oder rechts von eurem Partner steht.

Teilt euch jetzt eure Erfahrungen mit – bitte bedenkt, dass die Wahrnehmungen keineswegs übereinstimmen müssen.

Verneigt euch ein wenig nach der Mitteilung eurer Wahrnehmungen vor eurem Partner und bedankt euch, sagt euch eure Namen, wenn ihr sie noch nicht kennt. Geht frei im Raum herum, nehmt euch die Zeit, um über eure Erfahrung nachzudenken.«

In dieser Übung erleben die Teilnehmer, dass wir, wann immer wir uns mit einem Menschen in Bezug setzen, Maßstäbe anwenden, die aus Beziehungserfahrungen resultieren, die wir in unserer Herkunftsfamilie gemacht haben und jetzt in unserer aktuellen Familie machen. Wir erkennen immer wieder die Hierarchie unserer familiären Grundordnungen auch im Flair außerfamiliärer Beziehungserfahrungen. Zwischen den Fragen soll angemessen Zeit für die körperliche Wahrnehmung bleiben.

2. Übung

»Sucht euch wieder einen Partner und stellt euch in ca. 1 Meter Entfernung voreinander (bis zu ca. 1,5 m).

Schau auf den Boden, auf die Füße des anderen, und spüre dabei, wie du dich fühlst. Stell dir selbst Fragen:

- Kann ich heute gut stehen, macht es mir Spaß, auf den eigenen Beinen zu stehen, macht mir mein Rücken Freude? Wie fühlst du die Stärke deines Beckens, deiner Gesäßmuskulatur, deiner Oberschenkel und deiner Schultern?
- Oder ist heute ein Tag, an dem du Kreuzschmerzen hast, das Stehen Mühe macht, die Atmung flacher ist als sonst?
- Schaust du lieber auf den Boden, oder möchtest du gerne den Kopf heben? Ist deine Kopfhaut entspannt oder angespannt? Wie geht es dir mit deinen Schultern, wie ist deine Stimmung?

Nimm deinen Partner gegenüber wahr, indem du sie oder ihn mit den Augen nur sanft umfängst. Fang unten am linken Schuh an, gehe mit den Augen links außen am Bein hoch, über die Arme, Schultern, über den Kopf, schaut euch nur kurz in die Augen. Blicke treffen und trennen sich. Geh weiter mit den Blicken, über die rechte Schulter, den rechten Arm, das rechte Bein zum rechten Fuß.

Du hast jetzt dein Gegenüber vollständig wahrgenommen.

Schau genau, wie sie/er mit den Füßen steht. Ihr wechselt jetzt den Platz so, dass jeder jetzt in der **Fußstellung des anderen steht**.

Nimm die Veränderung deiner Körpergefühle wahr. Durch die andere Fußstellung kann es sein, dass bei dir Spannungen entstehen, im Gesäß, im Rücken, in den Schultern. Es kann aber auch sein, dass Spannungen sich bei dir lockern, die du sonst immer hast. Nimm die Veränderung wahr, wie sind die Schultern jetzt, wie fühlst du deinen Rücken, hat sich dein Atem verändert, die Stimmung, ist ein vorheriger Schmerz gewichen oder hat sich ein Schmerz eingestellt?

Wenn du das genau wahrgenommen hast, geh zurück auf deinen Platz in deine eigene Fußstellung. Nimm die Veränderung wahr. Wenn du dir über den Unterschied klar geworden bist, teile deine Erfahrung mit deinem Partner. Bedenke, dass jeder etwas anderes erfährt!

Bedankt euch, teilt euch eure Namen mit und bewegt euch wieder frei im Raum und denkt über diese Erfahrung in Ruhe nach.«

Kommentar

Die Teilnehmer in den Gruppen sind meist sehr verblüfft, wie rasch sie durch einen Platz- und Haltungswechsel in die Gefühlswelt des gegenüberstehenden Partners oder der Partnerin eintauchen können und dabei viel von ihm oder ihr wahrnehmen.

3. Übung:
»Sucht euch wieder einen neuen Partner/eine neue Partnerin oder lasst euch finden. Manchmal ist es auch interessant, für eine Übung jemanden zu wählen, den man sonst nicht wählen würde. Stellt euch diesmal hintereinander auf.

Für diejenigen, die vorne stehen:

- Wie fühlt es sich an, vorne zu stehen, die freie Welt vor sich, hinter dir steht jemand. Schützt er oder sie dich, oder fühlst du dich beobachtet? Fühlst du dich behütet, festgehalten oder eher weggeschickt? Alles ist möglich.

Nun sollen die hinten Stehenden sanft eine Hand zwischen die Schulterblätter der vorne Stehenden legen (manchmal ist das jedoch auch nicht möglich).

- Wie ist das für dich vorne? Ist es warm, gut, vertraut?
- Es heißt ja auch: Ich stehe hinter dir, oder er steht hinter mir. Was bedeutet das für dich? Magst du es, oder würdest du lieber nach vorne gehen, oder ist es angenehm, sich nach hinten, an diese Hand anzulehnen?

Für jene, die hinten stehen:

- Wie geht es dir damit, hinter jemandem zu stehen? Tust du das gerne? Legst du gerne deine Hand auf seinen Rücken und stützt sie oder ihn?
- Gibst du Wärme?
- Oder ist dir das zu viel?
- Findest du es albern?
- Könnte die Person vor dir ruhig einmal selbstständig werden, oder hast du das Gefühl, sie kann sich bei dir noch etwas Stärke und Wärme abholen?
- Oder hast du das Gefühl, so viel du auch gibst, die Person bekommt nicht genug?

Alles ist möglich.

Wenn beide Personen das für sich reflektiert haben, soll die Person, die vorne steht, einen Schritt nach vorn tun (manchmal lassen die Personen, die hinter jemandem stehen, die vordere Person nicht gehen, oder gehen hinterher, dann sagen wir: spüre, wie schwer es ist, die Person gehen zu lassen), sich umdrehen, eine Hand auf ihre Brust legen und sich tief, und solange sie mag, vor der Person verneigen, die zunächst hinter ihr oder ihm stand.

- Wie geht es dir mit der Verneigung? Tust du das gerne oder ist es albern oder gar lästig. Manche bekommen sogar Hemmungen oder Wut.
- Oder fühlst du einen Ernst, oder kommt Würde in euer Verhältnis?
- Du kennst die Person noch gar nicht und hast dich möglicherweise viel zu tief verneigt oder wolltest du dich verneigen und es ging nicht? War deine Verneigung angemessen?

- Hast du das Gefühl, die Person, vor der du dich verneigt hast, nimmt deine Verneigung an, nimmt sie ernst, gibt ihr Bedeutung?
- Steht die Person vor dir so eine Verneigung überhaupt durch?
- Wie geht es dir? Bist du während der Verneigung gewachsen? Hat sich deine Stimmung verwandelt?

Für die, vor denen sich jemand verneigt hat:

- Willst du das überhaupt, dass sich jemand vor dir verneigt? Kannst du es ertragen?
- Findest du es gut oder auch würdevoll, bekommt euer Verhältnis eine neue Qualität? Welche? Oder ist dir die Geste peinlich?
- Wenn ihr die Fragen für euch beantwortet habt, dreht sich die Person um, und die, die hinten stand, wird zu einer Person, die vorne steht. Nun wiederholen wir die Übung mit vertauschten Rollen.«

Erst danach werden die Teilnehmer aufgefordert, sich gegenseitig ihre Wahrnehmungen mitzuteilen.

Anmerkung

In dieser Übung werden sich die Teilnehmer rasch darüber klar, wie sie sich in ihrem Verhältnis zu ihren Eltern und Vorgesetzten, aber auch zu ihren Kindern und Untergebenen fühlen und verhalten.

Alle drei Übungen geben in ihrer Einfachheit eine gute Möglichkeit, sich über gegenseitige körperliche Beeinflussungen klar zu werden und die Körperwahrnehmung zu schulen.

21 Klarheit für herausfordernde Situationen in Beziehungen

vorgestellt von Heike Gottschalk	
Ziele • herausfinden, wie eine bestimmte Person mir gegenüber unsere Beziehung wahrnimmt	**Stichworte** • Selbstmanagement • Selbstklärung • Beitrag zur Konfliktklärung
Material –	**Teilnehmerzahl** ab 2
Vorbereitung/Raum Übung und auch Intervention für drinnen oder draußen, Platz für Bewegung	**Dauer** ca. 15 Min. für den Prozess und anschließend für Erfahrungsaustausch je nach Anzahl der Teilnehmer zzgl. 5–20 Min.

Beschreibung

Klärung meint hier: Beschreibung und nicht Lösung eines eventuellen Konflikts. Der Klient wählt für sich eine wichtige Person mit der Frage bzw. dem Anliegen: »Ich bin unklar, was sie/er über mich denkt, bzw. wie sie/er mich erlebt. Und darüber möchte ich (mehr) Klarheit.«

Anweisung

- Bitte wählen Sie einen Stellvertreter für diese Person und setzten Sie sich gegenüber.
- Der Klient erzählt für etwa 10 Minuten, wie er die gemeinsame Beziehung bzw. den gemeinsamen Umgang erlebt.
- Anschließend gibt die Stellvertretung für das Gegenüber Feedback nach der Formel: »Als du … gesagt hast, war ich erschreckt/habe ich mich wohlgefühlt/war ich wütend/…«

Auswertung

Manche Klienten möchten eventuell zunächst in Ruhe über das, was sie erlebt haben nachdenken, bzw. die Eindrücke wirken lassen. Meiner Ansicht nach sollte nach dieser Übung nicht allzu viel Raum für ausschweifende Diskussionen, sondern der Rahmen für ein »bei sich und der gerade gemachten Erfahrung bleiben« gegeben werden.

Kommentar

Je nach Erfahrung der Teilnehmer mit Aufstellungsarbeit und Selbsterfahrungsprozessen kann es hier für die Seminarleitung wichtig sein, die Integration schwieriger Erfahrungen gut zu begleiten. Kennengelernt habe ich die Übung bei Albrecht Mahr in seiner Fortbildung »Die integrative Praxis von Systemaufstellungen«.

22 Grenzen setzen

vorgestellt von Heiko Hinrichs	
Ziele • Erfahrung und Wahrnehmung von etablierten Grenzen als spürbare wichtige Regulation des eigenen Körpers	**Stichworte** • Regulation des Nervensystems • Nähe und Distanz • Containment (Raum schaffen im Körper)
Material –	**Teilnehmerzahl** Gruppengröße beliebig, für die Übung selbst 1–2 Personen
Vorbereitung/Raum Übung für drinnen und draußen	**Dauer** 10–15 Min.

Beschreibung

Die Teilnehmer stellen sich so auf, dass genügend Platz zwischen ihnen verbleibt, mindestens eine Armlänge. Dann erfolgt eine kurze Sammlung mit der Wahrnehmung der vier Körperseiten (vorne, links, rechts, hinten).

Anweisung

Wir beginnen mit der Körpervorderseite, spüren, wie sie sich anfühlt (Temperatur, Körperspannung, energetische Wahrnehmung, Muskeltonus, leicht/schwer, offen/geschlossen, zum restlichen Körper zugehörig usw.). Ebenso verfahren wir mit den anderen 3 Körperseiten, wobei wir uns jeweils nach links, rechts oder nach hinten wenden.

Varianten

Durch Dehnung und Streckung des Körpers versuchen wir, in verschiedenen Richtungen unsere Körperwahrnehmung auszuweiten und somit Raum zu gewinnen. Ein Übungspartner unterstützt uns dabei, indem er z. B. unsere Arme und Beine während der Dehnung ausstreicht und so die Wahrnehmung von Weite verstärkt.

Auswertung

Es erfolgt eine eigene Auswertung, wie sich die eigenen Körperseiten angefühlt haben, ob sie als zugehörig, fremd oder abgespalten empfunden wurden. Hieraus kann sich eine weitere Forschung zur möglichen Ursache und Integration ergeben.

In der Partnervariante erfolgt ein wechselseitiger Austausch.

Kommentar

Die Übung eignet sich jederzeit, wenn es um die Thematik Nähe/Distanz, Raum und Grenzen, klare Kommunikation und Wiedererlangung von Sicherheit geht.

23 Halt und Haltung

vorgestellt von Heiko Hinrichs	
Ziele • eine titrierte Erfahrung von Halt • Vertrauen • Entlastung der eigenen Position	**Stichworte** • praktische Übung • Körper-Sinneserfahrung • Aktivität
Material –	**Teilnehmerzahl** beliebig
Vorbereitung/Raum Übung für drinnen und draußen	**Dauer** ca. 20–30 Min.

Beschreibung

Die Teilnehmer werden gebeten, sich einen Übungspartner zu suchen.

Anweisung

Nach einer Eingangsdemonstration der Leitung führen die Partner abwechselnd die Übung wie folgt durch:

In kleinen Schritten versuche ich, mich beim Übungspartner anzulehnen, zuerst mit meinem Finger am Finger des Partners, dann vorsichtig an die Schulter des anderen, im weiteren Verlauf kann auch die Erfahrung des Rücken-Anlehnens (Rücken an Rücken oder Rücken an Bauch) gemacht werden.

Auswertung

Nach dieser Erfahrung erfolgt die Auswertung sowohl zu zweit als auch im Plenum.

Kommentar

Die Erfahrung von Halt, ein wenig Abgeben vom eigenen Gewicht, Vertrauen und Annäherung sind hochsensible Bereiche, die gleichermaßen Ängste als auch tiefe Bedürfnisse hervorbringen können. Deshalb sollte diese Übung in kleinen Schritten durchgeführt werden – mit genügend Zeit und in einer Gruppe, die sich bereits etwas vertraut ist.

24 Verdeckte Traumaaufstellung

vorgestellt von Heiko Hinrichs	
Ziele • achtsame Heranführung an ein belastendes Ereignis	**Stichworte** • verdeckte Aufstellung • Achtsamkeit • Trauma • Ressource
Material –	**Teilnehmerzahl** ab 6
Vorbereitung/Raum Übung für drinnen	**Dauer** ca. 45 Min.

Die Anwendung dieser Kurzaufstellung kann beispielhaft in Aus- und Weiterbildungen und auch zur Verdeutlichung einzelner achtsamer Entwicklungsschritte im Rahmen einer therapeutischen Begleitung angewandt werden. Es geht darum, zunächst die Position und Befindlichkeit der beteiligten Systemelemente zu erkennen und eine erste Annäherung zu erwirken.

Beschreibung

Es werden verdeckt 4–5 folgende Positionen ausgewählt:

- »Ereignis«
- »Ressource«
- »Körper«
- »Nervensystem«
- nach Bedarf auch noch die 5. Position »Therapie«

Die Repräsentanten der jeweiligen Positionen suchen sich intuitiv ihre Plätze selbst. Sollten Bewegungsimpulse bestehen, können diese ausgeführt werden.

Auswertung

Im weiteren Verlauf der Aufstellung kann überprüft werden, wie die einzelnen Positionen zueinander stehen, ob sie sich in Kontakt befinden oder völlig allein agieren.

Oft wird anhand der Ausprägung der Position »Ereignis« deutlich, wie tief und umfassend eine belastende, überwältigende, traumatisierende Situation in das körperliche Geschehen eingreift. Ebenso faszinierend ist aber auch, wie gut nach einer gewissen Zeit auf eine Entlastung des Nervensystems hingearbeitet werden kann.

25 Wahrnehmungsübung »›Eltern und ich‹«

vorgestellt von Heiko Hinrichs	
Ziele • über den Körper wahrnehmen, welche Nähe/Distanz zu den Eltern spürbar »richtig« ist und ob nonverbal noch etwas »Ungesagtes« ausgedrückt werden kann	**Stichworte** • Einführung in die Familienaufstellung • phänomenologische Wahrnehmung
Material –	**Teilnehmerzahl** zu dritt
Vorbereitung/Raum Übung für drinnen, Platz für Bewegung	**Dauer** inkl. kurzem Austausch 20–30 Min.

Beschreibung

Die Teilnehmer teilen sich in Kleingruppen zu dritt auf. Der erste Teilnehmer (Aufstellende/»Kind«) beginnt, indem er die beiden anderen Teilnehmer als seine Eltern in Positionen nebeneinanderstellt und sich dann dazu positioniert.

Anweisung

Nach der ersten Wahrnehmung verlässt der Aufstellende seine Position und bewegt sich nach seinem Bedürfnis zu den Eltern, stellt sich vor sie oder erspürt die jeweiligen Positionen neben dem Vater/der Mutter. Er reguliert sein Bedürfnis nach Nähe und Distanz. Auch Gesten und Körperkontakt sind erlaubt. Ansonsten verläuft die gesamte Übungssequenz (bis auf den anschließenden Austausch) nonverbal.

Am Schluss stellt sich der Aufstellende wieder vor seine Eltern, nimmt noch einmal wahr und entlässt dann die Eltern aus ihren Positionen.

Varianten

Hier können sich auch die Eltern nach ihren Bedürfnissen bewegen. Allerdings zeigt sich diese Variante oft »problemorientiert« (z. B. ausgeprägter Paarkonflikt), sodass die Position des Aufstellenden (Kindes) dann oft an Kraft verliert und »undeutlich« wird.

Auswertung

Nachdem alle 3 Teilnehmer aufgestellt haben, erfolgt eine verbale Reflexion zu dritt. Es hat sich gezeigt, dass es günstig ist, die Auswertung erst ganz zum Schluss durchzuführen, da ansonsten durch einen ständigen Wechsel zwischen nonverbal und verbal eine gewisse Unruhe entstehen kann.

Der manchmal von Teilnehmern geäußerten Befürchtung, bis zum Schluss alles vergessen zu haben, kann man erwidern, dass die Körperempfindungen bleiben, der Körper sozusagen nicht »vergisst«.

Kommentar

Diese Übung eignet sich gut für das erste Seminar einer Weiterbildung. Sie unterstützt die Wahrnehmungsfähigkeit der Teilnehmer und verzichtet weitgehend auf Deutungen jeglicher Art.

26 Das heilende Feld – vier Variationen

vorgestellt von Wolfgang Kraus	
Ziele • Kontakt mit bzw. Erfahrung einer stärkenden, hilfreichen und transformierenden Kraft	**Stichworte** • Stabilisierung • Wahrnehmung • Transformation
Material 3–4 Steine, Blatt Papier, kleiner Teppich	**Teilnehmerzahl** im Einzelsetting oder Gruppe
Vorbereitung/Raum zwei Stühle und Tisch oder im Raum	**Dauer** etwa 10–20 Min.

Beschreibung

Teilnehmer sitzen an einem Tisch. Ein unbeschriebenes Blatt Papier liegt zwischen ihnen und stellt das Arbeitsfeld dar. Es werden Systemelemente verdeckt oder offen aufgestellt und anschließend imaginiert.

Variante 1 – verdeckte Aufstellung

Anweisung:

»Bitte setzt euch einander gegenüber und legt ein Blatt Papier zwischen euch.« Einer ist Aufstellungsleiter, der andere der Klient. Der Aufstellungsleiter nimmt einen Gegenstand (z. B. Stein), gibt ihm gedanklich die Bedeutung »das heilende Feld« und reicht diesen dem Klienten mit der Bitte, ihn auf dem Arbeitsfeld zu platzieren.

Ist dieser aufgestellt, erhält der Klient einen zweiten, andersfarbigen oder anders geformten Stein mit der gedanklichen Bedeutungsgebung »du, der Klient«. Auch diese Figur bekommt ihren Platz. Hinzu kommen ein oder zwei weitere Elemente, z. B. Vater oder Mutter.

Sind die Steine aufgestellt, schließt der Klient die Augen und beginnt, sich zu entspannen, Schultern und Arme lockerlassen und den Atem beobachten. Dann bittet der Aufstellungsleiter den Klienten, sich gedanklich an die Stelle des zweiten Steines zu versetzen und von dort aus den ersten Stein (heilendes Feld) anzuschauen und, wenn er möchte, auch dort hinzugehen.

Dort angekommen, fordert der Aufstellungsleiter seinen Klienten auf: »Bitte beschreibe, welchen Eindruck der erste Stein auf dich macht. Wie geht es diesem und wie geht es dir?« Daraufhin beschreibt der Klient seine Wahrnehmungen in verschiedenen Aspekten, eventuelle Veränderungen in Gestalt, Form und Wirkung.

Wohltuende Erfahrungen wie etwa Stabilisierung, Entspannung, Weite, Wärme, Geborgenheit etc. genießen lassen. Dabei dem Klienten Zeit lassen.

Danach setzt sich der Klient mit den anderen Systemelementen auseinander, auch andere Systemangehörige können sich mit dem Klienten am Element »heilendes Feld« stärken/entspannen. Der Therapeut begleitet den Klienten achtsam, nondirektiv und unterstützend.

Variante 2: offene Platzierung (ähnlich wie Variante 1)

Die Systemelemente werden jedoch offen aufgestellt, d. h. verbal benannt. Der Klient versetzt sich auch in Variante 2 imaginativ an die eigene Position und geht in seiner Vorstellung zum heilenden Feld, berührt es, setzt oder legt sich darauf, nimmt die Auswirkungen emotional und körperlich wahr und beschreibt diese.

Variante 3

Durchführung in der Gruppe: Hier wird ein kleiner Teppich oder eine Fläche mit einer Schnur begrenzt. Der Aufstellungsleiter verleiht ihr die Bedeutung »das heilende Feld«. Je nach Situation können sich ein oder mehrere Teilnehmer auf dieses Feld stellen und die Wirkung wahrnehmen.

Variante 4

Der Teppich oder die Fläche wird verdeckt etabliert. Die Teilnehmer werden gebeten, ihre Wahrnehmung auf diesem Feld zu verbalisieren.

Auswertung

Das »heilende Feld« kann als Ressource genutzt werden, um die Klienten zu stärken und zu stabilisieren. Häufig wird Ruhe, Weite, Licht und Wärme wahrgenommen. Gelegentlich taucht auch ein Thema auf, welches zur Bearbeitung ansteht und zu heilsamen Entwicklungen führt.

Kommentar

Das Element »der sichere Ort« schenkt in erster Linie Geborgenheit und Sicherheit. Das Element »heilendes Feld« schafft Kontakt zu einer inneren Tiefe, in der besondere Kräfte und Ressourcen erlebt werden können. Damit sind versöhnende, wertschätzende Prozesse möglich.

27 »We will rock you« – Lockerungsübung

vorgestellt von Wolfgang Kraus	
Ziele • Veränderung des Körperrhythmus • Kreislaufanregung • Vermittlung von Freude	**Stichworte** • Stabilisierung • Wahrnehmung • Transformation
Material –	**Teilnehmerzahl** beliebig
Vorbereitung/Raum Übung für drinnen, leerer Raum	**Dauer** etwa 5 Min.

Diese Übung eignet sich gut für den Nachmittag, wenn eine gewisse Müdigkeit auftaucht, oder als Intervention, um Abstand zu vorhergegangenen anstrengenden Aufstellungen zu gewinnen.

Beschreibung

Jeweils zwei Teilnehmer stehen sich gegenüber und schauen sich an.

Anweisung

Bitte stellt euch einander gegenüber auf. Bildet dabei gemeinsam eine Reihe. Nun klatscht im Rhythmus des Songs von Queen »We will rock you« in die Hände.

- Bei »we« klatschen wir zweimal in die eigenen Hände (2 × 1 Achtelnote)
- Bei »will« klatschen wir einmal in die Hände des Gegenübers (1 × 1 Viertelnote) usw.

Die Hände befinden sich dabei auf Schulterhöhe. Wir blicken uns dabei in die Augen. Alle klatschen denselben Rhythmus.

Zu Beginn demonstriert der Seminarleiter diesen Vorgang mit einer Teilnehmerin.

Kommentar

Durch die Bewegung, den Rhythmus und auch die Assoziation zum genannten Lied kommt der Kreislauf in Bewegung und die Stimmung heitert sich merklich auf.

28 Gefühle wahrnehmen und benennen

vorgestellt von Wolf Maurer	
Ziele • Schulung der Wahrnehmung • konkretes Benennen der wahrgenommenen Gefühle	**Stichworte** • Wahrnehmung • Präsenz • Emotionen
Material Gefühlskarten	**Teilnehmerzahl** ab 3, Kleingruppen von 3 Teilnehmern
Vorbereitung/Raum Seminarraum, Platz für die Kleingruppen	**Dauer** je nach Variante 6–20 Min.

Vorbereitung

Aus einem Kartenspiel und einem Stift werden »Gefühlskarten« gebastelt: jeweils auf die Bildseite der Karte ein Gefühl oder einen emotionalen Zustand schreiben, z. B. Angst, Ärger, einsam, erleichtert, frei, flirtend, groß, glücklich, hilflos, Hass, machtvoll, Mut, mutlos, klein, Liebe, ohnmächtig, Neid, Panik, resigniert, Scham, Schuld, Trauer, trotzig, überrascht, verliebt, verzweifelt, Wut, würdevoll, unsicher, zufrieden, zornig, Zuversicht … (hier ist Raum für alles, was uns in den Aufstellungen begegnet).

Beschreibung

Die Teilnehmer werden gebeten, sich in Dreiergruppen zusammenzutun.

- A zieht verdeckt eine der Karten und verkörpert später das Gefühl, B und C kennen die Karte nicht.
- B ist der Spiegel und steht A mit Blickkontakt gegenüber.
- C ist der Aufsteller und begleitet die Begegnung von A und B

Anweisung

A geht in das Gefühl, indem er sich z. B. eine Situation vorstellt oder erinnert, in der er sich so gefühlt hat, und gibt ein Zeichen, wenn er so weit ist. Dabei kann A das Gefühl auch durch eine dazu passende Körperhaltung repräsentieren. B beobachtet, was er bei A sieht und wie es ihm dabei geht und merkt sich sein Erleben. C konzentriert seine Wahrnehmung auf A und schwingt sich auf A ein.

C versucht nun, das dargestellte Gefühl zu benennen, etwa in der Art: »Ich nehme Unsicherheit bei dir wahr, stimmt das?« A unterstützt C dabei, das genaue

Gefühl zu benennen, aber nicht direkt die Lösung auszusprechen. Beispiel: »Unsicherheit ist dabei, aber irgendwie ist das noch größer …«.

Die Übung läuft, bis das Gefühl identifiziert ist.

Nachbesprechung: Austausch in der Dreiergruppe über die eigenen Erlebnisse, Erfahrungen und auch, wie es B in der Rolle des Spiegels gegangen ist. Was wurde wie wahrgenommen? Was hat sich während der Übung verändert?

Varianten

A) Jeder zieht eine Karte, und es gibt drei Durchgänge mit wechselnden Rollen.

B) Die Karte kann auch als verdeckter Bodenanker genutzt werden. A stellt sich dabei auf die Karte, um sich mit dem Gefühl zu verbinden.

C) Wechsel des Gefühls: A zieht zwei Karten und wechselt nach eigenem zeitlichem Ermessen zum zweiten Gefühl. Das kann vor oder nach dem Erkennen von Gefühl 1 durch C passieren. C hat die ganze Zeit die Aufgabe, die Gefühle zu benennen, und auch, den Wechsel mitzubekommen.

Auswertung

Optional: Nach der Gruppenarbeit Feedback/Rückmeldung im großen Kreis.

Kommentar

In Aufstellungen machen wir mitunter die Erfahrung, dass es manchmal schwerfällt, Gefühle präzise zu benennen. Oder auch den Wechsel von einer Wahrnehmung zu einer anderen zu beschreiben. Die Übung trainiert die eigene Wahrnehmung als Aufsteller, aber auch die Wahrnehmung als »Spiegel« in der Begegnung mit einem – sich gegebenenfalls auch spontan verändernden – Gegenüber.

Dieses spielerische Training der eigenen Spiegelneuronen ist hilfreich, um sich immer wieder neu auf Veränderungen innerhalb eines Aufstellungsprozesses einzulassen. Und auch zu üben, wie kongruent die eigene Wahrnehmung in der Verbindung Aufsteller zu Stellvertreter ist. Zugleich ist es eine Einladung an den Aufsteller, eigene Hypothesen zu bilden und sofort wieder zu verwerfen, wenn sie nicht passen.

Diese Übung kann immer wieder, auch als Separator, in einen Ausbildungszyklus eingebaut werden.

29 Deckel- und Schalengestik

vorgestellt von Alexandra Schwendenwein	
Ziele • reziproke Wirkung von Gesten verdeutlichen • gleichzeitiger Ausdruck mehrerer Ebenen von Wort, Stimme und Körpersprache und deren gegenseitige Beeinflussung erfassen	**Stichworte** • Unterschiedsbildung • Wechselwirkungen • Gespräche: einladen und ablehnen • Wahrnehmung • Körperhaltung und Stimme • Embodiment
Material Flipchart	**Teilnehmerzahl** Übung zu zweit
Vorbereitung/Raum Übung für drinnen, leerer Raum	**Dauer** ca. 15 Min. inkl. Nachbesprechung

Beschreibung

Die Teilnehmer werden gebeten, sich zu zweit einen guten Platz zu suchen.

Am Flipchart stehen zwei Sätze:

1) »Darüber sollten wir noch sprechen!«
2) »Ich habe dafür jetzt keine Zeit.«

Anweisung

»Teste die Wirkung der beiden Sätze bei verschiedenen Arten, mit den Händen zu gestikulieren:

- Beim ersten Mal sprich Satz eins und richte dabei eine oder beide Handfläche/n auf möglichst natürliche Weise eher nach oben aus (›Schalendialekt‹).
- Beim zweiten Mal richte die Handflächen nach unten aus (›Deckeldialekt‹), während du denselben Satz sprichst. Achte auf die Unterschiede bei dir selbst und deinem Gegenüber
- Wiederhole dasselbe mit Satz zwei.

Achte auf Unterschiede, während du sprichst:

- Wie verändern sich deine Haltung und dein Tonfall? Wie fühlst du dich, wenn du denselben Satz mit der einen und der anderen Gestik sprichst?
- Wie fühlst du dich, wenn du die Sätze von deinem Gegenüber hörst?
- Wie hört sich der Satz in der ersten Position an? Wie in der zweiten?

Varianten

Am Ende der Partnerübung kann noch eine Person aus der Gruppe zum Plenum sprechen und den Satz: »Habt ihr dazu noch Fragen?« jeweils einmal im Deckeldialekt (Handflächen nach unten), einmal im Schalendialekt (Handflächen nach oben) sprechen.

Auswertung

Im Plenum wird besprochen, welche Unterschiede die Teilnehmenden jeweils sprechend und hörend wahrgenommen haben. Meist empfinden die Teilnehmer den Deckeldialekt (Handflächen nach unten) kongruent mit dem Satz: »Ich habe dafür jetzt keine Zeit.« Den Schalendialekt (Handflächen nach oben) empfinden sie zum Satz: »Darüber sollten wir noch sprechen« als passender. Der »Deckeldialekt wirkt eher abschließend. Der »Schalendialekt« (Handflächen nach oben) eher öffnend.

Mit beiden Sätzen bei unterschiedlicher (nicht kongruenter) Gestik wird deutlich, dass über Körpersprache und Stimme gleichzeitig verschiedene Aussagen gemacht werden können, als über die Worte allein. Die Gesten können sich auf etwas anderes beziehen als die Worte.

Während ich im **Deckeldialekt** sage: »Darüber sollten wir noch sprechen«, könnten meine Hände meinen: »Doch jetzt habe ich dafür keine Zeit« oder »Ich bin verärgert, will jetzt nicht weiter«. Das ist dann meistens auch im Tonfall zu hören. Oder die Hände sagen nur: »Darüber will ich noch nachdenken.« Personen, die von sich sagen, dass sie schlecht »Nein« sagen können, nützt der Deckeldialekt, um zu eindeutigeren Botschaften zu kommen.

Der Satz »Ich habe dafür jetzt keine Zeit« im **Schalendialekt** gesprochen wirkt aufs Gegenüber oft als »Einladung«, doch noch mal nachzufragen. Die »Schalengestik verführt bisweilen zu einem entschuldigenden Schulterzucken. Die Körperbotschaft »Bitte nimm es mir nicht krumm« macht die verbale Botschaft oft uneindeutig.

Kommentar

Die Übung beruht auf dem sogenannten »Handflächenexperiment« von Jens Förster (Universität Würzburg), das nachweist, dass Körperhaltungen auf unser Verhalten Einfluss haben (vgl. Storch 2006, S. 20). Den Teilnehmenden wurde eine Fernsehsendung gezeigt unter dem Vorwand, die Muskelaktivität bei Zustimmung oder Ablehnung eines Inhalts zu testen. Die eine Gruppe sollte beim Zusehen die Tischplatte nach unten drücken. Die andere Gruppe sollte von unten auf die Tischplatte drücken, als wollten sie diese anheben.

Die wahre Fragestellung Försters war allerdings, ob sich durch unterschiedliche Handhaltung das Essverhalten steuern ließ, daher standen beim Versuch köstliche Kekse auf dem Tisch. Und tatsächlich aß jene Gruppe, die die Tischplatte von unten nach oben drückte (also im Schalendialekt), knapp dreimal so viele Kekse wie die Gruppe, die die Tischplatte nach unten drückte. Mit Handflächen nach unten geben wir uns selbst das Signal »Deckel zu« – mit Handflächen nach oben »Deckel auf«.

Literatur

Storch, M. (2006): Der vernachlässigte Körper. *Psychologie Heute* 6: 20.

30 Das Stift-Experiment

vorgestellt von Alexandra Schwendenwein	
Ziele Die Übung verdeutlicht, wodurch eine Aussage als Vorwurf oder Angriff gehört wird. Durch die Positionierung von Gegenüber und Thema an verschiedenen Stellen im Raum kann dies vermieden werden.	**Stichworte** • Kontextüberlagerung • Gespräche • Kritikgespräche • Wahrnehmung • Körperhaltung und Stimme • Embodiment
Material jeweils ein Stift pro Teilnehmerpaar, Flipchart für die Probesätze	**Teilnehmerzahl** Übung zu zweit
Vorbereitung/Raum –	**Dauer** ca. 15 Min. inkl. Nachbesprechung

Beschreibung

Die Teilnehmer werden gebeten, sich zu zweit einen guten Platz zu suchen und einen Stift dabei zu haben. An dem Flipchart stehen zwei Sätze:

1) »Der Stift funktioniert ja nicht!«
2) »Das ist ein schöner Stift!«

Anweisung

»Teste die Wirkung der beiden Sätze in zwei verschiedenen räumlichen Anordnungen: Beim ersten Mal stehst du frontal zu deinem Gegenüber, wobei du Blickkontakt hältst und den Stift Richtung Gegenüber hältst. Nun sprich den ersten Satz: ›Der Stift funktioniert ja nicht.‹

Dann wechsele die Position und gehe in den ›Plauderwinkel‹, also einen ca. 90-Grad-Winkel zu deinem Gegenüber. Diesmal hältst du den Stift so, dass du, dein Gegenüber und der Stift ein Dreieck bilden, sodass ihr beide den Stift gut sehen könnt. Sag nun wieder Satz 1 und achte auf die Unterschiede bei dir und deinem Gegenüber

Wiederhole dasselbe mit Satz zwei.

Achte auf Unterschiede, während du sprichst:

- Wie verändern sich Haltung und Tonfall?
- Wie fühlst du dich, wenn du denselben Satz in der einen und dann in der anderen Raumanordnung sprichst?

- Wie fühlt sich dein Gegenüber?
- Wie hört sich der Satz in der ersten Position an?
- Wie in der zweiten?«

Varianten

Die Übung kann auch mit einem Satz wie »Du bist letzte Woche dreimal zu spät gekommen« geübt werden: Einmal wird der Satz frontal mit Blickkontakt gesprochen und einmal, als würde die sprechende Person die Szenen auf einem Bildschirm sehen und dem Gegenüber darüber etwas sagen.

Auswertung

Im Plenum wird besprochen, welche Unterschiede die Teilnehmer jeweils beim Sprechen und beim Hören wahrgenommen haben. Meist empfinden die Teilnehmer die »Frontale« als »vorwurfsvoll« oder »angriffig«. Der »Plauderwinkel« wirkt sachlicher, erlaubt, dass beide sich das Thema ansehen.

Kommentar

Die Teilnehmer bemerken bei der Übung, wie die Verwechslung von Person und Thema in der Stimme hörbar wird – insbesondere, wenn wir das Verhalten anderer kritisieren.

31 Hinbewegung als Meditation

vorgestellt von Anja Siepmann	
Ziele • Erkundung der Hinbewegung hinsichtlich intrapersonaler Muster wie z. B. Identifikation, Projektion, Bindungsdynamik, Trauma etc.	**Stichworte** • Muster erkennen • Präsenz
Material –	**Teilnehmerzahl** ab 3
Vorbereitung/Raum Übung für drinnen, Raum für Bewegung	**Dauer** 80–90 Min. zzgl. Auswertung

Beschreibung

Vorbereitung: Bewusstes Gehen

Lassen Sie die Teilnehmer für einige Minuten in langsamem Tempo durch den Raum gehen. Lenken Sie das Gewahrsein der Teilnehmer auf die Körpererfahrung des Gehens: z. B. den Kontakt zum Boden, die Gewichtsverlagerung, das Heben und Senken, das Bewegen des freien Fußes durch die Luft oder Momente des Balancierens. Machen Sie aus dieser Vorbereitungsübung eine Gehmeditation mit Gewahrsein für die Körpererfahrungen. Unterstützen Sie mit Ihrer Anleitung Präsenz und die Wahrnehmungsfähigkeit für sicheren Boden.

Anweisung

1) Die Teilnehmer bilden Dreiergruppen. A = Klient, B = das Leben, C = Begleiter.
2) A und B stellen sich einander gegenüber mit ca. 2–3 Meter Abstand – sodass guter Blickkontakt besteht, ohne zu aktivieren. A sammelt sich, in dem er/sie einen sicheren Kontakt zum Boden wahrnimmt und sich mit dem eigenen Atem verbindet.

Die Übung sollte aus einer Verfassung heraus begonnen werden, in der A reguliert und präsent ist.

A bewegt sich nun auf B zu und hält nach jedem Schritt inne. A beobachtet separat voneinander Körperempfindung, Gefühle, Gedanken. A teilt die Beobachtungen der Begleitung C mit.

Äußerungen könnten sein:

- »Ich spüre verstärktes Herzklopfen.«
- »Mein Blick wird verschwommen.«

- »Da ist Traurigkeit.«
- »Ich sehe die Augen meiner Mutter.«
- »Ich denke an meinen ersten Ehemann.«

C unterstützt die Rückkehr zu Sammlung und Sicherheit mit Sätzen, wie: »Löse Deine Aufmerksamkeit von dieser Körpererfahrung, von diesem Gedanken, von diesem Gefühl und richte sie nun wieder auf den Kontakt zum Boden und zu deinem Atem. Sammle dich. Werde präsent. Wenn du bereit bist, setze einen nächsten Schritt.«

Nach einer Erkundungsphase von 7–10 Minuten:

1) Der Erkundungsprozess ist beendet, jede/jeder spürt im Stehen für sich nach. In dieser Übung geht es nicht darum »anzukommen«. Vielmehr geht es darum, sowohl in der Rolle des Klienten/der Klientin als auch als Begleiter zu bemerken, wie automatisierte Muster aus der Vergangenheit im Organismus und in Gedanken auftauchen und die Hinbewegung erschweren. Außerdem geht es darum, durch Aufmerksamkeitsverlagerung sich aus Vergangenem zu lösen und bewusst im Hier und Jetzt präsent zu werden.
2) Austausch in der Dreiergruppe – in der Reihenfolge: A, C, B. Der Fokus liegt auf Beobachtung von Körpererfahrungen, Gefühlen und Gedanken, ohne zu analysieren oder zu deuten.
3) Wechsel der Rollen und noch zweimal Durchführung der Schritte 2–4, sodass jeder alle Positionen erkunden kann.

Auswertung

In der Nachbetrachtung kann der Ausbilder/die Ausbilderin je nach eigenem Background verschiedene Themen aufgreifen und vertiefen. Für mich ist jeder Hinbewegungsprozess Meditation. Entsprechend gehe ich auf die Ursachen von Verstrickung und Leid, sowie die »meditativen Heilmittel« ein.

- Gewohnheit von Aversion – Verlangen: Entwicklung von Gleichmut
- Veränderlichkeit – Erkenne, dass alles im Fluss, nichts beständig ist: Entwicklung von Anfängergeist, Loslassen
- Anhaftung an den Rollen des Kindes, des Partners, des Opfers etc.: Desidentifikation und Egolosigkeit
- Freiheit und Selbstverwirklichung entstehen im Hier und Jetzt: Entwicklung von Präsenz
- Fortschritt bzw. Entwicklung führt ins Unbekannte: Kultivieren von Vergessen bzw. Nichtwissen, Hingabe, Loslassen, Anfängergeist
- Hinbewegung ist Meditation, das Gehen von Moment zu Moment ist der Weg von der Angst in die Liebe.

Weitere Themen, die sich anbieten:

- die Sprache des Körpers in Bezug auf Bindungs- und Schocktraumata lernen/nutzen
- Übertragung und Gegenübertragungsdynamik zwischen A und B
- Sprache des Begleiters: einladend, unterstützend – nicht fordernd oder hypnotisierend
- Benennen von konkreten Erfahrungen (Bilder, Gedanken, Gefühle, Körperempfindungen) unterstützt Klarheit.

Kommentar

Viele Teilnehmer entdecken mit Erstaunen und Genugtuung die Fähigkeit, zwischen Identifikation/Verstrickung einerseits und Präsenz andererseits zu pendeln. Fordern Sie gelegentlich dazu auf, bewusst noch einmal einen Schritt zurückzugehen, bis A wieder gesammelt und klar ist. Erst dann wieder nach vorne gehen.

32 4-Phasen-Ankerintegration

vorgestellt von Miklós Szalachy	
Ziele • Verstärkung und Integration von Ressourcenzuständen bzw. Lösungsbildern auf mehreren Wahrnehmungsebenen	**Stichworte** • Lösungsbilder • Ankertechnik • Ressourcen • Integration
Material –	**Teilnehmerzahl** jeweils zu zweit
Vorbereitung/Raum Stühle für Teilnehmer; Übung für innen oder außen, ruhiges Umfeld empfohlen	**Dauer** 2–4 Min. pro Klient

Die explizite Wirkung dieser Übung wird vor allem am Ende eines Aufstellungsprozesses als kraftvolle Integrationshilfe für ressourcenvolle Zustände erfahren. Bei einem klaren Lösungsbild bietet sich dieses gleich für die 4-Phasen-Ankerintegration an.

Die Teilnehmer sind meist von der hohen und vor allem bleibenden Wirkung der 4-Phasen Ankerintegration überrascht. Diese Übung/Intervention wurde von mir aus dem im NLP bekannten Ankerprozess entwickelt. Sie ist einfach erlernbar und eine wirksame Unterstützung.

Beschreibung

Ein Teilnehmer stellt sich für die Rolle der Klientin zur Verfügung. Der zweite Teilnehmer nimmt die Rolle der Gastgeberin ein. Klientin und Gastgeberin setzen sich nebeneinander.

Die Klientin wählt einen positiven ressourcenvollen Zustand, d. h., sie denkt an ein angenehmes Erlebnis und versetzt sich mit allen Sinnen in diese Situation. Vielleicht ist es ein kraftvolles Bild aus einer Aufstellung, vielleicht ein Zielbild.

Anweisung

- Die Gastgeberin bittet die Klientin, die Augen zu schließen und sich in den ressourcenvollen Zustand einzufühlen. Die Klientin gibt ein Zeichen, wenn sie eingefühlt ist (= 1. Phase: Ankern durch Einfühlen).
- Nun ist die Klientin aufgerufen, dem Zustand eine visuelle Form zu geben. Sie gibt ein Zeichen, wenn sie eine visuelle Form gegeben hat (= 2. Phase: Ankern durch Visualisierung).

- Nun bittet die Gastgeberin, dass die Klientin diese visuelle Form durch eine physische Handbewegung mit beiden Händen an jene Körperstelle führt, wo sie berührt und gut aufgehoben ist. Sobald die Klientin die gewählte Körperstelle berührt (meistens Herz-Brustbereich), legt die Gastgeberin die eigene Hand auf die Hände der Klientin und verstärkt mit sanftem Druck den Ankerprozess (= 3. Phase: Ankern durch Berührung).
- Als letzte Phase bittet die Gastgeberin, dass die Klientin mit 2–3 tiefen Atemzügen das Gefühl des ressourcenvollen Zustandes jeweils verdoppelt. Dabei belässt die Gastgeberin die eigene Hand auf der von der Klientin, geht mit der Atembewegung mit und unterstützt nach jedem Ausatmen wiederholt durch sanftes Andrücken den Ankerprozess (4. Phase: Ankern durch Verdoppelung mittels Atmen + Berührung).

Bei der 4. Phase erweist es sich als weitere Unterstützung für die Klientin, wenn die Gastgeberin den Atemrhythmus und die Bewegungen der Klientin selbst auch mitmacht (spiegelt), bzw. auch verbal bei der Verdoppelung vor jedem Atemzug sagt: »Und verdopple es nochmals.«

Am Ende der Übung: Rollentausch

Auswertung

Die Gastgeberin kann während der Ankerintegration meist eine physiologische Veränderung des Gesichtsausdrucks bei der Klientin erkennen. Spätestens in Phase 4 wird der Gesichtsausdruck oft entspannter und fröhlicher. Trotzdem ist das Abfragen der Klientin nach der Ankerintegration sinnvoll und empfehlenswert (z. B. »Was hat sich verändert?«).

Kommentar

Empfehlung: Bitte in jedem Fall *vor* Anwendung der Übung/Intervention mit der Klientin abklären, ob es Einwände gegen Berührungen gibt, um eventuelle Missverständnisse zu vermeiden.

Bei unterbrochenen Aufstellungen ist zu empfehlen, dass vor der 4-Phasen-Ankerintegration die Klientin eine oder mehrere Ressourcen aus dem Aufstellungskontext erkennt und diese dann zu einer größeren Ressourcenquelle zusammenfassen kann.

33 Entschleunigung

vorgestellt von Klaus-Ingbert Wagner	
Ziele • phänomenologische Wahrnehmung und Achtsamkeit durch entschleunigte Bewegung schulen	**Stichworte** • phänomenologische Wahrnehmung • Absichtslosigkeit • Präsenz
Material kleine Utensilien wie Kerzen, Tassen, Topfpflanzen usw.	**Teilnehmerzahl** ab 1
Vorbereitung/Raum Übung für drinnen oder draußen, leerer Raum, Verteilung der Utensilien im Raum	**Dauer** 20–30 Min.

Beschreibung

Die Teilnehmer werden gebeten, sich in einer Reihe auf einer Raumseite mit dem Blick zur anderen Raumseite aufzustellen. Der Leiter verteilt vorher im Raum die Utensilien per Zufall im ganzen Raum. Die Auswahl der Utensilien ist völlig frei.

Anweisung

»Die Aufgabe ist es jetzt, auf die andere Raumseite zu gehen. Ihr habt dafür 20 Minuten Zeit. Das heißt, dass *alles* in Zeitlupe stattfindet. Jedes Kratzen am Arm, jeder Schritt und jede andere Bewegung hat diese verminderte Geschwindigkeit.

Die Übung findet im Schweigen statt. Auf eurem Weg zur anderen Raumseite seid ihr frei in eurem Tun. Ihr könnt euch die Dinge, die hier im Raum liegen, ansehen oder auch zu anderen Teilnehmern Kontakt aufnehmen. Wichtig ist nur, dass ihr im Schweigen und im Zeitlupentempo bleibt. Solltet ihr auf der anderen Raumseite ankommen, dann dreht einfach wieder um und geht ein zweites Mal durch den Raum. Nehmt bei der Übung alles wahr, was in euch und um euch passiert.«

Varianten

Man kann die Übung auch ohne die Utensilien und den Kontakt zu anderen Teilnehmern durchführen. Dann geht die Wahrnehmung nach innen, und der Teilnehmer hat sich selbst im Fokus. Bei sehr kleinen Räumen kann man eventuell auch eine zweite Raumdurchquerung vorgeben.

Auswertung

Nach der Übung ist eine Feedbackrunde angebracht. Meist gibt es ganz grob gesagt zwei Gruppen von Teilnehmern. Die eine Gruppe kann sich auf die Übung gut einlassen und äußert dann oft folgende Empfindungen:

- »Ich nehme alles mit allen Sinnen viel deutlicher wahr. Vor allem die Farben sind intensiver, und das Gehörte kommt irgendwie tiefer bei mir an.«
- »Ich bin ganz ruhig und still.
- Ich habe das Gefühl, in meiner Mitte angekommen zu sein.«

Die andere Gruppe hat oft Schwierigkeiten mit der Übung und äußert Folgendes:

- »Mich hat die Übung genervt, und ich war froh, dass sie endlich vorbei war. Ich wollte dauernd alles schneller machen.«
- »Ich war dauernd mit meinen Gedanken beschäftigt und habe alles Mögliche gedacht und alles um mich herum gar nicht so wahrgenommen.«
- »Erst konnte ich gar nichts mit der Übung anfangen und dachte mir nur: ›Oh Gott, 20 Minuten.‹ Aber zum Ende der Übung ging es dann besser und ich habe nicht dauernd an die lange Zeit gedacht und bin dann auch ruhiger geworden.«

Kommentar

Um die phänomenologische Wahrnehmung zu trainieren, ist es in der Regel am Anfang notwendig, die Wahrnehmungsgeschwindigkeit und die Reize stark zu reduzieren. Durch die Übung werden die Teilnehmer quasi gezwungen, in die »Tiefe« zu schauen.

Auch stellt für die meisten Teilnehmer das Erreichen der anderen Raumseite kein Ziel im herkömmlichen Sinne dar. Da es im Empfinden der Teilnehmer also kein Ziel gibt, wird ebenso die Absichtslosigkeit eingeübt.

Der Leiter sollte deutlich darauf hinweisen, dass diese Art der Wahrnehmung und inneren Haltung der Übung bedarf und es vor allem bei sehr zielorientierten Menschen Zeit braucht, diese Haltung einzuüben. Natürlich bieten die verschiedenen Widerstände, die sich aus der Übung ergeben können, gleichzeitig wieder Anknüpfungspunkte für das weitere Arbeiten mit den Teilnehmern. Die Teilnehmer können die Übung jederzeit zu Hause üben.

Kapitel 4: Sprachliches

Einleitung

von Marion Lockert

Sprache und Sprachführung der Menschen, die andere hilfreich begleiten, haben für mich eine besondere Bedeutung. Wiewohl ich weiß, dass einige Kollegen und Kolleginnen auch mit einem sehr kurzen Gespräch oder sogar ganz ohne Vorinterview erfolgreich Aufstellungen durchführen, halte ich eine achtsam gesetzte, differenzierte Sprache für äußerst hilfreich, um den Klienten zu unterstützen, sein Anliegen zu klären, sein Ziel durch konkrete Fragen greifbarer zu machen, und auch selbst als Leitung zu wissen, was mein Auftrag ist. In diesem Kapitel gibt Sebastian Mauritz hier wertvolle Anregungen zur Zielklärung.

Fragen können also dazu dienen, sowohl einen Wunsch kognitiv zu erfassen als auch das Unbewusste in eine Lösungsorientierung zu lenken, also auch Emotionen spürbar zu machen und zu verankern. Techniken wie Metamodell-Fragen aus dem NLP, hypnotherapeutische Formulierungen zum Erfühlen des Zielzustands oder auch die Wunderfrage nach Steve de Shazer sind wunderbare Möglichkeiten dafür.

Mir lag außerdem am Herzen, insbesondere für Lernende Impulse für eine Art von Feedback zu geben, das das Aneignen und Festigen von Aufstellungskompetenzen leichter macht.

Eine präzise Sprache ist ebenso hilfreich, um Rollen zu benennen und wirksam Nuancen zu differenzieren, wie in einem Beitrag von Friedrich Assländer vorgestellt wird. Klaus-Ingbert Wagner gibt Impulse für eine beherzte sprachliche Führung im Interview. Und er zeigt, wie es besser gelingen kann, durch die Förderung von Intuition kraftvolle Lösungssätze für die Prozessarbeit zu finden.

Sprache zeigt sich hier also als kommunikatives Band, als Helfer und Lösungsträger.

34 Differenzierung

vorgestellt von Friedrich Assländer	
Ziele • Systemelemente präzisieren • Lösungen durch Unterscheidung	**Stichworte** • Differenzierung und Präzisierung von Systemelementen
Material evtl. Karten oder Figuren	**Teilnehmerzahl** 8–30
Vorbereitung/Raum Platz für Aufstellungen	**Dauer** 10–50 Min.

Beschreibung

Oft werden Elemente aufgestellt, die als Problem benannt wurden oder wichtig erscheinen. Wenn z. B. das Anliegen »der Streit ums Geld« ist, dann wird man jemanden für das Geld stellen. Gleiches gilt für viele andere Elemente wie Fähigkeiten, Sorgen, Kollegen usw. Wenn die Aufstellung diffus wird, sich keine Dynamik einstellt, kann eine Ursache darin liegen, dass etwas Wesentliches fehlt oder dass ein wichtiges Element selbst unklar ist. Wir können die Frage stellen: »Was genau ist gemeint?«

Wenn sich beispielsweise bereits die Eltern um das Geld gestritten haben, kann der Stellvertreter für das Geld in der Aufstellung umbenannt werden in »das Geld der Eltern«, und ein weiterer Stellvertreter wird für »das eigene Geld« gestellt. Man sieht an den Körperhaltungen der Stellvertreter, ob dieser Schritt richtig war, das aufgestellte System wird dann sofort lebendig.

Solche Differenzierungen können sehr vielfältig sein, mein Leben – das Leben, gelebte – ungelebte Fähigkeiten, Geld als Schulden – als Vermögen, loyale – neutrale – aufsässige Mitarbeiter.

Anweisung

Wir können die Intervention ankündigen mit »Ich möchte etwas ausprobieren«. Wir können es aber auch einfach tun. Der Aufstellungsleiter bittet jemanden, noch in die Aufstellung zu kommen, stellt ihn an einen Platz, der ihm richtig erscheint, und gibt ihm die neue präzisierte Rolle: »Du stehst für … (das Geld des Klienten).« Ebenso bekommt der bisherige Stellvertreter eine differenzierte Rolle, z. B.: »Du stehst für … (das Geld der Eltern).«

Varianten

Wir können jemanden als das neue Element auswählen, ihm den Rollenauftrag geben und ihn bitten, sich seinen Platz im System selbst zu suchen.

Auswertung

Wenn die Aufstellung in tiefe, klare Prozesse führt, der Klient innerlich bewegt ist, empfiehlt es sich, das nicht zu zerreden. Oft schicke ich dann den Klienten für eine Stunde spazieren mit dem Auftrag, nicht so viel zu denken, sondern zu beobachten, was in seinem Körper und in seiner Seele abläuft. Manchmal kann es sinnvoll sein zu fragen: »Was macht das mit Ihnen?« oder »Was können Sie damit anfangen?« Wir können auch die Gruppe fragen, was sie in dieser Aufstellung erkannt hat. Für den Klienten können die Beobachtungen der Teilnehmer noch wichtige Hinweise enthalten.

Kommentar

Wir brauchen für die Differenzierung ein bisschen Fingerspitzengefühl und Intuition. Manchmal müssen wir ausprobieren, eine Vermutung oder Hypothese testen. Wenn wir gar nicht weiterkommen, heißt die Notbremse: »Stelle mal das auf, was noch fehlt.« Gut ist es, wenn »das, was fehlt« im Laufe der Aufstellung eine konkrete Bedeutung bekommt, wie beispielsweise »Hilfe von außen«. Wir können dann weiter fragen, wer oder was das sein könnte.

35 Brabbeln

vorgestellt von Klaus-Ingbert Wagner	
Ziele • den freien, intuitiven Ausdruck bei den Lösungssätzen stärken	**Stichworte** • Lösungssätze • Absichtslosigkeit • Wahrnehmung
Material –	**Teilnehmerzahl** auch als Einzelübung geeignet
Vorbereitung/Raum Übung für drinnen oder draußen, leerer Raum, Platz für Bewegung	**Dauer** 15–20 Min.

Beschreibung

Die Teilnehmer stellen sich mit dem Leiter im Kreis im Raum auf. Der Leiter erklärt zuerst kurz, dass bei Systemaufstellungen mit den sogenannten Lösungssätzen gearbeitet wird. Diese Sätze werden den Klienten vorgeschlagen.

Dabei ist es wichtig, dass diese Sätze nicht stereotyp oder auswendig gelernt vorgeschlagen werden, sondern sie müssen quasi aus dem inneren Impuls des Leiters organisch »hervorwachsen«. Dazu ist es notwendig, dass die Verbindung zwischen dem Bauch[1] und der Kehle/Mund gut funktioniert und geöffnet wird. Wenn dieser Kanal funktioniert, können innere intuitive Impulse aus dem »Bauchgefühl« in rational begreifbarere Sprache umgesetzt werden.

Anweisung

1. Phase: Entspannung und Bewegung

»Massiere den Bauch erst gegen den Uhrzeigersinn und dann mit ihm. Klopfe dann mit den Händen vom Bauch ausgehend langsam nach oben, bis du unter dem Kehlkopf angekommen bist. Führe die Bewegung dann weiter, indem du mit den Händen über den Kehlkopf nach oben bis unter das Kinn streichst. (Bei Frauen kann, wenn gewünscht, die Brust ausgespart werden. Dann wird nur der Bereich zwischen den Brüsten mit den Fingerspitzen beklopft.)

1 Ich wähle das Wort *Bauch* hier als Synonym für alle Orte und Namen, die dafür stehen können wie Hara, unteres Tantiem, Solarplexus, Herz Chakra. Jeder Leiter kann die Übung seiner Tradition und seinem Empfinden entsprechend ausrichten. Da ich in der taoistischen Philosophie verwurzelt bin, verorte ich den Punkt um den Bauchnabel herum.

Hole jetzt tief Atem und atme die Luft in mehreren Atemstößen durch den Mund aus. Wiederhole das dreimal. Beim nächsten Atemzug lässt du beim stoßweißen Ausatmen einen Ton entstehen. Versuche ihn einfach entstehen zu lassen. Wenn das nicht gelingt, dann wähle den Vokal A oder spiele mit den verschiedenen Vokalen. Wiederhole die Übung mit drei Atemzügen. Massiere dann deinen Kiefer, auch den Bereich hinter den Ohren. Bewege dann deinen Kiefer.

Versuche alle möglichen Stellungen. Öffne den Mund ganz weit, bewege ihn nach rechts und links und lass ihn kreisen. Bewege weiter den Kiefer und beziehe dann die Zunge mit ein. Streck sie heraus, lass sie kreisen, von rechts nach links schnellen, und fahre deinen Mundinnenraum ab. Dann beziehe das ganze Gesicht mit ein, schneide Grimassen, bewege den Kiefer und lass die Zunge arbeiten.

Wichtig ist, dass sich alles unaufhörlich bewegt. Wenn du willst, kannst du zu den Bewegungen noch Töne ausstoßen. Versuche, diese Töne am besten von selbst entstehen zu lassen. Dann lass die Bewegungen wieder langsamer werden, bis dein Gesicht schließlich wieder zur Ruhe kommt. Nimm jetzt beide Hände und lege sie auf die Wangen. Lass den Mund leicht offenstehen und bewege beide Hände schnell auf und ab, sodass sich die Lippen öffnen und schließen. Mache einen Ton dabei. Normalerweise entsteht dann so etwas wie »baobaobaobao«. Dann bewege die Hände wechselseitig nach oben und unten. Jetzt müsste sich die Geschwindigkeit der Laute erhöhen. Zum Abschluss klopfst du mit den Händen ganz sacht Kiefer, Nacken und Hals ab und streifst ein paar Mal mit den Händen über diesen Bereich und schüttelst diese dann aus.«

2. Phase: Brabbeln

»Jetzt schließe die Augen und fühle deinen Atem im Bauch. Verfolge die natürliche Atmung ein paar Atemzüge lang, ohne sie zu verändern. Dann geh mit deiner Aufmerksamkeit langsam nach oben, bis du Stück für Stück schließlich bei deinem Mund angekommen bist.

Spüre noch einmal den Mund-, Kiefer- und Kehlkopfbereich. Behalte die Augen noch geschlossen und versuche, einen Ton von deinem Bauch nach oben aufsteigen zu lassen. Jeder Laut ist dabei erwünscht, egal, wie er klingt. Lass den Ton einfach zu. Sollte sich kein Ton von selbst bilden, dann versuch doch einfach, einen Ton zu machen. Es kann alles sein, ein Grunzen, Vokale, ein Schnarchen. Alles ist erlaubt.

Mach dann die Augen auf und fang langsam an, dich im Raum zu bewegen. Lass die Töne weiter entstehen. Schau, ob du mit den Tönen spielen willst. Egal, was kommt, drück es einfach aus. Vielleicht findest du dich und die anderen der Gruppe komisch. Dann lach doch zwischendurch darüber. Dann will sich eben das Lachen seine Bahnen durch deinen Mund erschließen. Vielleicht willst du dann weiter mit deinen Tönen spielen und es entsteht Brabbeln oder Fantasieworte. Lass das Brabbeln und die Fantasieworte weiter wachsen. Beweg dich dann auf einen anderen Teilnehmer zu und führe mit ihm ein ›Brabbelgespräch‹. Wichtig ist, dass ihr keine realen Wörter benutzt. Bleibt im Brabbeln. Nach 1–3 Minuten (wird vom Leiter vorgegeben) verabschiede dich von deinem Partner (natürlich brabbelnd) und such dir einen neuen Partner, um ein neues ›Brabbelgespräch‹ zu führen. Nach 1–3 Minuten (wird vom Leiter vorgegeben) suchst du dir wieder einen neuen Partner.«

3. Phase: reale Worte

»Geh wieder im Raum herum und spür die Verbindung von deinem Bauch zu deinem Mund. Nimm auch den Spaß wahr, den dir das Brabbeln gemacht hat. Spüre Bauch, Mund und Spaß. Mit dem gleichen Spaß lass nun reale Worte aus deinem Mund strömen. Die Worte sollen noch keinen Sinn ergeben, sondern es sollen sich sinnlose Sätze formulieren. Es können auch Brabbellaute dazwischen sein. Ganz so, wie es sich eben ergibt. Such dir jetzt wieder einen Partner und führe nun ein Gespräch mit diesen sinnlosen Sätzen. Nach 1–3 Minuten (wird vom Leiter vorgegeben) – verabschiede dich von deinem Partner (natürlich mit sinnlosen Worten) und such dir einen neuen Partner, um ein neues Gespräch dieser Art zu führen.«

4. Phase: reale Sätze

»Geh nun wieder im Raum herum und spür die Verbindung von Bauch, Mund und Spaß. Nun versuche, reale Sätze aus dir herauskommen zu lassen. Vielleicht sprichst du deine Gedanken, die du gerade hast, laut aus. Wichtig ist, dass du die Verbindung, die du die ganze Zeit gefühlt hast, beibehältst, und die Worte in dieser Weise aussprichst. Such dir jetzt wieder einen Partner und führe nun ein ›normales‹ Gespräch in dieser Weise. Unterhaltet euch über das, was gerade aus euch raus will, und lasst das Gespräch einfach fließen. Nach 3–5 Minuten (wird vom Leiter vorgegeben) verabschiede dich von deinem Partner und suche dir einen neuen Partner, um ein neues Gespräch dieser Art zu führen.«

Auswertung und Kommentar

Nach der Übung ist eine Feedbackrunde angebracht. Bei der Übung wird meist sehr viel gelacht, was auch erwünscht ist. Meist findet sich diese Freude und Ausgelassenheit auch in den Feedbacks wieder. Die Übung soll die Teilnehmer wieder zu ihrer ursprünglich kreativen und kindlichen Spielfreude führen, denn nach meiner Erfahrung steckt dort das intuitive Potenzial, das auch für die richtige Satzfindung bei den Lösungssätzen wichtig ist.

Das Erspüren der körperlichen Vorgänge bei der Satzfindung ist dabei ein wichtiger Weg. Eine weitere wichtige Funktion der Übung ist die Darstellung der eigenen Albernheit – und zwar so, dass es auch andere sehen. Da aber die ganze Gruppe in diesem »albernen« Prozess ist, werden die anerzogenen Grenzen, sich so zu zeigen, durch das viele Lachen der Gruppe hinweggespült.

Ein sehr geringer Teil der Teilnehmer (ca. 5 %) kann sich auf diese Übung schwer einlassen. Als Leiter sollte man hier klarmachen, dass die Übung freiwillig ist und die Teilnehmer nur das tun sollen, wonach ihnen ist, um sie nicht in weitere innere Zwänge zu treiben. Oft sind dann zumindest kleine Töne oder zumindest eine größere Entspanntheit möglich. Auch der Vorschlag an diese Teilnehmer, dass man dann einfach die anderen beobachten sollte, führt oft zumindest zu einem amüsierten Schmunzeln.

36 Der wohlgeformte Meta-Stein der Weisen

vorgestellt von Sebastian Mauritz	
Ziele • Überprüfung eines Zieles auf Wohlgeformtheit	**Stichworte** • Klärung des Anliegens/Ziele
Material Bodenmarkierung für die Metaposition	**Teilnehmerzahl** ab 1
Vorbereitung/Raum Stühle, Bodenanker oder Zettel, 1 Flipchart für die Prüfkriterien	**Dauer** pro Teilnehmer ca. 3–8 Min., Erklärung vorab ca. 3–10 Min.

Beschreibung

Die Worte und Formulierungen, die ein Ziel beschreiben, entscheiden mit darüber, ob das Gehirn die Worte, die dazugehörigen Bilder und Emotionen in konstruktiver und förderlicher Weise nutzt. Im NLP nennt man solch ein passend formuliertes Ziel daher »wohlgeformt«.

Die Wohlgeformtheitskriterien (s. u.) können am Flipchart visualisiert werden, damit die Teilnehmer diese selbst prüfen können. Im Einzelcoaching/in der Klärung des Anliegens empfiehlt es sich, diese mit dem Klienten durchzugehen.

Die Überprüfung der Wohlgeformtheit ist von einer sogenannten Metaposition aus, die als neutrale, dissoziierte Position beschrieben werden kann, besonders effektiv. Die Hirnforschung belegt, dass ein zusätzlich dissoziiert wahrgenommenes Ziel (man sieht sich selbst von außen) die Umsetzungswahrscheinlichkeit erhöht. Die Metaposition kann man während des ganzen Prozesses beibehalten oder bei Bedarf immer wieder einnehmen.

Das Tool eignet sich dafür, ein Ziel oder einen Zielzustand auf Wohlgeformtheit zu überprüfen.

Anmerkung

Einleitend ist es hilfreich, einige Information aus der Neurobiologie bezüglich einer Zielerreichung anzubieten. So ist es z. B. für eine nachhaltige Motivation günstig, sich Ziele zu wählen, die erreichbar sind. Mindestens 70–80 % unserer Ziele sollten es sein. Wichtig für Motivation und Nachhaltigkeit ist es, sich danach zu belohnen.

Anweisung

»Bitte wählen Sie einen Platz im Raum für die Position, von der aus Sie ein Ziel besonders gut und neutral prüfen können: die Metaposition.

Wählen Sie eine weitere Position im Raum für Ihr Ich, welches das Ziel bereits erreicht hat.

Für das Überprüfen und Ausformen des Ziels nehmen Sie die Metaposition ein. Visualisieren Sie Ihr Ich und nehmen Sie wahr, woran Sie erkennen, dass es das Ziel bereits erreicht hat. Wie sind Körperhaltung und Bewegung, wie klingt die Stimme, wie ist die Energie beschreibbar?

Wechseln Sie nun auf die Position des Ziel-Ichs. Erleben Sie, nun assoziiert, welche Empfindungen und Gefühle Sie in diesem Zielzustand haben. Wie ist Ihre Körperhaltung? Wo genau in Ihrem Körper und wie spüren Sie diese Zielqualität besonders? Welche neuen Gedanken haben Sie hier? **Beschreiben Sie nun in möglichst einem Satz, was Ihr Ich im Ziel erreicht hat.** Beginnen Sie mit ›Ich …‹

Nun verlassen Sie die Zielposition und gehen zurück auf Meta. Notieren Sie die Zielformulierung und überprüfen Sie die Formulierung auf ihre gehirngerechte Wohlgeformtheit. Folgende Fragen helfen dabei:«

Kriterien für wohlgeformte Ziele und die dazu passenden Fragen:

- »Ist das Ziel positiv formuliert, oder enthält es noch Negationen?
- Ist das Ziel direkt und sehr konkret beschreibbar und kurz formuliert?
- Ist es ohne einen Vergleich (kein: *besser*, leicht*er* etc.)?
- Ist es im Indikativ Präsens formuliert? Ohne ›möchte, will, werde‹ etc. (›Ich *spüre* meine Grenzen und *artikuliere* sie respektvoll.‹)
- Ist das Ziel selbst initiierbar? Betrifft es Sie selbst?
- Ist das Ziel realistisch?
- Ist das Ziel in kleine Schritte unterteilbar – was sind Ihre Babysteps?
- Hat der Weg zur Zielerreichung kurze Feedbackschleifen – und woran merken Sie, dass Sie auf dem richtigen Weg sind?
- Ist das Ziel in allen Sinneskanälen (Sehen, Hören, Fühlen) repräsentiert? (Hierfür wieder in die Zielposition gehen.)«

Erläuterungen

Positiv formuliert – keine Negationen

Stellen Sie sich das vor, was Sie erreichen möchten – nicht das, was Sie nicht erreichen wollen. Die Formulierung »Ich habe keine Angst vor Hunden« löst im Gehirn die gleiche Reaktion aus wie »Ich habe Angst«. Das Gehirn versteht *nicht* nicht. Besser: »Ich bin gelassen und entspannt in Gegenwart von Hunden.«

Detailliert und einfach

Ein Ziel soll einerseits sehr konkret sein: In welchem Kontext, mit wem genau, wann genau, was genau? Ist dem Klienten das Zielbild detailliert und völlig klar geworden, kann es »eingedampft« werden in einen Satz und wird damit einfach und überschaubar.

Kein Vergleich – konkret und im Indikativ

»Ich möchte mehr Sport machen.« Diese Formulierung ist zweifach ungünstig:

1) Hört das Gehirn diese Beschreibung, weiß es: Auch mit 12 statt 10 Minuten Laufen ist das Ziel erreicht. Das sagt es aber nicht, stattdessen überrascht es Sie mit einer Veränderung, die Sie so nicht wollten. Bei Komparativen ist es unklar, wie viel mehr beim unvollständigen Vergleich gemacht werden soll. Und was heißt »Sport«? Sehr unspezifisch! Formulieren Sie also absolut und sehr konkret, was genau Sie wollen.
2) *Möchten* tun Sie es ja jetzt schon. Das ist also kein Ziel, sondern eine Beschreibung des Istzustands. So wird z. B. aus »möchte mehr Sport« ein »Ich fahre 3-mal in der Woche mit dem Rad zur Arbeit und gehe 1-mal in der Woche 5 km laufen«.

Selbst initiierbar

Hier geht es darum, selbst starten zu können. Wenn man die eigene Zielerreichung von anderen abhängig macht, dann scheitert man vielleicht schon, bevor man begonnen hat. Wichtig ist auch die Frage, ob andere Personen eine maßgebliche Entscheidungsgewalt über mich oder mein Verhalten haben oder etwas kontrollieren, was die Zielerreichung beeinflusst? Wenn ja, dann muss das Ziel angepasst und verändert werden. Wenn nein, dann ist es selbst kontrollierbar, initiierbar, und Sie können starten.

Selbst betreffend

Das Ziel muss Sie selbst betreffen! Ein Ziel wie »Meine Frau soll netter zu mir sein« ist allenfalls ein frommer Wunsch. Was können Sie innerlich erreicht haben, damit der andere sein Verhalten ändert – oder es Ihnen gleichgültig ist?

Realistisch

Hierbei ist zu beachten, dass der Begriff »realistisch« relativ ist. Was für den einen realistisch ist, ist es für den anderen nicht! Die Fragen lauten:

- Kann *ich* es?
- Traue ich es mir zu?
- Schaffe ich den *Aufwand*, der notwendig wäre?
- Wann ist der Zeitpunkt der Zielerreichung?

Kurze Feedbackschleife

Wichtig beim Weg zum Erreichen eigener Ziele sind kurze Feedbackschleifen – das heißt: Wie häufig brauche ich Rückmeldungen und Zwischenergebnisse? Diese können von anderen, aber auch von mir selbst sein.

Babysteps

Bei der Zielerreichung helfen kleine Schritte. Die Frage ist, welcher erste Schritt (max. 20 Min.) heute, in den nächsten Tagen oder auch jetzt in Richtung des Zieles schon gemacht werden kann?

Sinnlichkeit

Das Ziel sollte in allen Sinneskanälen (Sehen, Hören, Fühlen) repräsentiert sein! Das heißt, die Fragen, wie das Zielbild aussieht, wie es sich anhört, was man sich selbst oder anderen sagt und wie man sich fühlt, ist wichtig.

Durchführung

Gehen Sie also mit dem Klienten zusammen alle Fragen und Kriterien durch. Achten Sie dabei auf Kongruenz des Gesagten und auf die Körpersprache und hinterfragen Sie gegebenenfalls. Am Ende sollte der immer wieder auf Stimmigkeit überprüfte Zielsatz beim Aussprechen eine dem Ziel entsprechende Physiologie (Zielphysiologie) auslösen.

37 Wunderfrage als Trance im Interview

vorgestellt von Marion Lockert	
Ziele • Blockaden umgehen • Lösungsorientierung schaffen • Zielbild und Zielgefühl bewusst machen • Zielzustand ankern	**Stichworte** • Interview • Lösungsorientierung • innere Bilder • Einzelarbeit
Material –	**Teilnehmerzahl** 1
Vorbereitung/Raum –	**Dauer** etwa 5 Min.

Beschreibung

Immer wieder kommt es vor, dass Klienten in ihren Verstrickungen und »Problemfilmen« so sehr gefangen sind, dass sie auf die Fragen »Was möchtest du denn für dich erreichen? Und woran merkst du, dass dieses Ziel sich erfüllt hat?« zunächst keine Antwort wissen.

Ein wunderbares Instrument, um Menschen leicht in einen ressourcenvollen Zustand zu versetzen, von dem aus es möglich ist, ihre Ziele zu erkennen und den Zielzustand zu ankern, ist es, die *Wunderfrage* zu stellen.

Konzept und Absicht der Wunderfrage ist es, den Klienten unter Umgehung möglicher Einwände in eine Zieltrance hineinzuversetzen. Da die Frage unter dem Motto: »Angenommen …« (eine *wunder*volle Milton Ericksonsche Doppeldeutigkeit) steht, tauchen mögliche Blockaden, die aus der inneren systemischen Ökologie resultieren, nicht auf. Diese wird ja auch mit der dann folgenden Aufstellung thematisiert. Der Zielzustand kann erlebt und durchfantasiert werden, und der Klient kann sich als ressourcenvoll erleben.

Steve de Shazer hat mit der Wunderfrage in den 1970er-Jahren ein fantastisches Instrument entwickelt, das ich hier, auf meine Art gesprochen, vorstellen möchte. Sachlich ist es ganz einfach, aber man kann doch ein paar Dinge beachten, um die Wirkung zu erhöhen und es »rund« zu machen. Ich nutze dabei einige hypnotherapeutische Kniffe *(in kursiv)*, die ich anschließend in ihrer Funktion erläutere. Hier also das Rezept:

Beschreibung

(Beginn in »normaler« Sprechstimme, dann immer mehr zu leichter Milton-Trance-Sprache übergehend. Die »…« kennzeichnen einige Sekunden Pause):

»Ich würde dir gerne mal eine Frage stellen, die vielleicht ein bisschen ungewöhnlich ist. Okay? Gut.

Mal angenommen, wir hätten heute also etwas gearbeitet … und das haben wir ja … und dann gehst du irgendwann nach Hause, … und ich weiß nicht, was du da noch tust, … irgendwann isst du wahrscheinlich Abendbrot oder machst noch irgendetwas, … und irgendwann … wirst du wahrscheinlich müde und gehst ins Bett … und früher oder später … drehst du dich vielleicht noch ein paar Mal um, jedenfalls irgendwann … schläfst du ein … und dann schläfst du … (längere Pause) … und irgendwann … mitten in der Nacht … *geschieht ein Wunder* … und das Wunder ist … dass alles … weswegen du hierher gekommen bist … *bewusst und unbewusst* … gelöst ist (ggf. Geste machen als visueller Anker: vielleicht eine Öffnungsbewegung der Hände) … und das wäre ja *wirklich ein Wunder* … (längere Pause) … und während die Welt bleibt, wie sie ist … geschieht das Wunder bei dir, und du … weil du ja schläfst … *du merkst das gar nicht* … denn du schläfst ja … *und das Wunder ist wirklich geschehen* … und du schläfst weiter … und schläfst … und dann hast du vielleicht noch einen schönen Traum … und irgendwann … wachst du auf … und schlägst die Augen auf … (kleine Pause, dann etwas schneller sprechen): Und woran würdest du dann merken, dass das Wunder wirklich geschehen ist? Was ist anders an deinem Fühlen oder Denken oder Handeln?«

Der Klient beginnt nun, mit einer meist eher kurzen Antwort aus der ausgelösten tieferen Trance ein wenig aufzutauchen. Jetzt ist es hilfreich, den Klienten in möglichst kleinschrittige und detaillierte Beschreibungen zu führen. Daher fragen Sie nach und mit »und was noch?« immer weiter und achten auf positive Formulierungen! Wann immer also vom Klienten eine Verneinungsformulierung kommt wie z. B. »Ich bin nicht mehr *unruhig*«, gleich fragen: »Und was ist dann stattdessen?« So sorgen Sie dafür, dass die richtigen Bilder im Kopf entstehen.

Durch wörtliches Wiederholen der Aussagen vertiefen Sie abermals die Lösungstrance. Vor allem ist es dienlich, das neue positive Gefühl herauszuarbeiten, auf emotionaler und auf körperlicher Ebene.

Dabei ist es wichtig, dass das Zielgefühl einen *Zustand* beschreibt. Hier ein Beispiel, wie man dann fortfahren kann: »Und diese Erleichterung (Erleichterung ist eher ein Prozess als ein Gefühl, also muss hier noch nachgefragt werden), wenn die da ist, was kann dann entstehen?« – »Dann fühle ich mich frei und leicht.« – »Aha, und diese Freiheit und Leichtigkeit, woran merkst du die physisch? Wo genau in deinem Körper und wie ist die für dich spürbar?« Hier weiter nachfragen und vielleicht den Klienten bitten, mit einer Körperberührung die Stelle(n) zu zeigen. Damit wird das Gefühl verstärkt und geankert.

Dieser Zielzustand ist Orientierung und Maßgabe für den dann folgenden Aufstellungsprozess.

Achtung:

1) Falls doch Einwände kommen, z. B., dass etwas ja doch nicht ginge oder der Klient in seinen Problemfilm zurückfällt, fragen: »Und wenn das Wunder *wirklich* und *umfassend* geschehen wäre? Es also nicht nur irgendein dahergelaufenes normales Wunder wäre, sondern ein richtiges Vollblutwunder?« Das ruft eigentlich immer ein Lächeln hervor (und macht damit den Separator der Problemtrance deutlich) und führt in die Lösungstrance zurück.
2) Falls der Klient beschreibt, wie die ihn umgebenden Menschen nun anders sind und »plötzlich Sommer« ist, beachten und vermitteln: Das Wunder geschieht nur beim Klienten, nicht bei anderen. »Die anderen sind, wie sie sind, die Welt ist, wie sie ist – aber wie kannst du auf sie reagieren, wenn bei DIR das *Wunder* geschehen ist?«

Als systemische Frage ist auch möglich: »Ist es ein heimliches Wunder oder merken es andere auch? Wer noch? Woran genau?« Wenn danach noch familiensystemische Informationen gesammelt werden, können Sie durch die Körperberührung immer wieder Bezug auf die erwünschte Lösung nehmen lassen.

Anmerkungen

Hier ein paar Erläuterungen zur Funktion bestimmter zentraler Formulierungen:

- Die Beschreibungen über den Verlauf des Abends sind absichtlich möglichst unkonkret und so gut wie inhaltsfrei gehalten, damit der Klient sie mit seinen eigenen inneren Bildern füllen kann.
- *Mal angenommen, wir hätten heute also etwas gearbeitet … und das haben wir ja …*: Dieser Einstieg erfüllt zwei Funktionen: Zum einen nimmt er Bezug auf tatsächlich vom Klienten Erlebtes (sowie auch die folgende Beschreibung des Abends und Einschlafens) und pacet ihn. Zum Zweiten wird damit unbewusst die geschehene und dann folgende Arbeit als lösungsfördernd verankert.
- *geschieht ein Wunder:* posthypnotische Suggestion
- *bewusst und unbewusst:* Lösung bezieht sich auf Ausgesprochenes und noch tiefer Liegendes.
- *wirklich ein Wunder:* wiederholte posthypnotische Suggestion
- *du merkst das gar nicht:* Suggestion: Auch wenn zunächst nicht viel spürbar sein sollte, die Lösung entfaltet sich in dir.
- *und das Wunder ist wirklich geschehen:* wiederholte posthypnotische Suggestion
- *und schlägst die Augen auf:* gibt dem Klienten die Chunkgröße der erwarteten Sortierung, also die Detailorientierung vor.
- Was ist *anders* an deinem *Fühlen oder Denken oder Handeln*?: Ich habe im Laufe der Zeit die Aspekte Fühlen, Denken oder Handeln zu der bloßen »anders«-Frage ergänzt, um dem Klienten zu helfen, sich die verschiedenen Möglichkeiten des Erlebens bewusst zu machen.

38 Zurückholen

vorgestellt von Klaus-Ingbert Wagner	
Ziele • den Klienten zu seinem eigentlichen Thema zurückführen	**Stichworte** • Gesprächsführung
Material –	**Teilnehmerzahl** ab 2
Vorbereitung/Raum Übung für drinnen, Raumbestuhlung	**Dauer** 20–30 Min.

Beschreibung

Voraussetzung für diese Übung ist, dass die Teilnehmer schon einen Grundstock an Gesprächsführung erlernt haben. Zu dem Zeitpunkt, an dem ich diese Übung einsetze, haben meine Teilnehmer mindestens schon Grundfertigkeiten im Spiegeln nach Rogers und dem Konkretisieren eines Problems erlernt. Diese Übung soll den Teilnehmern fokussiert beibringen, Klienten, die vom Thema abweichen, wieder zu ihrem eigentlichen Problem zurückzuführen. Um dies zu verdeutlichen, wird die Situation, wie sie sich in einem Gespräch ergibt, bewusst überspitzt.

Anweisung

Jeder Teilnehmer sucht sich einen Partner. Die Paare verteilen sich im Raum und setzen sich wie zu einem Klientengespräch zusammen. Man vereinbart, wer Therapeut und wer Klient ist. Beide Teilnehmer haben neben der eigentlichen Übung noch zusätzlich die Aufgabe, sich und ihre inneren Vorgänge zu beobachten.

Der Klient wählt sich nun ein Thema oder kleines Problem aus, um das es in dem Gespräch gehen soll. Bitte kein tief gehendes Problem wählen, sondern vielleicht ein Thema des täglichen Lebens. Dieses Thema teilt er dem Therapeuten zu Beginn des Gespräches mit.

Für die Dauer von 5–10 Minuten hat der Klient nun die Aufgabe, möglichst von seinem Thema abzuschweifen, und zwar hartnäckig. Hier kann er seine Fabulierlust so richtig ausleben. Jeder kennt wohl diese Menschen, die vom Hundertsten ins Tausendste kommen, aber eigentlich nichts erzählen. Diese Menschen können als Vorbild genommen oder sogar noch überspitzt werden. Der Klient wählt also alle möglichen und unmöglichen Themen zum Abschweifen, vom Wetter bis zum Auto des Nachbarn.

Der Therapeut hat nun die Aufgabe, den Klienten wieder zum Thema zurückzuführen. Hier ist es wichtig, dass auch der Therapeut hartnäckig ist, denn der Auftrag ist es ja, das eigentliche Thema zu fokussieren. Je nach Intensität der Abschweifung muss auch die Intensität des Zurückholens angepasst werden. Dies kann bis zum abrupten Unterbrechen des Klienten gehen.

Man sollte sich aber vor Augen halten, dass dies nur eine Übung ist, die eine Extremsituation des Klientengesprächs darstellt. Der Ausbildungsleiter geht von Kleingruppe zu Kleingruppe und unterstützt die Teilnehmer mit Hinweisen.

Nun werden die Rollen gewechselt. Nach weiteren fünf bis zehn Minuten endet diese Runde ebenfalls. Danach gibt es wiederum fünf bis zehn Minuten Zeit zum Austausch in der Zweiergruppe.

Auswertung und Kommentar

Bei der Feedbackrunde in der Gruppe können die Teilnehmer kurz ihre wichtigen Erfahrungen mitteilen, und es kann eine kurze Diskussion daraus entstehen.

Meist wird geäußert, dass die Klienten es als anstrengend empfunden haben, dieses Verhalten aufrechtzuerhalten. Somit ist die Übung auch eine gute Möglichkeit, wieder mehr Verständnis für Klienten mit dieser Verhaltensweise aufzubringen.

Ebenso bestärkt die Übung den Therapeuten darin, sich das Gespräch nicht aus den Händen nehmen zu lassen. Sie stärkt das Vertrauen darauf, dass der Therapeut auch einmal beherzter eingreifen darf, wenn es die Situation verlangt. Sinnvoll ist es dabei, sich in den Rahmenabsprachen zu Beginn des Gesprächs vom Klienten die Erlaubnis dafür zu holen.

39 Feedback – sensorisch genau

vorgestellt von Marion Lockert	
Ziele • neutrale Wahrnehmung schulen • konstruktive Rückmeldung geben und damit positive Lernerfahrung ermöglichen • Reflexionstraining	**Stichworte** • Feedback • Lernen • gehirngerecht
Material Papier und Stift	**Teilnehmerzahl** ab 2
Vorbereitung/Raum –	**Dauer** je nach Austauschbedarf etwa 5–15 Min.

Häufig habe ich es erlebt, dass Feedbackgeben darin bestand, dem Leitungslernenden Komplimente zu machen und ihm dann zu erzählen, was er auch noch alles hätte tun können. Es ist interessant, das gemeinsam zu überlegen – aber kein echtes Feedback, das lernen lässt!

In Ausbildungs- und Peergroupsettings hat sich eine spezielle Art, durch Feedback zu lernen, besonders bewährt. Deren Grundlage habe ich in meiner NLP-Ausbildung bei Wolfgang Lenk gelernt und mit den Jahren ausgebaut.

Beschreibung

Wesentlich ist beim neurobiologisch wirksamen, gehirngerechten Feedbackgeben dreierlei:

1) Feedback sollte eine bestimmte sprachliche Form haben, um lernen zu lassen.
2) Feedback sollte man nicht nur konstruktiv geben, sondern auch »sensorisch genau«.
3) Zum Etablieren einer sinnvollen Lernschleife ist eine spezielle Reihenfolge günstig.

Zu 1: Die Feedbackregeln – wie in vielen Kontexten geläufig

Für den Feedbackgeber:

- Sprich per »ich« und nicht per »man«!
- Sprich den, den du meinst, direkt an! (Sehr oft passiert es, dass ein Feedbackgeber die Gruppenleitung anschaut, während er das Feedback an den Teilneh-

mer gibt (»Sie hat …«). So wird in Gegenwart des Teilnehmers *über ihn* gesprochen, als wenn er gar nicht da wäre.)

- Sag, was du willst, und nicht, was du nicht willst – formuliere deine Lösungsvorschläge positiv/konstruktiv!
- Bette die Kritik in Lob ein!
- Beschreibe nicht in Kriterien wie »richtig/falsch« oder »gut/schlecht«, sondern in nicht hilfreich/hilfreich bzw. zielführend – und gib das Ziel auch an!
- Gib keine Vermutungen, warum vielleicht wer was gemacht haben könnte – kein Gedankenlesen!

Für den Feedbacknehmer:

- zunächst zuhören, Klappe halten und atmen!

Wer sich rechtfertigt, macht sich klein. Und es ist gelaufen, wie es gelaufen ist. Überlegungen, die bestimmte nicht zielführende Aktionen gezeitigt haben, können später allgemein diskutiert werden.

- nachfragen, bis du genau verstanden hast, was der andere meint

Zu 2: Sensorisch genaues Feedback

Sensorisch genau bezeichnet im NLP ein neutrales, an beobachtbaren und hörbaren Kriterien orientiertes Feedback – so, wie ein Wissenschaftler im Labor ein Experiment beschreiben würde. Eine Bemerkung wie »Ich finde, das hast du total toll und einfühlsam gemacht« ist zwar eine Befindlichkeitsäußerung und ein Kompliment, aber kein Feedback. Es stärkt vielleicht das Selbstbewusstsein, lässt aber nicht inhaltlich lernen!

Sensorisch genaues Feedback bezieht das Ziel, das mit einer Intervention erreicht werden soll, mit ein. Denn nur an dem jeweiligen Ziel misst sich ja, ob eine Handlung passend und angemessen ist. So beginnt sensorisch genaues Feedback mit der

- neutralen Beschreibung dessen, was passiert ist. Danach wird das
- Ziel dieser Phase benannt und dann,
- ob das Verhalten des Leitungsübenden zielführend war oder nicht und woran genau erkennbar war, dass das Ziel (nicht) erreicht wurde.

Das gilt also für in diesem Sinne ge- *und* misslungene Interventionen!

- Nun folgen Vorschläge, welche Verhaltensweisen bessere Chancen auf Zielerreichung gehabt hätten.

Ein Beispiel aus einem Übungssetting der Auftragsklärung:

»Du hast an dieser Stelle den Klienten etwa 5 Minuten lang aus seiner Vergangenheit berichten lassen. Er schaute dabei sehr häufig die anderen Teilnehmer in der Runde an, und dich nur zwei Mal. Seine Schultern waren hochgezogen und seine Atmung flach, er hatte Tränen in den Augen. Es sah also so aus, als wenn er viel mehr in Kontakt mit der Gruppe war als mit dir als Leitung und in Erinnerungsgefühlen steckte, also nicht im Hier und Jetzt.« (Beschreibung beobachtbaren Verhaltens des Klienten plus Schlussfolgerung.)

»Du als Aufstellungsleiterin hast gewechselt zwischen ebenfalls die Gruppe ansehen und dem Blick auf den Boden. Du hast leicht vorneübergebeugt gesessen, dein linker Fuß wippte auf und ab.« (Beschreibung beobachtbaren Verhaltens der Leitung.)

Ziele in dieser Phase waren ja Aufbau von Rapport und Hinführung des Klienten in einen gesammelten Zustand. Der Rapport wäre z. B. erkennbar an einer körpersprachlichen Spiegelung von Klient und dir und einer eher aufrechten Haltung mit gegenseitigem Blickkontakt und Zuwendung der Oberkörper. Dafür ist es auch förderlich, wenn du ebenfalls in einem gesammelten Zustand bist.

Meine Vorschläge für diese Situation sind:

- Hole dir zunächst vom Klienten eine Unterbrechungserlaubnis und bitte ihn, während des Klärungsgesprächs so zu tun, als ob nur ihr beide im Raum wäret. So hättest du einen Rahmen geschaffen, der seine Konzentration auf dich gewährleistet.
- Stellst du gezielte Fragen, kann er dir genau die Informationen geben, die du wirklich brauchst. So kann er auch leichter die Präsenz halten.
- Eine stärkere Selbstwahrnehmung könnte dir gezeigt haben, dass du selbst in keinem ressourcenvollen und präsenten Zustand warst. Mein Vorschlag: Nimm dir zwischendurch Zeit, deine Körperhaltung und Atmung zu überprüfen. Denke an die erste Bürgerpflicht: Es darf und muss *dir selbst* gut gehen, damit du als Begleiterin voll zur Verfügung stehen kannst.

Zu 3: Reihenfolge und Feedbacksetting

In Ausbildungskontexten gibt es bei mir folgende Lernschleife:

1) **Der Übende gibt sich selbst Feedback.**
   Am besten ebenfalls sensorisch genau – *immer* zunächst mit allem, was zielführend war. Weil die meisten den Impuls haben, mit den »Fehlern« zu beginnen. Dadurch geht er in einen Problemzustand und ist weniger aufnahmefähig für (positives) Feedback. Hier bin ich streng und bestehe auf mindestens drei gelungene Interventionen oder Handlungen.

Danach folgt, was er wann beim nächsten Mal anders machen würde und warum. Das fördert die Selbstreflexion und die Versuchung, nur das »Schlechte« zu sehen. Das Eigenfeedback kann übrigens auch gut aus zwei bewusst eingenommenen Wahrnehmungspositionen geschehen: Assoziiert in der eigenen Rolle, und dissoziiert sich von außen sehend (Meta).

2) **Feedback des Klienten**
   Seine Rückmeldung muss nicht sensorisch genau sein, sondern ist eher ein Befindlichkeitsfeedback, natürlich ebenfalls mit Bestätigungen und Wünschen.
3) **2–3 Feedbacks von Gruppenmitgliedern** (Zu viel ist überfordernd. Der Übende darf auch »stopp« sagen, wenn er genug hat.)
4) **Feedback der Ausbildungsleitung**
5) **Ein Teilnehmer ist die rechte Hand des Übenden.** Er schreibt alles Feedback mit, auch das des Übenden zu sich selbst. So kann sich der Übende in Ruhe auf das Zuhören konzentrieren und gut nacharbeiten. Die Übergabe des Protokolls ist ein schönes kleines Abschlussritual der Runde.

Varianten

Zum Üben kann hier mit einem Bodenanker für ein »sauberes Meta« gearbeitet werden, auf das sich der jeweils Feedbackgebende stellt. Das ist besonders hilfreich für das Eigenfeedback!

Auswertung

Ebenfalls möglich ist eine Abschlussrunde, in der alle kurz beschreiben, was sie durch die jeweilige Aufstellungsarbeit gelernt haben. Ggf. können alle Aussagen auf einem Flipchart visualisiert werden.

40 Fokussierte Lösungssätze

vorgestellt von Klaus-Ingbert Wagner	
Ziele • Einüben von Lösungssätzen	**Stichworte** • Lösungssätze • Intervention • Übung
Material –	**Teilnehmerzahl** ab 3
Vorbereitung/Raum Übung für drinnen, leerer Raum	**Dauer** 60–120 Min.

Beschreibung

Die Lösungssätze werden ja normalerweise in wichtigen oder in konfliktbehafteten Phasen von Aufstellungen vorgeschlagen. Deshalb ist es wünschenswert, diese Phasen für die Teilnehmer fokussiert herzustellen, um für das Übungsfeld Konfliktphase nicht immer eine ganze Aufstellung machen zu müssen.

In dieser Übung werden diese Phasen deshalb mit vorgegebenen Situationen simuliert, die in Aufstellungen häufig vorkommen. Dabei ist es nicht zu vermeiden, dass die jeweiligen Systemkonflikte der Teilnehmer selbst in die Übung einfließen. Dies ist nicht unerwünscht, denn dadurch erhält die Übung eine realistische Komponente.

Aus der Erfahrung ist aber zu sagen, dass sich die Intensität dieser Einflüsse im Rahmen hält und die Übung dennoch eine Übung bleibt. Während der Übung ist es wichtig, dass die Teilnehmer (bis auf den Leiter) in der ganz normalen Stellvertreterrolle bleiben und sich entsprechend ihrer Impulse leiten lassen. Eine Vorbedingung für die Übung ist, dass das grundsätzliche Gestalten von Lösungssätzen zumindest theoretisch schon angesprochen wurde.

Anweisung

Die Teilnehmer finden sich in Dreiergruppen zusammen. Die Gruppen verteilen sich im Raum. Es gibt jetzt folgende Rollen:

- Elternteil (Vater oder Mutter, je nach Geschlecht)
- Kind (weiblich oder männlich, je nach Geschlecht)
- Aufstellungsleiter

Es wird vereinbart, wer welche Funktion ausführt. Die beiden Protagonisten (Elternteil/Kind) stellen sich gegenüber auf. Dann versucht der Stellvertreter des Elternteils, sich in einen »sich klein und hilflos fühlenden Elternteil« einzufühlen. Es geht hier nicht um ein Rollenspiel, sondern darum, sich dem Feld »hilfloser Elternteil« zu überlassen.

Genau an dieser Stelle kommen dann die Erfahrungen des Teilnehmers aus seinem System zum Tragen, und so fällt es normalerweise leicht, in eine wirkliche Stellvertreterrolle zu gehen.

Gleichzeitig fühlt sich das Gegenüber in die Rolle »großes und wütendes Kind« ein. Dann reagieren die Stellvertreter entsprechend ihren Rollen.

Der Leiter beginnt die Aufstellung, indem er die Befindlichkeiten der Protagonisten abfragt. Normalerweise tritt der Konflikt bei der Befragung schon deutlich zutage. Dann wird versucht, über die Lösungssätze zu arbeiten. Je nach Intensität der Übung können Bewegungen und Umgruppierungen notwendig sein, oder die Übung bleibt an der Stelle fixiert. So werden die Protagonisten in der Situation gehalten und es kann konzentriert mit Lösungssätzen und einem Gespräch zwischen den Stellvertretern gearbeitet werden. Hier wird jeder Ausbildungsleiter andere Schwerpunkte setzen.

Dann sollte langsam ein Lösungsprozess in Gang kommen. Der Ausbildungsleiter geht von Kleingruppe zu Kleingruppe und gibt Hinweise für den Teilnehmer in der Leitungsfunktion. Die Übung kann beendet werden, wenn eine Lösung zwischen den Stellvertretern hergestellt ist oder eine Situation gefunden wurde, die für beide Teile akzeptabel ist. Wie immer in der Aufstellungsarbeit – es gibt nicht für alles eine Lösung.

Die Übung selbst kann zwischen zehn und 30 Minuten dauern, je nach Intensität des Konflikts. Nach der Übung findet eine kleine Feedbackrunde statt, zu der auch der Ausbildungsleiter kurz dazustoßen kann, um eventuelle Fragen zu klären. Dann wird getauscht, und es wird ein anderer Leiter bestimmt. Es ist von Vorteil, wenn der Teilnehmer, der nun wieder eine Stellvertreterrolle übernimmt, die Seite wechselt und dann den gegenüberliegenden Part trägt. Die Gruppe kann entscheiden, ob sie wieder die gleiche Gefühlszusammensetzung wie bei der letzten Runde wählt oder eine neue Variante. Hier einige Vorschläge:

Elternteil	**Kind**
groß und mächtig	klein und hilflos
groß und arrogant	klein und bedürftig
wendet sich ab und will weg	folgt dem Elternteil nach
wendet sich ab und will weg	will den Elternteil hier halten
wohlwollend	wendet sich ab und will weg

Es sollten mindestens drei Runden gewählt werden, damit jeder Teilnehmer in die Leitungsfunktion kommt.

Varianten
Eine Möglichkeit besteht darin, dass nur einer Rolle die Gefühle vorgegeben werden und der andere Stellvertreter seinen Impulsen folgt. Dies bringt allerdings wieder mehr Systemanteile der Teilnehmer in die Übung.

Die Übung kann natürlich um Stellvertreter erweitert werden, so können z. B. beide Elternteile dazukommen. Das erhöht die Komplexität (Paardynamik), sodass dies von den Teilnehmern mehr verlangt. Die Zweierübung ist also gut für den Beginn, eine Erweiterung später dann möglich und erwünscht.

Natürlich kann man die Übung auch auf den Organisationsbereich (Chef/Mitarbeiter) ausweiten oder viele andere Konstellationen durchspielen. Der Kreativität sind hier keine Grenzen gesetzt.

Auswertung und Kommentar
In der Gruppenfeedbackrunde sprechen die Teilnehmer noch einmal kurz über die wichtigen Erfahrungen, und es kann eine kurze Diskussion daraus entstehen. Hier werden häufig wichtige Fragen gestellt, sodass die Runde oft länger dauert als bei kleineren Übungen. Diese Arbeit ist eine ausgezeichnete Vorbereitung für die erste vollständige Aufstellungsleitung in der Ausbildung und quasi die letzte Vorstufe.

Kapitel 5: Genogramm

Einleitung

von Thomas Heucke

Mit dem Genogramm Lebens- und Familiengeschichten vertieft verstehen

Das (nach Rainer Adamaszek mithilfe der Familienbiografik gedeutete) Genogramm stellt ein leicht handhabbares Werkzeug dar, das dazu dient, sich alle bei der Entstehung, Gestaltung und Weitergabe menschlichen Lebens bedeutsamen Beziehungen als Gegenüber bewusst vor Augen zu führen und dadurch vertieft zu verstehen.

Vor einer Familienaufstellung angewendet – wie ich es in meiner Praxis bevorzuge – betrachtet es die Biografie und ihre leiblichen Wurzeln in einer mehr vom Kognitiven ausgehenden Gesamtschau, gleichsam mit einem Weitwinkelobjektiv.

Die anschließende Aufstellung bringt dann das wesentlich Wirksame fokussiert ans Licht, ermöglicht, bei früheren Angehörigen und Ahnen oder in der eigenen Geschichte unterbrochene seelische Bewegungen zu erkennen und, verbunden mit emotionalem Erleben, zu vollenden, um auf diese Weise zu einer Heilung des inneren Familien- und Selbstbildes mit Stärkung von Selbstwertgefühl und Selbstvertrauen beizutragen.

Das Genogramm verortet das Individuum im System

Das Genogramm lässt erkennen, wie aus unzähligen Ahnen schließlich der einzelne Mensch, das Individuum, hervorgeht. Gleichermaßen lässt sich sagen, dass jeder Mensch einen Teil des großen Ganzen (manche nennen es »Gott«) bildet. Er erscheint für eine Weile in der Welt (daraus, dass er wurde, bezieht er seine Würde), um sich, näherhin sein Bewusstsein, zu entwickeln und zu wachsen, bevor er wieder »heimgeht«, wie das Sterben auch beschrieben wird (vgl. hierzu Heucke 2015).

Vor dem Hintergrund seiner Endlichkeit erwächst das jedem Menschen zutiefst innewohnende Streben nach Vollendung (manchmal hier ohne Aussicht auf Erfolg als Perfektionismus gesucht), die sich in Familien als von der Seele geforderte und geförderte Vollständigkeit und als das für alle gleiche Recht auf Zugehörigkeit wiederfindet.

Im Dienste der Vollständigkeit des Familiensystems bemühen sich Spätere meist unbewusst, verschwiegene oder in Vergessenheit geratene, schicksalsbedingte Lücken zu schließen, indem sie so tun, als handelten sie anstelle des Früheren.

Die Übernahme von Stellvertretungsaufgaben, wenn sie denn als Symptom auftaucht und in der therapeutischen Arbeit gelöst werden soll, geschieht nicht zufällig, sondern sie folgt stets einer Stellvertretungsordnung. Diese liefert Hinweise für die Fragen zur Dynamikhypothese, »Warum gerade hier?« – d. h. an dieser Stelle in der Geschwisterreihe bzw. im Familiensystem – ein Mensch betroffen ist und »Warum gerade jetzt?«, in diesem Lebensalter, das Thema »Warum gerade so?« auftaucht, um gleichsam einem im inneren Bild fehlenden Früheren zu Ehren auf diese Weise ein Denkmal zu setzen.

Diese von der Vorgehensweise beim Familienstellen zu unterscheidende Stellvertretung erstreckt sich über drei bis vier Generationen. Die vierte Generation kommt häufig beim gleichwohl schicksalsbedingten Tod einer Mutter im Kindbett, die im System wie Schuld des zeugenden Vaters wirken kann, und bei Kriegsfolgen zum Tragen. Stellvertretungsthemen können auch von früheren Angehörigen als »Stellvertretung der Stellvertretung« übernommen werden.

Häufige Übernahmen von Positionen

Stellvertretung geschieht, wenn möglich, meist geschlechtsspezifisch. Ein erster Sohn bzw. eine erste Tochter vergegenwärtigt beide Großväter bzw. Großmütter. Ein zweiter Sohn bzw. eine zweite Tochter vertritt den gleichgeschlechtlichen Elternteil gegenüber dem anderen, die entsprechenden Geschwister der Eltern und häufig Beziehungsthemen. Ein dritter Sohn bzw. eine dritte Tochter fühlt sich für den gleichgeschlechtlichen Elternteil in dessen Herkunft zuständig. Bei ihnen erscheint die Berücksichtigung der Generation der Urgroßeltern unumgänglich.

In Familien mit 3 Söhnen und 3 Töchtern können somit alle Stellvertretungsaufgaben »verteilt« werden. Ab dem 4. Sohn bzw. der 4. Tochter beginnt die Zählung wieder von vorn. Unabhängig vom Geschlecht werden im Genogramm benachbart stehende, fehlende Geschwister (auch Fehl- und Totgeburten sowie insbesondere

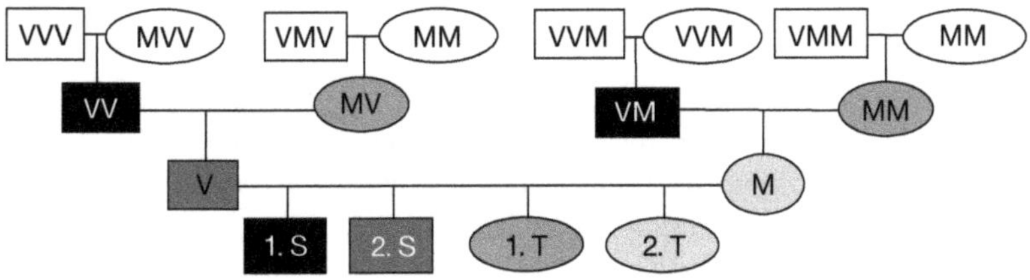

Abb. 1: Genogramm

abgetriebene Kinder) in Erinnerung gerufen. Dies wirkt am stärksten, wenn das eigene Leben einem solchem Schicksal, z. B. durch dichten Altersabstand, zu verdanken ist.

Vor dem genannten Hintergrund werden ebenso frühere Partner der Großeltern und der Eltern von Nachgeborenen repräsentiert. Diese Dynamik findet sich auch manchmal bei verlorenen Zwillingen als Überlebensschuld oder Gefühl, von den Eltern nicht »gesehen worden« zu sein. Unabhängig vom Geschlecht werden Familienangehörige vertreten, die im Jahr vor oder nach der Geburt des Betroffenen zu Schaden gekommen sind. Daraus kann, wie bei Einzelkindern, eine als äußerst spannungsreich empfundene, doppelgeschlechtliche Identifizierung mit männlichen und weiblichen Personen erwachsen.

Diese zeigt sich regelmäßig in gleichgeschlechtlichen Geschwisterreihen. Dort fühlt sich dann das zweite Kind für das andere Geschlecht verantwortlich, sodass etwa eine zweite Tochter einen Großvater oder ein zweiter Sohn eine (früh verstorbene) Großmutter vertreten und zur Verhütung einer Wiederholung schmerzlichen Schicksals eine gleichgeschlechtliche Partnerwahl treffen kann, die ausschließt, wie die Früheren Eltern- und Kinderschicksale erleiden zu müssen. Bei (frühem) Tod der Großväter vor der eigenen Geburt kann auch ein erstgeborenes Mädchen darunter (zu) leiden (bekommen), kein repräsentierender Sohn zu sein. Für einen Sohn gilt entsprechend das Umgekehrte.

Der Nutzen des Genogramms

Wird vor einer Aufstellung ein Genogramm erstellt, so ermöglicht dieser kognitive Zugang zum leidenden Menschen fast allen Betroffenen – also auch Menschen mit schwereren Beeinträchtigungen bzw. Einbußen der sog. Anpassungs- und Umstellungsfähigkeit z. B. bei körperlichen Erkrankungen –, ihren Stand innerhalb ihrer Familie kennenzulernen, ihre eigene Lebensentwicklung sowie verschiedene Dynamikhypothesen für ihr Symptom oder Anliegen kennen und verstehen zu lernen. Für manchen reicht dies schon aus, um Ressourcen zu aktivieren oder eine gute Lösung zu finden. Ansonsten empfiehlt es sich, eine Aufstellung anzuschließen. Dabei zeigt sich meist rasch, welcher Aspekt die größte Bedeutsamkeit aufweist. Die bei der Genogrammarbeit gewonnenen Ergebnisse kann man zusätzlich im Rahmen der Aufstellung emotional verankern und im Körper wahrnehmen, um eine gesunde Entwicklung zu fördern.

Literatur

Heucke, T. (2015): Der Mensch auf Erden zwischen Sein und Werden: Gemeinsamkeiten eines Menschenbildes hinter Aufstellungsarbeit und Salutogenese? in: C.-H. Mayer u. S. Hausner (Hrsg.): Salutogene Aufstellungen. Beiträge zur Gesundheitsförderung in der systemischen Arbeit. Göttingen (Vandenhoeck & Ruprecht), S. 218.

41 Genogrammerstellung: Leitfaden/Checkliste für die Recherche im Familiensystem

vorgestellt von Birgit Hickey	
Ziele • die Recherche des Patienten im Familiensystem vereinfachen und die Genogrammarbeit (Vorbereitung, Erstellung und Analyse) systematisieren	**Stichworte** • Genogramm • Stammbaum • Familiensystem • Familienbiografie
Material DIN-A4- oder DIN-A3-Blatt, ggf. Schablone eines Stammbaumes über 4 Generationen, Stifte in verschiedenen Farben	**Teilnehmerzahl** im Einzelsetting mit dem Patienten bzw. mit einem oder mehreren Angehörigen
Vorbereitung/Raum Tisch mit Stühlen, je nach Anzahl der anwesenden Personen.	**Dauer** Recherche: Stunden bis Tage Genogrammerstellung: ca. 1,5 bis 2 Std. für die Grundstruktur

Beschreibung

Der Patient/Klient bekommt im Vorfeld der Genogrammerstellung und familienbiografischen Analyse den »Leitfaden für die Recherche im Familiensystem« ausgehändigt oder zugeschickt.

Folgende Fragen kann er mithilfe dieser »Checkliste« klären:

- Wie viele **Geschwister/Halbgeschwister** haben Sie, Ihre Eltern, (Ur-)Großeltern, und in welcher Reihenfolge (inkl. Früh-/Verstorbenen, Fehlgeburten und Abtreibungen)?
- Wann haben Ihre Eltern/(Ur-)Großeltern geheiratet und wie alt waren sie da?
- Falls sie nicht geheiratet oder sich später getrennt haben – was war der Grund? *Wer* hat sich getrennt?
- Gab es **frühere wichtige Verbindungen**/große Lieben, Verlobte, Ehepartner bei den Eltern/(Ur-)Großeltern? Warum konnte/durfte es nicht weitergehen?
- Gibt es **ungleiche Voraussetzungen** bei den Partnern/Familien (Besitz/Vermögen, Ausbildung/Bildung, Religion, Nationalität etc.)? Ging jemand bankrott?

- Gibt es **vor- oder nichteheliche** Geburten?
- Wurde ein Kind früh an **Pflegeeltern** oder Verwandte weggegeben oder **adoptiert**?
- **Frühe Tode**:
  - Starb eine Frau der Familie während oder kurz nach der Geburt (z. B. **im Kindbett**), hat das Kind überlebt?
  - Sind Väter oder Mütter früh gestorben und waren deren Kinder zum Todeszeitpunkt jünger als ca. 18 Jahre alt?
  - Gibt es unter den Geschwistern früh Verstorbene (jünger als ca. 30–40 Jahre, inkl. Tot-/Fehlgeburten, Schwangerschaftsabbrüche)? Woran sind sie gestorben?
- Gab es **gewaltsame Tode** wie Mord, Selbstmord, im Krieg Gefallene/Vermisste?
- War jemand Teilnehmer im **Krieg,** wo und in welcher Funktion? War jemand in Gefangenschaft, wo und wie lange? Hatte jemand Kriegsverletzungen/Funktionseinschränkungen?
- Gibt es gehäuft Umzüge/**Heimatverluste**/Vertreibungen/Flucht/Auswanderung?
- Gibt es Familienmitglieder mit **anderen Nationalitäten**?
- Gibt es **ungewöhnliche Namensänderungen**?
- War jemand **Opfer, Täter** oder **Zeuge** eines **Verbrechens**? Gibt es **Gefängnis**aufenthalte?
- Hatte ein Geschwister/Vorfahre ein **besonderes Schicksal**?
- Gibt es **Ungerechtigkeiten,** z. B. bei der Verteilung eines Erbes?
- Gibt es sonst ein **tragisches Schicksal** in anderer Form (Unfälle, regionale/überregionale Naturkatastrophen etc.)?
- Gibt es etwas **Verschwiegenes** oder **Peinliches**, das auch mit Sexualität zu tun haben kann?
- Ist jemand aus der Familie **ausgeschlossen** worden (z. B. als Mutter eines »unehelichen« Kindes)?
- Gab es **Priester, Mönche, Nonnen**?
- Gibt es **Familiengeheimnisse**/Schwindel?
- Gibt es gehäuft **Krankheiten** (welche?)?
- Gab es (nichtverwandte) Personen/Familien, die für das **Überleben** eines Familienmitglieds/der Familie gesorgt haben?
- Lassen sich über die Generationen **Wiederholungen/Muster** erkennen?
- Gibt es andere **Besonderheiten** im Familiensystem?

Sowohl bei der Recherche im Familiensystem als auch bei der Genogrammerstellung und -Analyse wird auch besonders auf »nicht gelebtes Leben« geachtet, das häufig in späteren Generationen unbewusst und in Form von Symptomen »reinszeniert« wird:

Ungelebtes Leben kann sein:

- früher Tod
- Verlust von Eltern/Geschwistern/Kindern
- Krankheit/Funktionseinschränkung
- Trennung (frühere Partner), Scheidung
- Heimatverlust
- versäumte Gelegenheiten (Berufschancen)
- tabuisierte Themen, Familiengeheimnisse
- Traumata unterschiedlicher Genese?

Kommentar

Schon bei der Recherche im Familiensystem werden dem Patienten/Klienten Zusammenhänge bewusst, die ihm vorher nicht bekannt waren. Manchmal werden Kontakte intensiviert und unterbrochene wiederhergestellt, die (oft zeitgleiche und unbewusste) Wiederholung in Form des eigenen Schicksals erkannt und dieses relativiert.

Der durch die Gespräche mit Angehörigen verbundene Perspektivenwechsel trägt zu Verständnis und Frieden bei. Häufig hat schon die Beschäftigung des Patienten mit seiner Familiengeschichte im Vorfeld der weiteren systemischen Arbeit eine therapeutische Wirkung!

Der Leitfaden ermöglicht auch dem Therapeuten ein strukturiertes und – so weit wie möglich – vollständiges Vorgehen sowohl bei der Genogrammerstellung und -analyse als auch bei nachfolgenden Aufstellungen.

42 Familien- und Lebensgeschichten mit dem Genogramm

vorgestellt von Thomas Heucke	
Ziele • das eigene Genogramm kennenlernen • individueller Blick auf die eigene Geschichte • mit Geschichte in Einklang kommen • Selbsterfahrung	**Stichworte** • Genogramm • Selbsterfahrung
Material vorgefertigtes Genogramm als Kopie, Anleitung/ Legende für Genogramme, Bogen zur Datensammlung (sollte zu Hause vorbereitet sein), kariertes Papier, DIN-A4, quer, Schreibwerkzeug, Lineal professionell: z. B. Genogrammaker Millenium der Fa. Genoware	**Teilnehmerzahl** max. 10
Vorbereitung/Raum Sitzgelegenheit mit Schreibmöglichkeit	**Dauer** je nach Umfang 1 bis 1,5 Std. pro Person

Beschreibung

Mit der eigenen als Genogramm veranschaulichten Geschichte vertraut zu werden führt zu einem Zuwachs an Bewusstheit, lindert Leiden und lässt zuvor Ausgeblendetes zur Ressource werden. Die Kenntnis des Genogramms trägt auch dazu bei, das eigene Leben, z. B. die Partnerwahl und die Auswahl von Freunden oder Abneigungen bzw. Sympathien anderen gegenüber (etwa Patienten), besser zu verstehen.

Anweisung

Die Teilnehmer finden einen Interviewpartner und setzen sich in Zweiergruppen zusammen.

Die beigefügten Arbeitsmaterialien werden ausgedruckt verteilt und erklärt.

Zunächst berichtet ein Teilnehmer, der andere interviewt sein Gegenüber und schreibt das Genogramm. Als Legende hat sich eingebürgert:

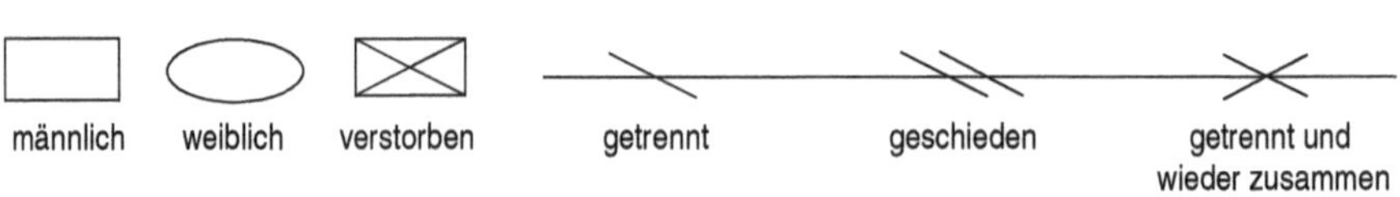

Eine Vorlage mit allen Symbolen und der Grundstruktur stelle ich kostenlos als Download zur Verfügung, siehe unten.

Hierbei werden nicht nur die in der Familiengeschichte vorkommenden Personen benannt, sondern auch Besonderheiten ihres Lebens wie

- besondere Krankheiten,
- frühe Tode oder
- schwere Schicksalsschläge.

Diese Informationen können die Teilnehmer z. B. als Legende unter dem Genogramm vermerken. Nach der vorgesehenen Zeit wird gewechselt.

Auswertung

Die Auswertung des einzelnen Genogramms kann exemplarisch im Plenum erfolgen oder auch in einem gesonderten Rahmen. Sie benötigt dann bei entsprechender Erfahrung ca. 30 bis 45 Minuten pro Bild.

Die Ergebnisse sollten dann für alle sichtbar sein – als Kopie oder Wandprojektion.

Eine Auswertung ist freilich auch im Rahmen einer Einzelsupervision möglich.

Varianten

Jeder arbeitet für sich, mit einem oder zwei Interviewern, die beide schreiben (bei ungerader Teilnehmerzahl)

Kommentar

Die Teilnehmer sind meist berührt, wie rasch sie mit sich, ihren Themen und den übrigen Teilnehmern in Kontakt kommen.

Zur professionellen Nutzung eines Genogramms über die Sammlung bio-psycho-sozialer Daten hinaus erscheint ein spezifischer Kursblock über 2 bis 3 Tage erforderlich.

Hinweise

zum Zeichnen:

http://s522796000.online.de/Genogramm.HinweisezumZeichnen.2015.pdf

Beispiel-Genogramm von Sarah:

http://s522796000.online.de/Sarah.230982.060616.Beispiel.ggm.pdf

Datenbogensatz zum freien Download einer Genogramm-Vorlage:
http://s522796000.online.de/Datenbogensatz.Teilnehmer.2015.docx

43 Genogrammerstellung: Symbolik, Vorgehen

vorgestellt von Birgit Hickey	
Ziele • Methodik der Genogrammerstellung vermitteln	**Stichworte** • Genogramm • Stammbaum • Herkunftssystem • Gegenwartssystem • Familienbiografie
Material DIN-A4- oder DIN-A3-Blatt, ggf. Schablone eines Stammbaumes über 4 Generationen, Stifte in verschiedenen Farben	**Teilnehmerzahl** im Einzelsetting mit dem Patienten bzw. mit einem oder mehreren Angehörigen
Vorbereitung/Raum Tisch mit Stühlen, je nach Anzahl der anwesenden Personen	**Dauer** ca. 1,5 bis 2 Std. für die Grundstruktur

Das Genogramm ist die Aufzeichnung der Familienstruktur (Lebensdaten, biologische, rechtliche und sonstige Beziehungen, besondere Schicksale) über meist vier Generationen.

Um festzulegen, auf welcher Ebene die Erstellung des Genogramms beginnt, wird im Vorfeld das Anliegen geklärt. Ausgehend vom Patienten werden entsprechend den Generationen, der Ordnung der Zeit, der Vollständigkeit und Zugehörigkeit die Eltern, Großeltern und – wenn möglich – die Urgroßeltern notiert und deren jeweilige Halb-/Stiefgeschwister – inkl. Frühgeborener/-gestorbener, Fehlgeburten/Schwangerschaftsabbrüche. Frühere Partner/Verlobte und Personen, die eine wichtige Rolle für das Überleben gespielt haben, gehören ebenfalls dazu. Insbesondere werden auch Einschnitte und »ungelebtes Leben« über die Generationen berücksichtigt.

Hilfreich für die Recherche im Familiensystem und die strukturierte Aufzeichnung der Daten sind die im »Leitfaden/Checkliste für die Recherche im Familiensystem« (BiHi) zusammengefassten Fragen.

Vorgehen

Für die grafische Darstellung haben sich z. B. die Symbole nach Mc Goldrick und Gerson etabliert, die über die Jahre von verschiedenen Autoren noch erweitert worden sind.

Genogrammschablone:

Genogrammsymbole:	
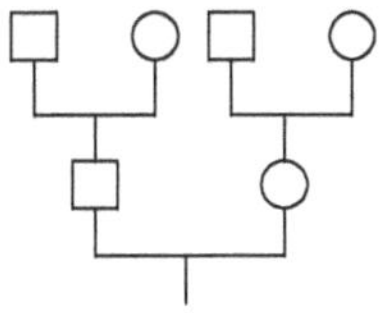	**Grundstruktur:** – Personen einer Generation werden auf einer Ebene notiert (Partner und Geschwister). – Horizontale Linien verbinden jeweils ein Paar. – Vertikale Linien kennzeichnen die Verbindung zur vorigen bzw. nächsten Generation (so sind Eltern auch Kinder ihrer Eltern etc.).
Personensymbole:	
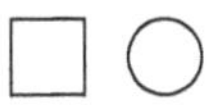	Kreis: weibliche Person Quadrat: männliche Person
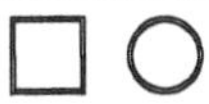	Doppellinie: Patient/Klient = Indexperson
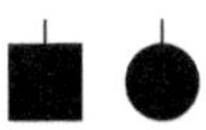	Schwangerschaft
	Diagonales Kreuz für Verstorbene, das Sterbealter in der Mitte
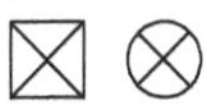	Frühgeburt/Totgeburt
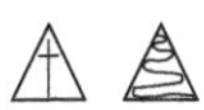	Fehlgeburt/Abtreibung
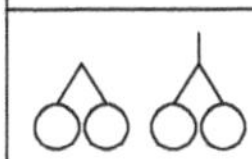	Zwillinge: zweieiig/eineiig
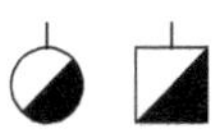	Halbschwester/Halbbruder
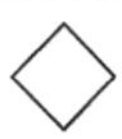	z. B. Raute als Symbol für ein (Haus-)Tier, da Tiere oft eine bedeutsame Rolle im Familiensystem übernehmen
Verwandtschaftsverhältnisse/Beziehungsstruktur	
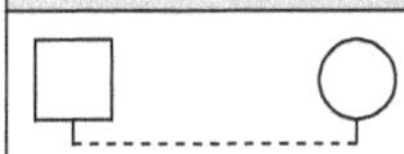	Paar (unverheiratet): gestrichelte Linie
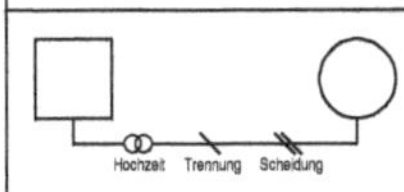	Paar (verheiratet): durchgehende Linie - verheiratet: 1 Doppelkreis - getrennt: 1 Schrägstrich - geschieden: 1 doppelter Schrägstrich
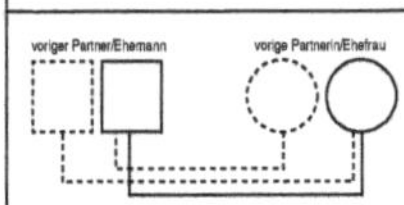	mehrfache Paarbeziehungen: - vorige/spätere (Ehe-)Partner, i. d. Reihenfolge der Zeit von links nach rechts

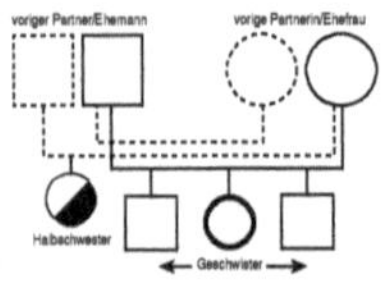	auch Geschwister/Halbgeschwister/Stiefgeschwister i. d. Reihenfolge der Zeit von links nach rechts
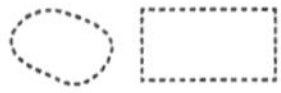	in einem Haushalt lebend/im Pflegeheim lebend
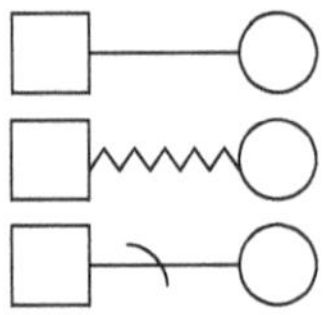	Beziehungsqualität – gutes Verhältnis: durchgezogene Linie – gespanntes oder negatives Verhältnis: Zickzacklinie (je schlechter das Verhältnis, desto dicker die Linie) – Kontaktabbruch: Bogenlinie (mit Notiz: seit wann und von wem)

Zusätzlich zur Aufzeichnung der Familiendaten etc. empfiehlt sich auch eine *Analyse* des Genogramms zur Aufdeckung und Lösung von evtl. übernommenen und symptomunterhaltenden Stellvertretungsaufgaben entsprechend den 3 familienbiografischen Fragen (nach Weizsäcker 2005, Adamaszek 2016):

> Warum hat der Patient/Klient *gerade* ***jetzt,*** in diesem Alter, das Problem?
> Warum *gerade* ***so,*** mit dieser Symptomatik?
> Warum *gerade* ***hier***, an diesem Platz im Familiensystem?

Die Genogrammerstellung und familienbiografische Analyse ist in meiner Praxis neben lösungsfokussierten und zielorientierten Gesprächen die Basis für die systemische Arbeit, insbesondere für nachfolgende, oft verdeckte Aufstellungen. Die Recherche im Familiensystem und die Genogrammarbeit gehen weit über die reine Datensammlung hinaus und haben u. a. folgende **Vorteile**:

- **strukturierte**, genaue und nachvollziehbare Arbeit
- schneller und vollständiger **Überblick** über das Familiensystem, auch bei komplizierteren Systemen wie z. B. Patchworkfamilien
- Thematisierung, Relativierung und (Ab-)Lösung von **traumatischen Ereignissen**, Beziehungsbrüchen und ungelebtem Leben
- Erarbeitung der von dem Patienten oft unbewusst und alterskorrelierend übernommenen Schicksalsbindungen und **Stellvertretungsaufgaben**
- **Einbeziehung** ausgeschlossener und verstorbener Personen
- Verdeutlichung sich wiederholender **Muster,** Krankheiten etc.
- **Perspektivenwechsel, Einordnung** der Ereignisse in einen größeren Rahmen und damit Erweiterung des Verständnisses
- hilfreiche **Informationsbasis** auch für verdeckte Aufstellungen in der Gruppe, **Schutz** des Patienten
- Übernahme von **Eigenverantwortlichkeit** und Initiative durch den Patienten
- Wirkung wie eine »**Aufstellung auf dem Papier**«

Im Einzelnen wird folgendermaßen vorgegangen:

Herkunftssystem

Ebene des Patienten:

1) Patient/Klient/Indexperson (Doppellinie beim Personensymbol), Namen in das Symbol schreiben
2) Geburtsdatum, Alter und Beruf neben dem Symbol notieren
3) Geschwister, auch Frühverstorbene, Fehlgeburten und Abgetriebene in der Reihenfolge der Zeit auflisten, d. h. links die älteren, rechts die jüngeren, inkl. der Geburts- und Sterbedaten und Namen (falls vorhanden)
4) Wichtige Einschnitte im Leben des Patienten notieren: z. B. Krankheiten, Operationen, Traumata, häufige Umzüge, einschneidende Verluste
5) Dann werden die Symbole für die Eltern-, Großeltern- und Urgroßelterngenerationen eingetragen inkl. Geburts- und Sterbetag, deren vollständigen Geschwisterreihen (frühe Tode, z. B. im Krieg Gefallene/Vermisste, junge Witwen, [kriegsbedingt] alleinerziehende Mütter etc.).
6) Die Ehepartner und früheren Partner der Eltern, Großeltern und Urgroßeltern werden ebenfalls mit einbezogen, auch wann die Paarbeziehungen begonnen haben, Verlobungen/Heirat, und wann sie warum und durch wen/was beendet wurden.
7) Gegebenenfalls weitere Personen aufnehmen, die für die Familienmitglieder bedeutend sind/waren wie »Muttersatz« – auch jemand, der das Leben oder Überleben ermöglicht oder die Existenz ruiniert hat
8) Auch Tiere bekommen gelegentlich einen Platz, da sie häufig wichtige Funktionen übernehmen.
9) Die Personen, die in einem Haushalt gelebt haben/leben, werden mit einer gestrichelten Linie umschlossen.
10) Man achtet und notiert auch sich wiederholende Muster, wiederkehrende Erkrankungen und Vorkommnisse.
11) Der Einsatz von Farben erleichtert den Überblick und die Lesbarkeit (z. B. rot für Frühverstorbene, gelb für Krankheiten über die Generationen, grün für ein geografisches Thema, z. B. Land, Wohnorte, Heimat).

Gegenwartssystem:

Hier werden Partner und frühere Partner des *Patienten/Klienten* mit einbezogen und notiert, wann die Paarbeziehungen begonnen haben, Verlobung, Heirat, und ggf., wann sie warum und durch wen/was beendet waren.

Darüber hinaus werden Kinder der Partner aus früheren Beziehungen, also Halbgeschwister der Kinder des Patienten/Klienten, notiert.

Die Kinder von (früheren) Partnern aus deren früheren Beziehungen, also Stiefkinder, werden ebenfalls mit einbezogen.

Auch Außenbeziehungen, nicht gelebte Lieben und unerfüllte Berufs- oder Kinderwünsche oder der Wunsch nach einem bestimmten Geschlecht sind wichtig: »Sie sollte eigentlich ein Junge, der Hoferbe, werden.«

Im Gegenwartssystem werden auch die Herkunftsfamilien der Partner über 4 Generationen aufgezeichnet – v. a., wenn es gemeinsame, auch ungeborene Kinder gibt.

Fazit:
Sind alle, die zum System gehören, präsent und einbezogen, wird ein Nachfolgender entlastet und frei, **sein** Leben zu leben.

Literatur

Adamaszek, R. (2016): Familien-Biographik. Therapeutische Entschlüsselung und Wandlung von Schicksalsbindungen. (epubli) 2016.

Weizsäcker, V. von (2005): Pathosophie. In: P. Achilles u. a. (Hrsg.): Gesammelte Schriften 10, Pathosophie. Berlin (Suhrkamp).

44 Erfühlen des Geno-/Organigramms

vorgestellt von Heike Gottschalk	
Ziele • Wahrnehmungsübung • sich in andere einfühlen	**Stichworte** • Wahrnehmung • Fokussierung
Material Flipchart	**Teilnehmerzahl** ab 1
Vorbereitung/Raum Übung für drinnen	**Dauer** je nach Teilnehmerzahl 5 bis ca. 20 Min. für den Austausch

Beschreibung

Ein Teilnehmer schildert einen Sachverhalt in einer Familie oder Arbeitsgruppe. Das entsprechende Genogramm oder Organigramm wird auf das Flipchart gezeichnet.

Anweisung

Bitte wählen Sie (dies können gleichzeitig alle Teilnehmer der Aus- oder Fortbildungsgruppe tun) einzelne Beteiligte der im Geno-/Organigramm dargestellten Personen und gehen Sie innerlich in die Stellvertretung.

Was nehmen Sie wahr? Was könnte bei dieser Person los sein? Wie könnte sie sich fühlen?

Varianten

Das eigene Genogramm aufzeichnen und mit dem Finger über die Symbole der einzelnen Familienmitglieder gehen und spüren, wie sich das anfühlt im Hinblick auf die eigene Beziehung zu dieser Person.

Auswertung

Eindrücke und Empfindungen werden ausgetauscht und je nach Zielsetzung der Übung ausgewertet.

Kommentar

Dies ist eine gute Übung für die eigene Empathiefähigkeit und für die eigene Toolbox als Leiter/in von Aufstellungen, da so das Wechseln von Stellvertretungen, ohne an den jeweiligen Ort zu gehen, geübt wird.

45 Vom Glück der vollständigen Geschwisterreihe

vorgestellt von Helga Mack-Hamprecht	
Ziele • Rekonstruktion der Geschwisterreihe • zur Stabilisierung der Position des Klienten	**Stichworte** • Strukturaufstellung • Genogramm
Material Holzelemente als Bodenanker für das Einzelsetting	**Teilnehmerzahl** 2–x
Vorbereitung/Raum –	**Dauer** 60 Min.

Beschreibung

Unser Leben strebt nach Gleichgewicht und Ausgleich, danach, ganz und heil zu sein an dem uns bestimmten Platz in der Familie. Dieses Gesetz wirkt in uns und in unserem Familiensystem. Alles Wissen darum ist in unserem Körper gespeichert.

Durch unsere Wahrnehmungsfähigkeit sind wir in der Lage, dieses »Wissen«, das unserem Bewusstsein oft nicht zugänglich ist, »abzurufen«. Geborene wie ungeborene Kinder, bewusst erlebt oder unbemerkt abgegangen, wie z. B. Zwillings- und Mehrlingsanlagen in der Embryonalzeit, »wirken« in ihrer Geschwisterreihe.

Ihre unbeachtete Existenz kann sich als Missbefinden, Störungen bis hin zu Erkrankungen manifestieren.

Wie kann man Fehlende aufspüren und die Familienstruktur damit rekonstruieren und »reparieren«?

Vorgehensweise

Im Gruppensetting:

1) Der Klient wird eingeladen, seine Geschwisterreihe chronologisch vor sich mit Blickrichtung zu ihm in einer Reihe aufzustellen.

Die Reihe beginnt mit dem ältesten Geschwister links.

Der Repräsentant des Klienten nimmt dessen Platz ein und fühlt, ob er auf dieser Position stabil und entspannt stehen kann. Es kann sich zeigen, dass der Stand labil ist – z. B. durch Schwanken, Kreiseln, eine asymmetrische Haltung des Körpers, kalte Hände, schwere Arme oder Schultern, Kurzatmigkeit.

Diese Befindlichkeiten sind leitend bei der Rekonstruktion, die nach dem Prinzip von »Trial and Error« geht.

2) Fühlt sich ein Arm lang oder eine Hand kalt oder schwer an, wird an dieser Körperseite ein Repräsentant dazugestellt und getestet, ob Körperkontakt durch Anlehnen an den Klienten Entspannung oder sogar Wohlgefühl bringt.

Entspannung tritt in der Regel dann ein, wenn es sich um etwas unmittelbar Fehlendes handelt, wie z. B. eine Zwillings-/Mehrlingsanlage. Möchte der Klient lieber etwas Abstand, deutet das eher auf eine begonnene (oft unbemerkte) Schwangerschaft an dieser Stelle in der Geschwisterreihe hin.

Beim Test der anderen Geschwisterpositionen wird gleichermaßen verfahren. Erst wenn »alle Fehlenden« präsent sind, stellt sich Stabilität und Wohlbefinden bei allen Repräsentanten ein.

Betrachten wir den Ablauf der Rekonstruktion in Hinblick auf die »Stellvertretungsordnung«, wird deutlich, dass wir unsere Position unsicher einnehmen, solange wir ein bekanntes oder unbekanntes Geschwister »vertreten«.

Eine Bestätigung der Veränderung zeigt sich in einer Reduzierung von Symptomen bis hin zu deren Verschwinden.

Manchmal tritt, wie eine nachfolgende Bewegung, ein »Zug nach hinten« auf. Ich deute dies als Anklopfen des nächsten anstehenden Themas aus den Ahnenreihen, denn ist die Dynamik innerhalb der Geschwisterreihe beruhigt, wird die Dynamik aus der Ahnenreihe deutlicher spürbar.

Varianten

In einer Variante nimmt der Klient alle Positionen selbst ein. Dadurch gewinnt er Selbstvertrauen in puncto Wahrnehmen und »erspürt« seine Geschwister ganz unmittelbar auf deren Position. Diese Aufstellungsform ist besonders gut für das Einzelsetting geeignet.

Auswertung/Kommentar

Für mich ist dieses Aufstellungsformat eine Basisintervention, da hier eine erste Quelle für Ressourcen durch den eigenen stabilen Platz geschaffen wird. Speziell in der Arbeit mit Kindern hat sich dieses Format bewährt. Viele »ADHS-Kandidaten« haben dadurch nachweislich zu mehr Ruhe und Gelassenheit gefunden.

Durch die modernen Fertilisationsverfahren sind am Anfang einer Schwangerschaft mehrere Embryonen angelegt. Bilden sich einige zurück, hinterlässt dieser Verlust oft »Spuren« für das verbleibende Kind. Die Symptomatik reicht von Hyperaktivität bis zu übermäßiger Passivität. Peter Bourquin und Carmen Cortes beschreiben in ihrem Buch *Der allein gebliebene Zwilling* diese Phänomene mit allen medizinischen und psychologischen Forschungsergebnissen und Aspekten.

Auch in früheren Generationen tauchen immer wieder unbekannte Geschwister auf, die den Schluss nahelegen, dass sie im Krieg gezeugt wurden. Erwiesen ist, dass die deutschen Soldaten allein in Frankreich 200.000 Kinder »zurückgelassen« haben …

Mögliche dramatische Ereignisse bei nachfolgenden Aufstellungen, die sich im Ahnenfeld zeigen, werden durch die stabilisierende Erfahrung bei dieser Aufstellungsform besser »verkraftet«.

Literatur

Bourquin, P. (2016): Der allein gebliebene Zwilling. Köln (Innenwelt).

46 Kreativer Umgang mit dem phänomenologischen Feld

vorgestellt von Konrad Pinegger	
Ziele • Übung des Einschwingens in das phänomenologische Feld	**Stichworte** • Präsenz • Wahrnehmung • Informationsquellen erschließen • Genogramm
Material Papier und Stifte	**Teilnehmerzahl** ab 2
Vorbereitung/Raum –	**Dauer** ca. 30 Min., mit Genogrammerstellung ca. 45 Min.

Beschreibung

Diese Übung bezieht sich auf die Potenziale, die im Feld der Ahnen liegen.

Wir gehen davon aus, dass all das scheinbar »Äußerliche« auch innerlich in uns vorhanden ist. So gibt es alle Schicksale und alles Ungelöste der Familiengeschichte in uns, aber eben auch das riesige Reservoir an Potenzialen von unseren Eltern, Onkeln und Tanten und allen Vorfahren. Je mehr wir mit der Familie und ihrer Geschichte im Einklang sind, umso mehr können diese Kräfte auch gelebt werden. Wenn wir jedoch innerlich gegen etwas ankämpfen, können auch die Potenziale nicht angenommen werden. So können einige Fähigkeiten unseres großen Schatzes gut gelebt werden, während andere noch brachliegen.

Anweisung

Teilnehmer 1 sucht sich einen (möglichst unbekannten) Partner (Teilnehmer 2) für eine Partnerübung. Teilnehmer 1 interviewt den anderen über die Familiengeschichte – also über alle Personen, die es gegeben hat, alle Schicksale und Besonderheiten auch über Familiengeheimnisse, sowie über »Verdecktes«.

Der Interviewer malt für den Interviewten in gewohnter Weise ein Genogramm. Dann wird gewechselt, sodass am Ende jeder das Genogramm des anderen in den Händen hält.

Jeder der beiden Partner schwingt sich jetzt in das phänomenologische Feld ein, am besten mittels eines imaginativen Rituals, zum Beispiel:

»Gehe wie in der Meditation in die ›leere Mitte‹. Stecke ein Verbindungskabel zwischen dir und dem ›Feld‹ ein, um in Verbindung gehen zu können. Zusätzlich oder innerlich kannst du mit der ›Versöhnung‹ in Kontakt gehen, welche in diesem Familiensystem noch aussteht.«

Die Wege, wie durch imaginative Verfahren immer auch ein Kontakt hergestellt werden kann, sind ausgesprochen vielfältig und bleiben über meine Vorschläge hinaus der Kreativität des Übungsleiters vorbehalten.

Nun, da jeder sich seinen Impulsen ausgesetzt und sich an den Informationsfluss angeschlossen hat, malt er mit Buntstiften farbige Flächen, Formen, Symbole, Gegenständliches oder Nichtgegenständliches – je nach den auftauchenden Impulsen – in das Genogramm des anderen hinein.

Man könnte dazu auch Vorgaben geben wie: »Erspüre Themen, die nicht gelöst sind im Genogramm« oder auch »Orte der Kraft, wo Potenziale gelebt wurden«, die evtl. auch in der Person vorhanden sind, zu der das Genogramm gehört. Solche, die schon gelebt werden oder noch darauf warten, ins Leben fließen zu dürfen.

Was immer die Flächen und Symbole auch bedeuten mögen, nun spürt sich Teilnehmer 1 in die auf dem Genogramm angebrachten Farben und Formen ein und teilt Teilnehmer 2 mit, was er aufnimmt.

Teilnehmer 1 geht dabei mit Teilnehmer 2 etwa in folgenden Dialog: »Ich spüre hier in diesem Bereich im Genogramm bei den Eltern mütterlicherseits eine gewisse Spannung, die mir sagt, dass es hier etwas nicht Gesehenes gibt, das in irgendeiner Weise bis in die jetzige Generation weiterwirkt. Und zwar im Bereich des beruflichen Erfolgs, kann da was dran sein? … Weißt du etwas darüber? … Was fällt dir dazu ein? …« , sodass in diesem Dialog durch Einspüren einesteils und Austausch andererseits tiefer gegangen werden kann.

Durch jede Information von Teilnehmer 2 kann Teilnehmer 1 neue Impulse abrufen und mitteilen. Auf diese Weise können sehr tiefe Punkte eruiert werden, und es wäre möglich, aus so einer Übung heraus in eine Aufstellung zu gehen. Wenn keine Impulse mehr kommen, wird getauscht.

Hier ein Beispiel eines »bemalten« Genogramms.

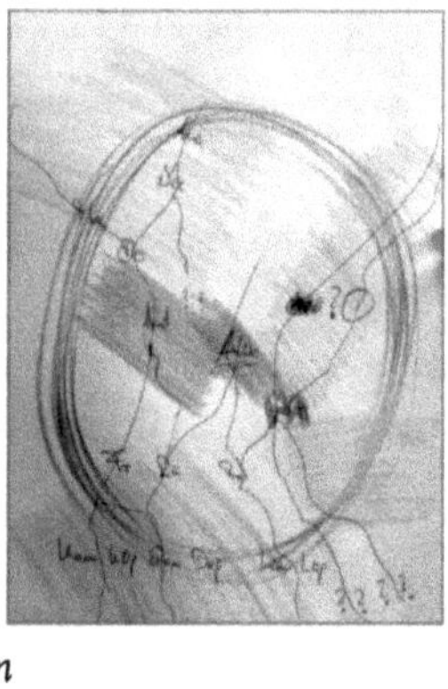

Abb. 2: Bemaltes Genogramm

Varianten

Ein Teilnehmer 1 (oder ein Live-Klient) sitzt neben dem Übungsleiter. Alle anderen Teilnehmer stimmen sich auf Teilnehmer 1 und sein Familiensystem ein. Sie schauen innerlich darauf, ob sich einer der Eltern oder Ahnen »meldet«, bei dem es etwas Ungelöstes oder Ungesehenes gibt, oder eine Botschaft für den Teilnehmer hat.

Eine Vorgabe könnte auch sein, das »wirkliche Thema« des Teilnehmers 1 zu erfassen, sowie Wege der Lösung dazu. Es wäre dabei, falls keine konkreten Eindrücke kommen, auch möglich, wieder Symbole zu bestimmten Personen, die sich in der Innenschau melden, dazu kommen zu lassen.

In einer anschließenden Runde können Bilder, Symbole und Botschaften mit Teilnehmer 1 geklärt werden, der dadurch »auf eine Spur« kommt, was im System noch fehlen könnte und in seinem Herzen noch keinen Platz gefunden hat.

Auswertung

In einer Runde sollen die Erfahrungen wiedergegeben werden, wie es war, sich einzustimmen und Eindrücke zu bekommen. Ebenso, ob die Eindrücke für den Teilnehmer 2 stimmig waren und er damit wirklich auf eine »innere Spur« gekommen ist. Oder ob durch inneren Stress das Einstimmen aufs »Feld« verschlossen blieb.

Man könnte noch einmal klarmachen, wie wichtig es ist, immer wieder seine »leere Mitte« zu finden, um Impulse aufnehmen zu können. Des Weiteren dient die Übung dazu, die Sicherheit darüber zu vermitteln, dass bei Anschluss ans Feld Impulse kommen und es Übung braucht, ihnen zu vertrauen. Generell vermittelt die Übung die Erfahrung, dass ich nicht nur als Aufstellungsleiter oder als Repräsentant mit dem »Feld« in Verbindung sein kann, sondern auch als Partner einer Paarübung.

Kommentar

Die Teilnehmer sind meist beeindruckt von dem Strom an Bildern und Botschaften, welche sie abrufen können. Damit wird ein Bewusstsein darüber vermittelt, dass es immer einen Zugang zum »wissenden Feld« gibt.

47 DO*Modell® – Dynamische Ortung von Störungen

<table>
<tr><th colspan="2">von Helga Mack-Hamprecht</th></tr>
<tr><td>Ziele
• den Ursachenort von Störungen im Familiensystem aufspüren und Verstrickungen entkoppeln
• Bodenanker des genografischen Rasters im Raum platzieren und die Zeitfelder definieren</td><td>Stichworte
• Genogrammarbeit
• Familienaufstellung</td></tr>
<tr><td>Material
Rastermarker als Bodenanker symbolisieren die Paarachsen in den jeweiligen Generationen, 3-dimensional</td><td>Teilnehmerzahl
2–x</td></tr>
<tr><td>Vorbereitung/Raum
Platz für genografisches Raster</td><td>Dauer
je nach Thema/Anliegen 10–30 Min.</td></tr>
</table>

Durch die genografische Struktur des Rasters wird deutlich, in welchem **Familienzweig** und welcher Generation »der Ursachenort« liegt. Dadurch lassen sich Familienereignisse vor dem Hintergrund der »Weltgeschichte« besser einordnen, verstehen und verkraften.

Klient: Klient, ist im Text gleichbedeutend für männlich oder weiblich
Anliegen: Thema, Anliegen
Therapeut: Moderator, Therapeut bzw. Begleiter

Beschreibung

- **Klärung** des Anliegens, z. B. Erkrankungen, Traumata, übernommene Gefühle, Familiengeheimnisse u. a. Belastungen
- **Bodenanker** des genografischen Rasters im Raum platzieren
- **Erläutern** der »Zeitfelder«:
  Klient und sein Thema stehen in der Gegenwart, das genografische Raster ist das Ordnungsschema der Familiengeschichte. Es ist offensichtlich in unserem Unterbewusstsein abgebildet und das Feld der Ahnen in der Vergangenheit.

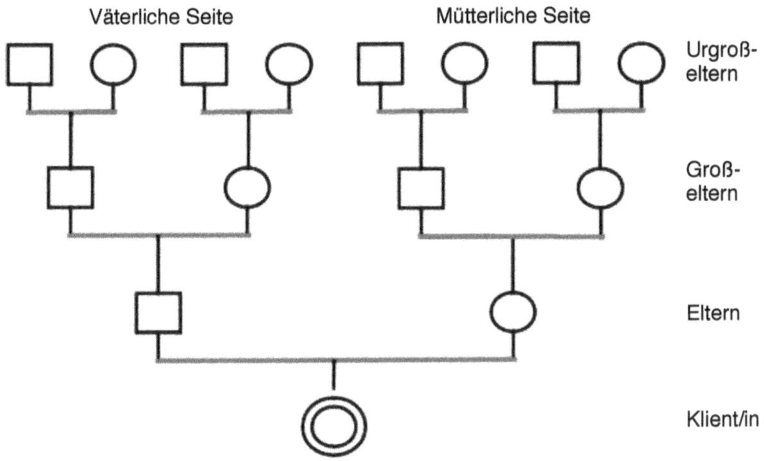

Abb. 3: Genogrammschema

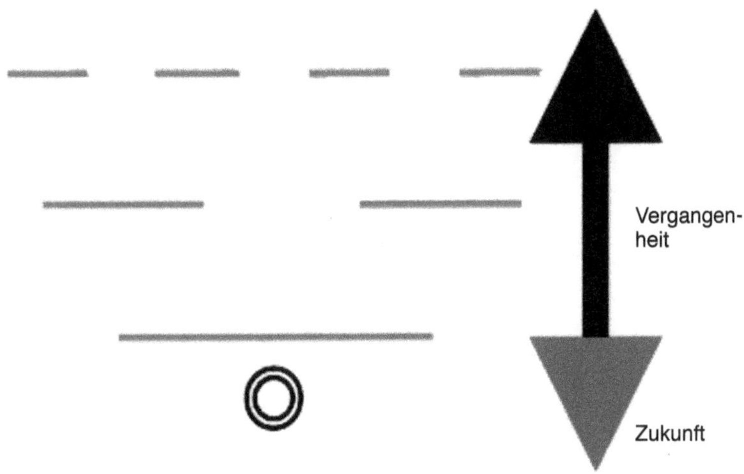

Abb. 4: Raster und Zeitachse

1) Im **Gegenwartsfeld** stellt der Klient je einen Repräsentanten für sich und sein Thema auf. Das können sowohl Personen wie Raumelemente im Einzelsetting sein.

Dann wird sichtbar, wie beide zueinander stehen und welche Gefühle auftreten.

2) Der Moderator bittet die Aufgestellten nun, zueinander in Kontakt zu treten. Ist das möglich, zeigt sich häufig, dass eine Krankheit oder anderes **Anliegen**, dem **Klienten** wohlwollend gesinnt ist und sich eher als »Mahner« statt Aggressor versteht (1. Resource !).

3) Die **Repräsentanten** des **Klienten** und des **Anliegens** werden nun eingeladen, in das **Vergangenheits-/Ahnenfeld** zu blicken. Oft zeigen sich dann körperliche Reaktionen – wie Temperaturveränderungen, plötzliche Schwindelgefühle, Bewegungsimpulse und Blickfixierungen.

Der Therapeut bittet die Repräsentanten, den Bewegungsimpulsen zu folgen. Wie ein »Navi« führt das Körperwissen meist an eine bestimmte Stelle im Ahnenfeld.

4) Ist die Stelle im »Ahnenfeld« gefunden, an der ein **»Schicksalsbruch«** war, kann hier nun die Prozessarbeit erfolgen: Durch das Raster wird deutlich, in welchem Familienzweig und welcher Generation »der Ursprungsort« der Störung liegt.

Wie bei einer Endoskopie kann dort nun »minimalinvasiv« an der Ursache gearbeitet werden. Durch Klären der Ordnung, Integrieren von bisher Unbekannten und Unbekanntem, Entkoppeln von Verstrickungen und der Rückgabe von übernommenen Belastungen wird der Lösungsprozess eingeleitet.

Damit wird der Weg eröffnet, auch die positiven und kraftspendenden Potenziale wahr- und anzunehmen.

5) Blickt der Klient nun von der Ausgangsstellung im **Gegenwartsfeld** auf das, was sich verändert hat, kann er dies körperlich verifizieren.
6) Am Ende der Aufstellung dreht sich der Klient um 180° um, lässt das, was ihn belastet hat, nun buchstäblich hinter sich, um befreit in die **Zukunft** zu gehen.

Varianten

Das DO*Modell® eignet sich für Gruppen und im Einzelsetting.

Auswertung

Die präzise Ortung erleichtert es dem Klienten, weiter zu recherchieren, wenn der Wunsch dazu aufkommt.

DO*M ist gut lehr- und lernbar, da es einer klaren Grammatik folgt und auf gesicherten Daten und Fakten basiert. Selbst bestgehütete Familiengeheimnisse wie z. B. »Inzestkinder« aus zwei Generationen werden durch die Position im Raster sichtbar.

Kommentar

Nach jahrelangem Aufstellen mit DO*M überzeugt mich immer wieder, wie **nachprüfbar, ursachen-, lösungs- und potenzialorientiert** sich die Methode erweist.

An dieser Stelle konnte die strukturierte Vorgehensweise nur verkürzt beschrieben werden.

Kapitel 6: Einzelaufstellungen

Einleitung

von Heike Gottschalk

Die vertraute Form der Aufstellung ist die in einer größeren Gruppe. Hier werden Termine für Gruppenarbeit häufig lange vorab geplant und ausgeschrieben, und eventuell gibt es sogar Wartelisten. Durch den weiten zeitlichen Rahmen, oft ein Wochenende, haben alle Teilnehmenden über die eigene Aufstellung hinaus Gelegenheit, sich gegenseitig als Stellvertreter zur Verfügung zu stehen - und sammeln dadurch viele besondere Erfahrungen. Auch als Beobachter berühren die Aufstellungen anderer oft eigene Themen und liefern möglicherweise Hinweise für eigene Fragestellungen. Diese zusätzlichen Erfahrungen bieten also Aufstellungen in Einzelarbeit nicht. Ebenso wenig ist ein »Sharing« möglich, d. h. das Erleben, dass andere auch in schwierigen Situationen leben und wie sie damit umgehen. Auf den ersten Blick erscheint also eine Einzelaufstellung fast wie ein Widerspruch in sich.

Nicht immer jedoch hat man eine ganze Gruppe zur Verfügung. Und sowohl im privaten therapeutischen als auch im Unternehmenskontext (Coaching oder Organisationsberatung) wird vielfach mit Einzelpersonen gearbeitet.

Was ist also das Besondere an der Einzelarbeit im Vergleich zu einer Aufstellung in der Gruppe? Ist das mehr oder weniger? Oder einfach nur anders? Einerseits bekommen Personen im Einzelsetting eine ganz individuelle Begleitung. Darüber hinaus ist je nach Ausbildung und Kompetenz des Therapeuten/Beraters/Coachs eine hohe Flexibilität in den gewählten Methoden möglich. Das heißt, es können anliegenspezifisch Elemente der Aufstellungsarbeit mit anderen Therapie- bzw. Beratungsangeboten gemischt oder gewechselt werden. So wurde in den letzten Jahren eine enorme Vielfalt verschiedener Formate entwickelt oder an andere Methoden (wie z. B. NLP) angelehnt, die gut mit nur einem Gegenüber funktionieren. Das Einzelsetting ermöglicht auch eine große zeitliche Flexibilität. Und für manche Klienten ist auch die Vertraulichkeit des Settings zu zweit – zumindest zunächst – von hoher Bedeutung.

Gerade in der Organisationsberatung erscheint häufig eine »Aufstellung mit dem anwesenden Team« aufgrund der hohen aufdeckenden Qualität von Aufstellungen nur geraten, wenn entweder bereits gegenseitige Wertschätzung vorhanden ist und/oder weitgehend verdeckt gearbeitet wird. Hier ist also die Einzelarbeit besonders geeignet, den schützenden Rahmen der Vertraulichkeit zu wahren.

Methodisch hat sich je nach Fragestellung die Nutzung von Bodenankern, Stühlen, Figuren oder auch die Aufstellung in der Imagination entwickelt, um die Position weiterer beteiligter Personen zu verdeutlichen.

Die besondere Herausforderung für die Leitenden dieser Einzelarbeiten besteht darin, dass sie – wenn sie sich selbst als Stellvertreter zur Verfügung stellen – sauber trennen zwischen Äußerungen aus der Stellvertretung und den Anmerkungen als Leitung. Dies braucht sowohl eigene umfangreiche Erfahrung in beiden Rollen, um gut unterscheiden zu können, als auch eine grundlegende Selbstklärung, um eventuell anklingende eigene Themen aus den Kommentaren als Leitender herauszuhalten. Die Leitung ist also gefordert, sich innerlich von der stellvertretenden Wahrnehmung zu lösen, zu sich zu kommen und dann erst Anmerkungen als Coach/Berater/Therapeut zu geben.

Wichtig ist, dem Klienten diesen Positionswechsel vom Stellvertreter zur Leitung vorab zu erläutern. Sie kann z. B. durch eine bestimmte Geste, die dann Äußerungen als Leitung markiert, oder durch einen klaren Positionswechsel verdeutlicht werden.

Und auch der Klient bedarf einer besonderen Vorbereitung und Bereitschaft, muss er doch aus einer Haltung der Neugier und Offenheit heraus in Positionen gehen, die im Alltagsleben emotional befrachtet sind. Hier zeigt sich insbesondere, wie wichtig es ist, die Einzelarbeit in einen beratenden Kontext zu stellen und Vorarbeiten zu leisten, die über eine Zielklärung hinausgehen. Oft liegt darin jedoch auch eine besondere Chance und Wirkung.

48 Beziehung klären

vorgestellt von Friedrich Assländer	
Ziele • Erkennen von Dynamiken und Einflussfaktoren in einer Beziehung	**Stichworte** • Coaching • Beziehungsklärung • Vorbereitung auf wichtige Gespräche • Einzelübung
Material evtl. Karten oder Figuren	**Teilnehmerzahl** 1
Vorbereitung/Raum überall, wo man ungestört ist	**Dauer** 5–30 Min.

Beschreibung

Im (Coaching-)Gespräch berichtet der Coachee von einem Kollegen, Chef, Kunden oder einer Bezugsperson, die eine Bedeutung für ihn hat oder bei der es irgendwelche Vorfälle gab. Die narrativ-beschreibende Version des Coachees kann abgekürzt werden mit dem Vorschlag bzw. der Frage: »Wollen Sie sich die Situation einmal näher anschauen?«

Hinweis

Als Aufstellungsleiter bin ich jetzt in einer Doppelrolle: Als *Coach* und als *Stellvertreter* in der Wahrnehmung, um zu berichten, wie ich den Platz und die Beziehung erlebe. Ich muss aber immer wieder auch in die Rolle der Leitung gehen. Der Coachee braucht deswegen eine Information darüber, wer ich gerade bin. Das kann verbal markiert werden: »Ich nehme wahr, spüre, …« oder »Ich gehe jetzt aus der Rolle heraus und spreche als Coach«. Das kann aber auch physisch mit einem Schritt zu Seite vollzogen werden. Der Coachee wird nach Eindrücken und Empfindungen gefragt.

Anweisung

»Bitte stellen Sie mich als (diese Person) auf. (Für unerfahrene Coachees wird der Vorgang des ›Aufstellens‹ kurz erläutert.) Nun suchen Sie sich einen Platz, an dem Sie sich wohl fühlen oder der Ihrer Beziehung zu dieser Person am besten entspricht.«

Dieser erste Schritt erhellt die Situation und ist analytisch-diagnostisch oft sehr wertvoll. Danach können weiter klassische Schritte als Umstellen und als verbale Prozessschritte vollzogen werden.

Varianten

Rollentausch. Ich bitte den Coachee, sich auf den Platz der Bezugsperson zu stellen, und ich gehe auf den Platz des Coachees. Wir tauschen uns über unsere veränderten Wahrnehmungen aus.

Das Gleiche kann natürlich auch mit Bodenankern oder Figuren gemacht werden. Es ist dann der Blick »von außen«. Das emotionale Erleben ist dabei meist schwächer, das kann aber manchmal gewünscht sein.

Auswertung

Für das weitere Coachinggespräch habe ich als Coach die Erfahrungen aus der Rolle und damit in der Regel ein differenziertes und erweitertes Bild. Ebenso hat der Coachee einen Informationszuwachs. In der Aufstellung werden oft wichtige neue Aspekte aufgedeckt. Diese neuen Informationen sind die Basis für das weitere Vorgehen und machen das Coaching effektiver und punktgenauer.

Kommentar

Für Coachees, die noch nie mit Aufstellungen zu tun hatten, ist es überraschend, wie viele wesentliche Informationen auftauchen können. Für mich als Coach ist es ein oft genutztes Instrument, um rasch das Wesentliche zu erkennen. Auch helfen Aufstellungen dieser Art, den Klienten aus dem Kopf zum Erleben zu führen und damit wirksame Einsichten und Veränderungen anzustoßen.

49 Interventionen testen

vorgestellt von Friedrich Assländer	
Ziele • Testen von möglichen Interventionen und ihrer Wirkung auf Personen oder Gruppen	**Stichworte** • Coaching • Vorbereitung auf wichtige Gespräche • Überprüfen von Handlungsoptionen • Business
Material –	**Teilnehmerzahl** 1
Vorbereitung/Raum überall, wo man ungestört ist	**Dauer** 15–50 Min.

Beschreibung

Der Klient steht vor einer Herausforderung, einer schwierigen Situation, bei der es um eine Bezugsperson oder eine Gruppe geht, z. B. ein Kündigungsgespräch, eine Auftragsverhandlung oder Präsentation. Er möchte wissen, was ihn erwartet, wie er sich, auch emotional, vorbereiten kann, oder welche Thesen bzw. Argumente für die Zielperson(en) relevant sind.

Anweisung

»Bitte stellen Sie mich als (diese Person oder Gruppe) auf. (Für unerfahrene Coachees wird der Vorgang des ›Aufstellens‹ kurz erläutert.) Nun suchen Sie sich Ihren Platz in Bezug auf mich.«

Als Coach bin ich jetzt in einer Doppelrolle, ich bin als Stellvertreter in der Wahrnehmung und berichte, was ich spüre und erlebe. Ich muss aber immer wieder auch in die Rolle der Leitung gehen. Der Coachee braucht eine Info darüber, wer gerade mit ihm spricht. »Ich spreche jetzt als (die Bezugsperson) – als Leiter.«

Als Stellvertreter gehe ich in meine körperliche und emotionale Wahrnehmung. Der Coachee kann nun argumentieren, berichten und Vorschläge machen. Er erhält von mir ein Feedback, wie das bei mir ankommt. Ich erkenne und spiegele: Was berührt mich, was verletzt mich, was finde ich gut usw. … Wichtige und gute Formulierungen oder Erfahrungen können dazwischen immer wieder kurz notiert und festgehalten werden.

Varianten

Neben den Strategien, Ideen, Formulierungen des Coachees kann ich als Leiter auch Vorschläge einbringen und bitten, diese auszusprechen, um die Wirkung auf mich als Stellvertreter zu testen. Ich kann in der Stellvertreterrolle auch meine Bedürfnisse und Erwartungen vortragen.

Stehe ich für eine Gruppe, z. B. ein Gremium, ist es möglich zu differenzieren, indem der Coachee mir eine persönliche Identität zuweist und mir dazu einen deutlichen Rollenauftrag gibt. »Sie stehen jetzt für (die Person).« So können unterschiedliche Sichtweisen, aber auch die Bedeutung der Mitglieder einer Gruppe erkannt werden.

Auswertung

Nach der Aufstellung werden die Notizen ergänzt. Klient und Leitung prüfen die Plausibilität der einzelnen Erkenntnisse und betrachten sie im Kontext. Von den Erkenntnissen der Aufstellung ausgehend besprechen beide die weiteren Schritte.

Ideen und Überlegungen können auch immer wieder in einer Kurzaufstellung getestet werden. »Ich gehe noch einmal in die Rolle …«, der Klient stellt sich auch auf seinen Platz, und wir tauschen uns aus.

Kommentar

Auf diese Weise lässt sich ein anstehendes Gespräch auf seine wesentlichen Erfolgsfaktoren reduzieren. Sowohl das Wissen darüber, was bei der Zielperson ankommt oder was unbedingt zu vermeiden ist, als auch das Erleben einschließlich der damit verbundenen Emotionen sind für den Klienten sehr wertvoll und können entscheidend zum Gelingen beitragen – z. B., um einen Auftrag zu erhalten oder um Gefahren und Fallen zu erkennen.

50 Farben, Symbole, Wahrnehmungen

von Theo Brinek	
Ziele • durch die Nutzung verschiedener Informationsquellen Vorurteile umgehen • bewusst abgespeicherte Meinungen erweitern	**Stichworte** • interaktiv
Material bunte Blätter und Farbstifte/Farbkreiden, Clipboard	**Teilnehmerzahl** für Einzelsetting und Kleingruppen
Vorbereitung/Raum Übung für drinnen, Sesselkreis und Platz für Bewegung	**Dauer** 30–45 Min.

Für Links- und Rechtshänder, Dilettanten und Künstler

Beschreibung

Der Klient stellt das Anliegen kurz vor. Aufstellungsleiter und Klient besprechen und einigen sich über die für das Anliegen notwendigen Stellvertreter.

Anweisung

1) »Wähle aus diesem Stoß bunter Blätter die für dich gefühlsmäßig richtigen Farbblätter für jeden der Stellvertreter aus. Dann wähle die ebenso gefühlsmäßig richtigen Farbstifte/Farbkreiden aus und zeichne/male etwas auf das Blatt, das deinem Bild dieser Stellvertretung entspricht. Das könnten einfach ein paar Striche oder Farbflecken sein, ein Symbol, ein Gesicht, eine Figur, eine Landschaft etc. Zeichne bzw. male jedoch mit deiner nichtdominanten Hand, d. h. als Rechtshänder mit deiner Linken und umgekehrt, als Linkshänder mit der Rechten.«

Anmerkung

Es gilt hier, dem Unterbewusstsein Ausdruck zu verleihen, es müssen keine Kunstwerke geschaffen werden.

2) »Wiederhole diesen Prozess für jede ausgewählte Stellvertretung. Anschließend verteile deiner Intuition folgend diese Blätter auf dem Boden.
3) Wenn alle Blätter ihren Platz gefunden haben, stelle dich auf das erste Blatt deiner Wahl. Fühle dich in den Platz ein und nimm aufmerksam wahr, welche

Gefühle, Gedanken und Impulse in dir hochkommen. Spüre dein Körperverhalten, deine Zu- und Abneigungen, ob du dich auf dem Platz wohlfühlst oder er dir unangenehm ist. Versuche, alle Eindrücke und Assoziationen so präzise wie möglich wahrzunehmen und, wenn möglich, auszusprechen.

4) Betrachte das gesamte Bild und folge allfälligen Impulsen, verändere die Positionen der Blätter dementsprechend. Stelle dich wieder auf die einzelnen Positionen und wiederhole den Prozess, bis sich alle Blätter auf den ›richtigen‹ Plätzen befinden – und sich Antworten auf deine Fragen entfalten.«

Varianten

Wenn diese Methode in Kleingruppen angewendet wird, können natürlich auch Personen aus der Gruppe ausgewählt werden, die sich als Stellvertreter auf die Blätter stellen und ihre Wahrnehmungen mitteilen.

Auswertung

Durch den Einsatz von Farben, die von den Anliegenstellern ausgewählt werden, den Symbolen, die sie zu Papier bringen, und den Wahrnehmungen, die sie auf den einzelnen Positionen stehend preisgeben, wird die klassische Aufstellung durch diese Informationsquellen ergänzt.

Wenn auch die Farben und Symbole von Klienten und Aufstellungsleiter subjektiv interpretiert werden, eröffnet ein wiederholter Überblick über die Aufstellungsbilder dem Klienten neue Perspektiven. Das gelingt am besten, wenn Klienten dazu angeregt werden, aus dem jeweiligen Aufstellungsbild immer wieder herauszutreten und quasi als Beobachter das jeweilige Bild anzuschauen.

Kommentar

Ein Beispiel aus der Praxis: In einer Einzelsitzung mit einem schwer belasteten 38-jährigen Mann wählte dieser als Stellvertreter für sich selbst ein schwarzes Blatt und platzierte darauf mit schwarzer Kreide einen schwarzen Punkt. Als er sich auf das Blatt stellen sollte, war ihm das unmöglich, selbst nach wiederholten Versuchen – sein Kommentar: »... ich kann mich nicht daraufstellen, mir graut ...«

51 Stärkung für herausfordernde Situationen

vorgestellt von Heike Gottschalk	
Ziele • für den Klienten: Stärkung erleben • für die Leitung: Leitungserfahrung sammeln mit strukturierter Abfolge der Aufstellungsübung	**Stichworte** • Leitung üben • Ressourcenarbeit • Selbstmanagement • Herausforderungen
Material –	**Teilnehmerzahl** ab 5
Vorbereitung/Raum Übung und auch Intervention für drinnen oder draußen, Platz für Bewegung	**Dauer** je nach Teilnehmerzahl und Austauschbedarf etwa 5–30 Min.

Beschreibung

Der Klient wählt für sich eine herausfordernde (schwierige) Situation, für die er Unterstützung oder gute Hinweise gebrauchen kann. Es kann sich auch um die Begegnung mit einer Person handeln.

Anweisung

»Bitte wählen Sie einen Stellvertreter für die herausfordernde Situation und 3 Personen (möglicherweise sind auch Tiere oder Ressourcensituationen geeignet), von denen Sie sich Unterstützung oder Rat für Ihr Anliegen, d. h. die schwierige Situation wünschen.

Stellen Sie die Stellvertretung für die ›herausfordernde Situation‹ auf und positionieren Sie sich dazu. Die 3 anderen Stellvertreter suchen sich den für sie im Rahmen des Anliegens passenden Platz.«

Die Aufstellungsleitung befragt jeweils abwechselnd die 3 Unterstützer nach ihren Hinweisen an den Fokus (= Stellvertreter des Klienten) und den Fokus selbst. Dieser nimmt diese Botschaften jeweils zur Kenntnis und spürt nach, ob und wie sich jeweils seine Beziehung zur Situation verändert hat.

Als Abschluss sieht der Klient zur herausfordernden Situation, spürt die Unterstützung und die Veränderung angesichts der Herausforderung und kann – wenn möglich – mit neuer innerer Haltung einen Schritt in die Zukunft gehen – ggf. begleitet von einem passenden Wording, wie zum Beispiel »So mache ich es« oder »Jetzt bin ich zuversichtlich« oder ähnlich.

Varianten

Im Einzelsetting kann man auch mit Bodenankern arbeiten. Dabei löst sich der Klient aus der eigenen Position und geht nacheinander in die Stellvertretungen der 3 Unterstützer. Abschließend geht er wieder auf die eigene Position und spürt die Veränderung nach und auch, ob es eine gemeinsame übergeordnete Botschaft an ihn gibt.

Beim Wechsel der Stellvertretungen ist sorgfältig darauf zu achten, dass der Klient sich von der vorherigen Wahrnehmung löst und ganz zu sich kommt, bevor er in die nächste Position geht.

Auswertung

Einerseits werden in der Besprechung, wenn erwünscht, noch Fragen des Klienten besprochen, vielleicht möchte dieser auch von seinen Erfahrungen berichten. Andererseits berichtet die Leitung darüber, wie es ihr ergangen ist, und holt sich Feedback (wichtig: Das Feedback soll unterstützend sein).

Kommentar

Neben der Unterstützung des Klienten ist dies eine Vorgehensweise, um erste Schritte bei der Leitung einer Aufstellung zu gehen. Sie ermöglicht es, Erfahrungen zu sammeln mit der Befragung der Stellvertreter und gleichzeitigem »beim Anliegen des Klienten bleiben«.

52 Walt-Disney-Strategie

vorgestellt von Birgit Hickey	
Ziele • Ideenfindung und Problemlösung mithilfe verschiedener Wahrnehmungspositionen • umsetzbare und alltagstaugliche Ziele und Visionen konkretisieren	**Stichworte** • Walt-Disney-Methode • Träumer • Realist • Kritiker • Beobachter • Aufstellung im Einzelsetting/in der Gruppe
Material Bodenanker oder Stühle	**Teilnehmerzahl** Gruppe: mind. 4 Personen, Anzahl nach oben offen oder Einzelsetting
Vorbereitung/Raum für die Einzelarbeit: Bodenanker, Kreise + Stifte in verschiedenen Farben für die Gruppenarbeit: Personen und Vorbereitung wie für eine Aufstellung	**Dauer** 15 bis ca. 60 Min.

Beschreibung

Für die Einzelarbeit:

Es werden Bodenanker oder Stühle für die folgenden 4 Positionen ausgelegt: der Träumer, der Realist, der Kritiker und der neutrale Beobachter.

Jede Phase ist durch bestimmte innere Zustände und Merkmale gekennzeichnet und unterstützt die anderen dabei, ein gemeinsames und stimmiges Verhalten bzw. Vorgehen zu integrieren.

Im Rotationsverfahren werden die 4 unterschiedlichen Phasen in einem kreativen Prozess meist mehrfach durchlaufen. Wichtig ist es, jeweils mit der Beobachter- oder der Träumerposition zu beginnen. Der Start erfolgt dadurch, dass mit einer Frage etwa »Was gehört alles zu ..?.« oder »Wie kann ich …?« die Träumerposition betreten wird.

Die 4 Positionen sind folgendermaßen charakterisiert:

Position/ Phase	Funktion	Handlung	Repräsen-tationssystem
1. Träumer	Visionär, Wünscher, Ideen-lieferant	subjektiv, kreiert neue Ideen, Träume, Fantasiereisen ohne Einschränkungen oder limitierende Glaubenssätze Unterstützend ist die Frage: »Was …«	visuell (V): assoziiert mit visuellen Zunkunftsbildern
2. Realist	Umsetzer, Macher	pragmatisch-praktisch: richtet die Aufmerksamkeit auf das, was tatsächlich erreichbar ist; wägt assoziiert die Ideen einzeln ab, die der Träumer gesammelt hat; entwickelt für die einzelnen Ideen einen strukturierten, umsetzbaren Plan; zerlegt die Ziele in Einzelziele/Arbeitsschritte	kinästhetisch (K+ → Exit): Gefühl dient als Bewertungskriterium
3. Kritiker	konstruktiver Skeptiker	überprüft die vorigen Vorschläge, hinterfragt das Vorhaben kritisch, formuliert Einwände und konstruktive, positive Kritik – auch zur Identifizierung von Fehlerquellen	auditiv innerer Dialog (Ad), hört dissoziiert auf die innere Stimme
4. Beobachter	Beobachter, Wahrnehmung von außen	begutachtet die 3 anderen Positionen von außen aus der Beobachterposition nach jedem Durchgang	dissoziiert, Metaposition

Mit einer der Antworten des Träumers geht es dann in die beiden nächsten Positionen mit den Fragen: »Wie kann das am besten umgesetzt werden?« (Realist) und dann für den Kritiker: »Was ist daran hilfreich und stimmig, was fehlt noch bzw. ist zu viel oder braucht es noch?«.

Für die Gruppenarbeit:

Grundsätzlich gelten die o. a. Ausführungen zur Disney-Strategie auch für den Einsatz im Gruppensetting.

Hier werden die 4 Positionen mit Personen als Stellvertretern besetzt, die sich an den jeweiligen Orten äußern. Entsprechend werden die Positionen im Raum verändert und ggf. auch noch weitere Stellvertreter für z. B. Familienmitglieder,

Kollegen, u./o. Strukturen wie Hindernisse, Ressourcen, Symptome hinzugezogen, bis eine für alle akzeptable Lösung erreicht ist.

Durch die räumliche Trennung der verschiedenen Positionen, die Betrachtung und Wahrnehmung des Problems/Ziels aus verschiedenen Perspektiven und den Austausch der Rückmeldungen aus den einzelnen Phasen eröffnen sich neue Optionen und zunehmend umsetzbare Lösungen für das genannte Problem oder gewünschte Ziel.

Kommentar

Ich habe die Walt-Disney-Strategie in meinem NLP-Masterkurs in Kalifornien bei Robert Dilts und Todd Epstein 1994 kennengelernt und seitdem vielfach einsetzt. Sie ist einfach durchzuführen und doch mächtig, da sie in kurzer Zeit für den Klienten/Patienten umsetzbare Lösungen bietet, die sich durch reines Nachdenken oder Diskutieren eher nicht eröffnet hätten.

53 Symptome als Wegweiser

vorgestellt von Birgit Hickey	
Ziele • sich annähern/aufdecken, für wen oder was das Symptom steht	**Stichworte** • Vorgespräch • Genogramm • Einzelaufstellung • Gruppenaufstellung
Material Für die Genogrammarbeit: DIN-A4- oder DIN-A3-Blatt, ggf. Schablone eines Stammbaumes über 4 Generationen, Stifte in verschiedenen Farben Für die Aufstellung: Symbole oder Personen als Stellvertreter	**Teilnehmerzahl** Einzelsetting: Patient und Therapeut Gruppensetting: mind. 4–6 Personen
Vorbereitung/Raum wie üblich für eine Aufstellung	**Dauer** Vorgespräch: ca. 60 Min. Genogrammerstellung/-analyse: 1,5 bis 2 Std. Aufstellung: 20 bis ca. 60 Min.

Beschreibung

Krankheiten und Symptome können auf übernommene Schicksalsbindungen und Stellvertretungsaufgaben von Menschen hinweisen. Auslöser für die meist unbewusste Übernahme sind häufig Einbrüche im Familiensystem, die zu »ungelebtem Leben« bei den Vorfahren und in der Folge auch bei deren Nachfahren führen können.

Werden die für den Patienten/Klienten relevanten Zusammenhänge aufgedeckt und damit auch die »Aufgaben« und »Funktionen« von Symptomen deutlich, kann der Weg zur Heilung frei werden. In meiner Praxis haben sich dafür über viele Jahre die drei folgenden grundlegenden Schritte inklusive anderer zielorientierter und lösungsfokussierter Methoden bewährt:

I. **Vorgespräch**
II. **Genogramm**erstellung und familienbiografische Genogrammanalyse
III. **Aufstellung(en)** im Einzel- oder Gruppensetting

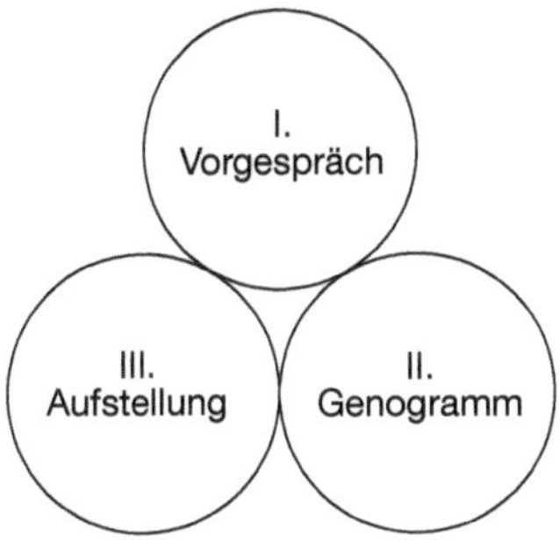

Abb. 5: Grundlegende Schritte

I. Vorgespräch

Hier werden in üblicher Weise Anliegen, Ziel und Auftrag des Patienten/Klienten geklärt, die Anamnese erhoben, bisherige Therapien/Befunde erfragt und erörtert, woran der Klient merkt, dass er einen Schritt weitergekommen bzw. sein Problem gelöst ist.

Insbesondere kann der Therapeut folgende, auf übernommene Schicksalsbindungen hinweisende Zeichen beachten:

- Gehören die vom Patienten geäußerten Gefühle, Symptome etc. zu ihm oder sind sie oder ein Teil davon übernommen?
- Inwieweit haben bisherige Therapien – wie in diesem Zusammenhang häufig geäußert – »zwar Entlastung gebracht, aber das Eigentliche dahinter noch nicht gelöst«?
- Erlebt der Klient einen »inneren Saboteur«, der immer dann einschreitet, wenn es ihm gerade gut gehen und er gesund sein/werden könnte?
- Gibt er verbale, symptombezogene Hinweise wie: »Es sitzt mir etwas im Nacken«, »Das geht mir zu Herzen/an die Nieren«, »Das schlägt mir auf den Magen«, »Das bricht mir das Kreuz«?
- Sind nonverbale Zeichen wahrzunehmen wie: Tränen/Erröten/Abblocken/»systemisches Lachen« etc. bei der Beschreibung einer Person/eines Ereignisses im Familiensystem?
- Fallen Einschnitte/Muster/Wiederholungen auf?

Am Ende des Vorgesprächs bekommt der Klient einen Leitfaden ausgehändigt (s. Tool 41 »Leitfaden/Checkliste zur Recherche im Familiensystem«), anhand dessen er Daten sammeln und sich für die Genogrammarbeit vorbereiten kann.

II. Genogrammarbeit – Erstellung und Analyse:

Im nächsten Schritt wird im Beisein des Klienten das Genogramm erstellt (s. Tool 43: » Genogrammerstellung: Symbolik, Vorgehen«). Dann folgt die familienbiografische Analyse des Genogramms, die hier nur in Kurzform angesprochen wird:

Die Erfahrung zeigt, dass es nicht zufällig ist, in welchem Alter, mit welcher Symptomatik und an welchem Platz in seinem Familiensystem ein Patient/Klient ein Leiden entwickelt bzw. zur Therapie kommt. Schon Viktor von Weizsäcker und – bezugnehmend auf seine Erkenntnisse – Rainer Adamaszek haben festgestellt, dass wir auch leiblich mit unseren Vorfahren verbunden sind. Deren Schicksale und »ungelebtes« Leben können sich bei uns, den Nachkommen, in Form von Krankheiten, Symptomen oder anderen Problemen zeigen.

Hinweisend auf diese meist unbewusst übernommenen Stellvertretungsaufgaben sind v. a. die von ihnen beschriebenen drei familienbiografischen Fragen:

1) Warum hat der Patient gerade jetzt, in diesem **Alter**, das Problem?
2) Warum gerade so, mit dieser **Symptomatik**?
3) Warum gerade hier, an diesem **Platz** im Familiensystem? (von Weizsäcker 2005; Adamaszek 2001)

Die Übernahme von Stellvertretungsaufgaben erfolgt meist geschlechtsspezifisch: Mädchen vertreten Frauen, Jungen vertreten Männer im System. Die Analyse von vielen Genogrammen hat gezeigt, dass transgenerational typischerweise das 1. Kind auf der Ebene der Großeltern vertritt und das 2. Kind auf der Ebene der Eltern usw. Ein Einzelkind übernimmt alle Stellvertretungsaufgaben. Auch von Geschwistern können untereinander Stellvertretungsaufgaben übernommen werden.

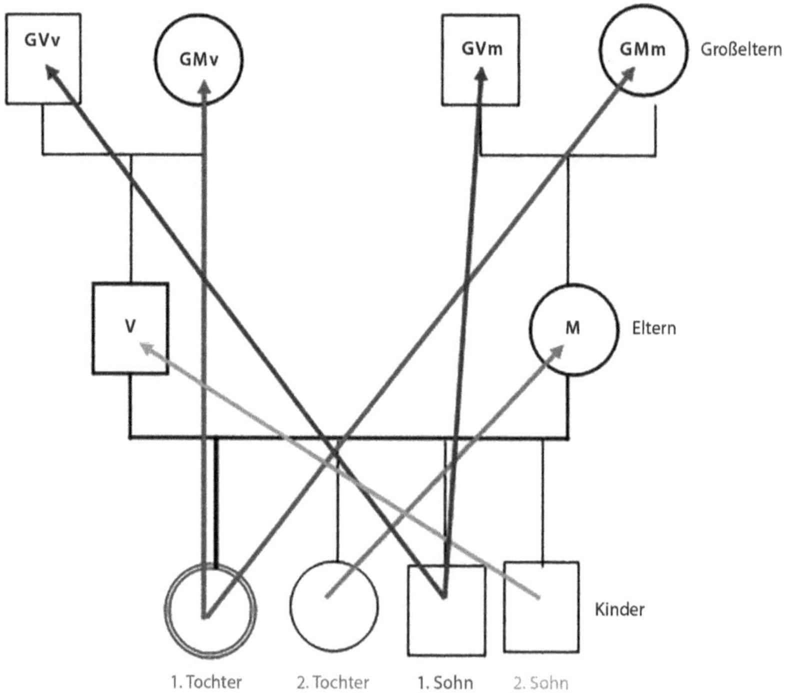

Abb. 6: Beispiel von Stellvertretungen

III Aufstellung:
Eine weitere Möglichkeit, den in der Symptomatik zum Ausdruck kommenden ungelösten Schicksalsbindungen auf die Spur zu kommen, besteht darin, Organe/Organsysteme, Krankheiten und Symptome aufzustellen. Sind die Plätze im System gefunden, an denen »Schicksalsbrüche« z. B. durch leidvolle Ereignisse stattgefunden haben und mit denen die Organe bzw. deren Symptome stellvertretend verbunden sind, kann durch Integration von Fehlendem, Würdigung von Schicksal und Rückgabe von übernommenen Belastungen etwas in »Ordnung« kommen. Nach Erfüllung ihrer »Aufgabe« ziehen sich die Symptome typischerweise zurück oder verwandeln sich in Ressourcen.

Kommentar

Oft verbergen sich hinter Krankheiten und Symptomen komplexe Themen, die sich nicht in 1–3 therapeutischen Sitzungen lösen lassen! Außerdem erfordert die o. g. Form des systemischen Vorgehens viel Erfahrung und Achtsamkeit!

Die familienbiografischen Fragen und Kenntnisse über die typischen Stellvertretungsaufgaben sind hilfreich, um zügig und strukturiert auf die dem jeweiligen Problem wahrscheinlich zugrunde liegenden Schicksalsbindungen zu kommen. Durch das vorhandene Genogramm lassen sich dann Aufstellungen besonders gut und überzeugend *verdeckt* durchführen.

Literatur

Adamaszek, R. (2001): Familienbiographik. Therapeutische Entschlüsselung und Wandlung von Schicksalsbindungen. Heidelberg (Carl-Auer).

Weizsäcker, V. von (2005): Pathosophie. In: P. Achilles u. a. (Hrsg.): Gesammelte Schriften 10, Pathosophie. Berlin (Suhrkamp).

54 Metamirror im Konflikt

vorgestellt von Birgit Theresa Koch	
Ziele • Konfliktberatung im Einzelsetting üben • Möglichkeiten und Bedeutung von Metaperspektiven in der Einzelberatung kennenlernen	**Stichworte** • Konfliktberatung • Einzelaufstellung • Perspektivwechsel
Material ein Stuhl/Sitzmöglichkeit pro Teilnehmer, Bodenankermarkierungen/Moderationskarten	**Teilnehmerzahl** 2 oder mehr Personen
Vorbereitung/Raum –	**Dauer** 45 Min. (inkl. Vorgespräch und Abschluss)

Beschreibung

Konfliktperson A versetzt sich immer wieder in die eigene Position und in die Konfliktperson/Streitpartner B und betrachtet die Situation und Möglichkeiten der Veränderung von außen aus verschiedenen Metapositionen M1–3. Das fördert ein Denken in Wechselwirkungen und macht Lösungen konkret und körperlich erfahrbar.

Vorgehen

1) Kurzes Vorgespräch: Der Berater fragt den Klienten nach dem Anliegen/Beziehungsproblem/Konflikt und einem guten Ergebnis, das durch eigenes Verhalten (von A) in der Beratung erreicht werden kann.
2) Vorbereitung von Markierungskarten: A + B (mit Namen) und die Metapositionen M1, M2 und M3
3) Positionierung von A und B nach dem inneren Bild des Klienten
4) Der Klient wird eingeladen, eine erste Metaposition M1 zu platzieren und von dort aus folgende Fragen zu beantworten:
   - Was machen, fühlen, denken und erwarten A und B voneinander, mit welchen »Landkarten«, Sichtweisen oder Geisteshaltungen beschreiben sie ihre Beziehung oder ihren Konflikt?
5) Der Klient wird eingeladen, in die eigene Position A zu gehen und sich einzufühlen:
   - »Wie geht es dir in der Position?«

- »Gibt es eine innere Bewegung?«
- »Welche Wünsche, Fragen oder Assoziationen tauchen auf?«

6) Der Klient geht in die Position von B und fühlt sich dort ein:
7) »Wie geht es dir in dieser Position?«
8) »Welche Bewegungen, Wünsche, Fragen oder Assoziationen tauchen auf?«
9) Einladung, eine zweite Metaposition M2 zu finden und erste Veränderungsideen von M2 aus zu entwickeln
   - Wie könnte A seine Position verändern und welche Auswirkungen hätte das dann auf B? Die Positionen A und B (Blickrichtung und Abstand) dürfen verändert werden.
10) Der Klient geht nacheinander in die Positionen A und B und spürt die Auswirkungen der Veränderungen und des bisherigen Prozesses. Er erfindet weitergehende Möglichkeiten der Veränderung aus seiner eigenen Position heraus. Jetzt können rituelle Sätze ausprobiert werden, die eine bekömmlichere Haltung und die neue Landkarte deutlich rahmen.
11) Einladung, eine dritte Metaposition M3 zu finden: Wie sieht jetzt die Konstellation aus? Was hat sich verändert? Was könnte noch verbessert werden? Gibt es neue Einsichten, einen neuen Blick? Gibt es erste Schritte, die A im Alltag ausprobieren könnte?
12) Abschluss: »Was nimmst du mit, willst du noch ausprobieren?«

Varianten

1) Die Neupositionierung der Karten A und B wird nur vom Klienten vorgenommen.
2) Der Berater macht in hypothetische Fragen gepackte Vorschläge für eine Veränderung der Positionen A und B.
3) Es können je nach Prozess weitere Metapositionen, die auch namentlich bezeichnet werden können (z. B. »die Weise in dir« etc.), gefunden werden.

Auswertung

Der Klient gibt dem Berater ein Feedback über das, was ihm gefallen hat und das, wovon er sich mehr gewünscht hätte.

Kommentar

Diese Übung in einem Ausbildungskontext angewandt lässt die Teilnehmer lernen, Konfliktberatung im Einzelsetting auf der Prozessebene sinnvoll zu steuern. Dabei generieren sie Verständnis für das Zusammenwirken unterschiedlicher Landkarten in einem Konflikt. Je nach professioneller Herkunft des Beraters kann er systemische, prozessorientierte oder analytische Hypothesen und Fragen integrieren.

55 Die vier Säulen der Persönlichkeit (nach Lüscher) oder: Der Weg zum inneren Gleichgewicht

vorgestellt von Helga Mack-Hamprecht	
Ziele • Stabilisierung des Selbstwertgefühls	**Stichworte** • Einführung • Durchführung • Reflexion
Material **4 Farbkarten DIN-A4**	**Teilnehmerzahl** 1–x
Vorbereitung/Raum –	**Dauer** 10–20 Min.

Klient: im Text gleichbedeutend für männlich und weiblich
Therapeut: Moderator, Therapeut oder Begleiter

Vorbemerkung

Max Lüscher, Schweizer Psychologe und Philosoph, entwickelte Mitte des letzten Jahrhunderts seinen weltbekannten Farbtest. Anhand bestimmter Farbkarten ermöglicht der Test, die menschliche Persönlichkeit einzuschätzen und zu verstehen.

In Fortführung seiner Überlegungen zu Farbe und Psyche entwickelte Lüscher seine **Regulations-Psychologik,** die er 2008 veröffentlichte. Er bezeichnet sie als **»Periodisches System der Emotionen«** zum Verständnis der Emotionen und zur Einordnung unbewusster Motivationen und Verhaltensweisen.

Inzwischen ist empirisch bewiesen, dass der Anblick verschiedener Farben psychosomatisch bedeutsam ist, da er z. B. die Herzfrequenz hebt oder senkt.

Als Farben für die vier »normalen Selbstwertgefühle« des Menschen stehen

- Rot für Selbstvertrauen
- Grün für Selbstachtung
- Blau für Zufriedenheit
- Gelb für Innere Freiheit.

Beschreibung

Ziel des Aufstellungsformats ist es, unbewusste Schwächungen der einzelnen Emotionen wahrzunehmen, um sie durch Prozessarbeit in **»Balance«** zubringen.

Anweisung

1) Der Therapeut bittet den Klienten, die Farbkarten im Raum auf dem Boden zu platzieren. Der Klient weiß, worum es geht, nicht aber, welche Farbe welche Emotion darstellt.
2) Der Klient wird eingeladen, sich auf jede Farbkarte zu stellen und seine Gefühle zu beschreiben. Die Prozessarbeit beginnt an der Stelle, an der sich der Klient am wenigsten stabil fühlt.

An diesem Punkt klärt der Therapeut den Klienten über die Bedeutung der Farbkarten auf, um dann mit dieser Thematik zu arbeiten.

Hat der Klient z. B. Begrenzung durch sein soziales Umfeld erfahren, können Erinnerungen an konkrete Situationen auftauchen.

3) Handelt es sich beispielsweise um eine Situation aus dem Familienkontext, kann jetzt ein Stellvertreter für die maßgebliche Person dazugestellt werden. Damit wird eine Klärung der damals schwächenden Situation möglich.
4) Überprüft der Klient nun sein Befinden auf der ursprünglichen Farbkarte, kann er die Veränderung körperlich verifizieren.
5) So kann jede einzelne Position, wenn nötig, stabilisiert werden.
6) Fühlt sich der Klient auf allen Positionen stabil, werden alle Farbkarten aneinandergelegt und der Klient erneut eingeladen, sich auf die nun aneinander liegenden Farbkarten zu stellen, um jetzt körperlich die Veränderung = Stabilität und Entspannung zu fühlen.

Varianten

Das Format eignet sich für die Aufstellung in der Gruppe und für das Einzelsetting.

Kommentar

Alle Teilnehmer sind in der Regel erstaunt, wie unterschiedlich sich die einzelnen Positionen auf den Farbkarten anfühlen. Die Methode bietet eine gute Möglichkeit, Schwächungen oder Verletzungen intrapersonell aufzuspüren, zu lösen und damit das Selbstwertgefühl zu stärken.

Dank an Willfried Karst als Impulsgeber für diese Aufstellungsform.

56 Parcours »Vom Wahrnehmen zum Loslassen«

vorgestellt von Helga Mack-Hamprecht	
Ziele • belastende Themen/Anliegen oder Gedanken erkennen und loslassen	**Stichworte** • Einzelaufstellung
Material 4 beschriftete Bögen Pappe/Papier als »Stationen«	**Teilnehmerzahl** 2–x
Vorbereitung/Raum Auslegen der Stationen	**Dauer** 10–20 Min.

Beschreibung

Es gibt Gedanken, Themen und Situationen, die uns immer wieder einholen und belasten. Auch wenn wir uns gerne von ihnen befreien würden, gelingt das oft nicht. Der 4 Schritte-Parcours soll den Klienten befähigen, sich mit dem Thema auseinanderzusetzen und körperlich, mental und emotional folgende Schritte zur Lösung zu durchlaufen:

1) sein Thema präzise benennen und **wahrnehmen,**
2) es **annehmen: »Es gehört zu mir** – selbst wenn ich es übernommen habe«,
3) es **anerkennen: »Es hat eine Bedeutung/Funktion«** in meinem Leben, und
4) es **loslassen.**

Anweisung

Die 4 beschrifteten Bögen:

1) **wahrnehmen**
2) **annehmen**
3) **anerkennen**
4) **loslassen**

werden auf dem Boden nacheinander ausgelegt, jeweils im Abstand von mindestens 1,5 Metern. Der Klient bittet einen Teilnehmer, ihn zu begleiten – als Repräsentant seines Themas. Die Aufgabe des Begleiters ist wahrzunehmen, ob der Klient in der Lage ist, jede Station unmittelbar zu betreten. Hat der Klient Widerstände, spürt das der Begleiter.

Der Klient nimmt den Begleiter an die linke Hand und betritt die 1. Station:

1. Wahrnehmen

Der Klient benennt und beschreibt sein Thema. Falls erforderlich, hinterfragt der Begleiter so lange, bis das Thema für beide verständlich ist.

Der Therapeut verfolgt und unterstützt im Außen »off« die Prozessschritte.

2. Annehmen

Nachdem das Thema in der Regel unangenehm und bisher unlösbar war, fällt dem Klienten das Annehmen oft schwer, und sein Widerstand wird deutlich.

Dies fühlt der Begleiter und verharrt auf der Position, bis der Klient den Prozess des Annehmens durchlaufen hat. Der Therapeut kann dies mit Interventionen unterstützen.

3. Anerkennen

Erfahrungsgemäß ist dies die schwierigste Station. Wer kann schon ohne Weiteres anerkennen, dass ein unangenehmes Thema auch ein Gewinn im eigenen Leben sein kann? An dieser Station tauchen häufig alte Familiengeschichten auf, z. B. persönliche Verletzungen oder Versprechen, die nicht eingehalten wurden.

Der Therapeut stellt dann einen Repräsentanten für die Person dazu, mit der sich die Verstrickung zeigt, z. B. aus der Familie oder einem anderen Kontext. Nachträglich kann nun eine Klärung, Entschuldigung, Erlaubnis, Würdigung oder anderes erfolgen. Kann der Klient diesen Prozess annehmen und anerkennen, ist es nun leicht für ihn, zur nächsten Station, dem

4. Loslassen

zu gehen. Erleichtert kann der Klient nun weitere **Schritte in die Zukunft** tun.

Auswertung

Der **Begleiter** nimmt i. d. R. sehr genau wahr, ob die einzelnen Schritte erfolgen können. Durch den körperlichen Kontakt spürt er jedes Zögern und veranlasst damit, dass sich der **Klient** weiter mit der Lösung des Themas auseinandersetzen muss.

Kommentar

Unbewusste, behindernde Strukturen lassen sich mit der Methode bewusst machen und auflösen.

Dank an Silvia Szödy als Impulsgeberin für diese Aufstellungsform.

Kapitel 7: Familienaufstellungen

Einleitung

von Peter Bourquin

Das Familienstellen hat seit seinen Anfängen in den 1980er-Jahren einen erstaunlichen Weg hinter sich. Zum einen hat es sich von seinen Ursprüngen im deutschsprachigen Bereich buchstäblich über die ganze Welt ausgebreitet, ist auf allen Kontinenten zu finden und in vielen Ländern eine populäre Methode geworden. Ein Markstein war dabei die Veröffentlichung von Gunthard Webers Buch *Zweierlei Glück* (1993), in dem die Arbeit Bert Hellingers einer breiten Leserschaft vorgestellt und danach in zahlreiche Sprachen übersetzt wurde. Das machte die Familienaufstellungen in vielen anderen Ländern bekannt.

Zum anderen hat es sich auch methodisch weiterentwickelt, von einer eher statischen und vom Seminarleiter geführten Aufstellungsweise, heute als »klassisches Familienstellen« bezeichnet, hin zu einer Form, die den spontanen Bewegungen und Wahrnehmungen der Stellvertreter Vorrang gibt, welche »Bewegungen der Seele« genannt wird und sich ab dem Jahr 2000 etabliert hat. Sind dies vielleicht die beiden zentralen Entwicklungsetappen, gibt es darüber hinaus eine ganze Reihe von weiteren Strömungen, unter anderen die »Bewegungen des Geistes«, freie Aufstellungen, regressive Aufstellungen, Strukturaufstellungen, LIP-Aufstellungen, NIG-Aufstellungen, die Aufstellung des Anliegens etc.

Wie lässt sich der Erfolg des Familienstellens erklären? Zum einen ist es als Methode lösungsorientiert und eine kurzzeitige therapeutische Intervention, die in der Regel an einem Tag oder einem Wochenende stattfindet, das heißt, vom Klienten ohne großen Aufwand benutzt werden kann. »Anwenderfreundlich« wäre die moderne Bezeichnung dafür.

Doch spielen weitere Elemente eine wichtige Rolle. Eines ist: Eine Aufstellung wird intensiv erlebt! Und dieses Erleben, das weit über Worte oder ein rein verstandesmäßiges Erfassen hinausgeht, hat eine hohe Wirkkraft im Menschen, es verändert. Und nicht allein die Person, die mit einem Anliegen kommt und dies aufstellt, sondern bemerkenswerterweise alle daran Beteiligten. Dies wurde unlängst auch durch die Ergebnisse der »Heidelberger Studie« von Schweitzer, Bornhäuser, Hunger und Weinhold (2014) bestätigt.

Ein weiteres Element ist die gelebte Lebensweisheit, die den Ordnungen der Liebe innewohnt. In den Worten von Aleida Assmann : »Die Wahrheit der Weisheit liegt in ihrer Bewährung. Weisheit ist Wissen um ein gelingendes Leben ... Solche Weisheit beruht im Wesentlichen auf Selbsterkenntnis und Selbstbeschränkung. Diese Weisheit ist der von Selbsterkenntnis aufgehellte Horizont, in dem der Mensch sich selbst steuern kann, weil er sich selbst beschränken kann.« Und so geht es bei gelebter Weisheit darum, »das von Stagnation in Krisen und Problemen bedrohte Leben und Handeln hier und jetzt wieder in Gang zu bringen«. Entscheidend dabei ist, dass dieser Moment der erlebten Wahrheit immer individuell ist, es also nicht um einen Kanon allgemeingültiger Regeln geht.

Noch ein weiteres Element kommt mir in den Sinn: Aufstellungen sind eine Methode, die tiefere Ebenen unter der Alltagswahrnehmung sichtbar machen. Eine Aufstellung ermöglicht es einem, von einer Beobachterposition heraus mit Facetten seiner Realität, die durch die Stellvertreter widergespiegelt werden, in Kontakt zu kommen. Und dieses Erkennen und in der Folge das mögliche Anerkennen dessen, was ist, lassen neue Lösungen zu. Denn das Annehmen der eigenen Wirklichkeit hat eine heilende Wirkung. Dass diese Begegnung zudem von wohlwollenden Zeugen begleitet wird, nämlich den Teilnehmern der Aufstellung, hat eine nicht zu unterschätzende entlastende Wirkung im Klienten.

Und darüber hinaus ermöglichen Aufstellungen buchstäblich transpersonale Erfahrungen, da das Stellvertreten die Grenzen der eigenen Persönlichkeit transzendiert. Die Teilnehmer erleben dadurch etwas verbindendes Größeres, eine spirituelle Dimension unserer Existenz. Diese Dimension ist dem Familienstellen eigen, ohne dass sie explizit in Worten benannt zu werden braucht: Sie ist eine gelebte Erfahrung, die bereichert.

In den folgenden Beiträgen geht es um die Familienbeziehungen zu unseren Ahnen, Eltern, Partnern und Kindern. Die Übungen ermöglichen Antworten auf die beiden Grundfragen: Was verstrickt in Familiensystemen die einen in das Schicksal der anderen? Und: Wie kann die Liebe gelingen, vor allem in der Partnerschaft sowie zwischen Eltern und Kindern? Damit entwickeln sie ein systemisches Verständnis und machen die Ordnungen der Liebe deutlich.

Für mich ist eine Aufstellung ein begleiteter Blick in den Spiegel: eine Begegnung mit meiner bisherigen Wirklichkeit sowie ein möglicher Weg, der sich zeigt …

Und auch, wenn letztendlich nichts davon »wahr« ist – es wirkt!

Literatur

Weinhold, J., A. Bornhäuser, C. Hunger, J. Schweitzer (2014): Dreierlei Wirksamkeit. Die Heidelberger Studie zu Systemaufstellungen. Heidelberg (Carl Auer).

57 Die Kraft der Ahnen

vorgestellt von Friedrich Assländer	
Ziele • Der Teilnehmer nimmt Energie und Ressourcen von seinen Vorfahren.	**Stichworte** • Energie tanken • Ahnen • Ahnenreihe
Material evtl. Karten, Schuhe oder Stühle	**Teilnehmerzahl** 10–100
Vorbereitung/Raum Platz für Aufstellungen	**Dauer** 10–30 Min.

Beschreibung

Klienten berichten häufig, dass sie nicht in ihre Kraft kommen oder immer wieder mutlos sind. Wir können dann die Ahnen als Kraftquelle aufstellen.

Der Klient sucht sich einen guten Platz im Raum. Wir stellen dann hinter den Klienten sieben starke Vorfahren (gleichen Geschlechts), die ihr Leben gut gemeistert haben. Es darf nicht die reale Ahnenreihe sein, da ein schwächelnder Vorfahre die Energie der Reihe absorbieren kann. Die Stellvertreter suchen sich selbst ihren Platz in der Reihe. Manchmal, wenn sich jemand an seinem Platz nicht wohlfühlt, kann noch der Platz in der Reihe getauscht werden. Der Klient wird gebeten, sich nach hinten zu verbinden, sich auch anzulehnen und sich halten zu lassen. Es wird sichtbar, wie gut jemand das annehmen kann oder wer blockiert oder einfach etwas Zeit braucht, das zuzulassen.

Im zweiten Schritt werden dem Klienten gegenüber jemand für seine Kinder und dahinter die nächsten sechs Generationen gestellt. Wenn der Klient keine Kinder hat und auch keine kommen werden, steht gegenüber die Lebensaufgabe oder ein besonderes Engagement.

Anweisung

Suche dir einen guten Platz im Raum, so dass dahinter noch Platz ist für weitere sieben Personen. Ich bitte dann sieben Personen, wenn möglich des gleichen Geschlechts, sich hinter den Klienten zu stellen und dicht aufzuschließen.

Nach einer Weile des Einfühlens wird der Klient gefragt, was an diesem Platz passiert, danach kurz abgefragt, wie es jedem Ahnen in der Reihe geht. In gleicher Weise werden die Kinder und Enkel dazugestellt.

Varianten

Wenn nicht genügend Stellvertreter des gleichen Geschlechts zur Verfügung stehen, bitte ich auch andere in die Reihe – mit dem Hinweis, dass wir vorübergehend jetzt eine Geschlechtsumwandlung vornehmen. Fehlen überhaupt noch Stellvertreter, so werden die letzten Positionen durch Stühle oder Karten am Boden ersetzt, geeignet sind auch Schuhe, Kissen, große Holzfiguren etc.

Die Aufstellung kann erweitert werden um eine wichtige konkrete Bezugsperson, die rechts oder links schräg hinter den Klienten gestellt wird. Das kann auch ein wichtiges geistiges Element sein, wie »mein Schutzpatron«, »mein Stern« …

Möglich ist auch, eine gegengeschlechtliche Ahnenreihe in gleicher Art aufzustellen, also z. B. hinter einen Mann die weiblichen Vorfahren, wenn eine Verbindung mit der gegengeschlechtlichen Energie sinnvoll ist. Für Frauen kann das die männliche Tatkraft sein. Für Männer haben Frauen oft die Kraft, etwas zu heilen oder Schutz zu gewähren.

Auswertung

In der Regel sind nach der Aufstellung keine Analysen oder Kommentierungen sinnvoll. Die Stellvertreter können noch ergänzende Wahrnehmungen mitteilen. Der Klient wird gebeten, das auf sich wirken zu lassen und sich dieses Bild und das Erleben immer wieder in Erinnerung zu rufen. In der Vorstellung können wir immer wieder hinter uns die starken Ahnen stellen und uns von ihnen gehalten und unterstützt fühlen.

Kommentar

Diese Aufstellungsform hat eine indianische Tradition. Sie kann in tiefe Erfahrungen führen. Es gibt auch immer wieder Klienten, die in kein Erleben und in keinen Energiefluss kommen.

58 Anerkennen der Eltern

vorgestellt von Lisa Böhm-De Philipp	
Ziele • individuelle anerkennende Sätze für die Elternbeziehung finden	**Stichworte** • Zusammenfassung zum Seminarende • Betrachtung des gegenwärtigen Status der Beziehung zu den Eltern, auch in der EA
Material 5 Figurenkegel	**Teilnehmerzahl** beliebig, da Einzelarbeit
Vorbereitung/Raum ruhiger Platz, evtl. Unterlage für die Figuren	**Dauer** 15–30 Min.

Beschreibung

Diese Übung eignet sich für die Einzelarbeit oder das Ende eines Seminartages oder des Seminars, wenn eine ausführliche Bewusstwerdungs-, Prozess- oder Integrationsarbeit mit den Eltern abgeschlossen wurde.

Die Teilnehmer können an dieser Stelle wahrnehmen, dass es trotz möglicher Hindernisse die Möglichkeit gibt, die Beziehung zu den Eltern in bestimmten Teilen anzuerkennen. Die Arbeit mit den Figuren bietet an, diese Sätze aus der Wahrnehmung des Klienten entstehen zu lassen und so lange zu überprüfen, bis sie als stimmig empfunden und in Resonanz mit der Sprache des Klienten sind.

Die Teilnehmer werden gebeten, sich ihren Sitzplatz und Arbeitsplatz einzurichten und Aufstellungsfiguren bereitzulegen.

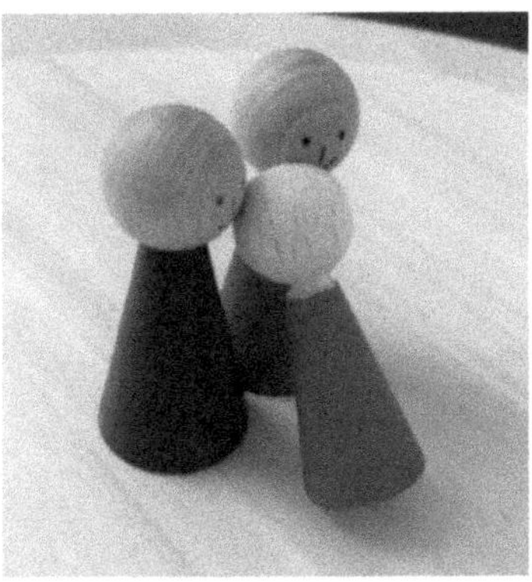

Abb. 7: Integrationsarbeit mit den Eltern

Anweisung

Positioniere zunächst die Figur für den Aufstellenden (rot für Frau, blau für Mann), dann rechts gegenüber eine rote Figur für die Mutter, links gegenüber eine für den Vater. Dahinter je eine neutrale Figur für das Schicksal. Die Aufstellung der Figuren wird vom Aufstellungsleiter begleitet.

1. Wahrnehmungsrunde: Beachte die Gesichter der Figuren (meine haben freundlich gezeichnete Gesichter). Betrachte sie längere Zeit und lasse ihren Ausdruck auf dich wirken. Sei offen dafür, dass sich deren Ausdruck verändert. Vielleicht entsteht auch die Wahrnehmung, als habe die Figur ein Gefühl, einen Gedanken, ein Bedürfnis oder einen Bewegungsimpuls. Registriere diese.

2. Runde: Formuliere deine Beobachtungen und suche nach einem gegenwärtigen anerkennenden Satz, der den Eltern in Anbetracht ihres Schicksals gesagt werden kann. Achte darauf, dass diese Sätze positiv formuliert sind und einen momentanen Eindruck des Gefühls, Gedankens, Bedürfnisses und nicht eine Gesamteinschätzung der Beziehung zu den Eltern ausdrücken.

Varianten

Die Wahrnehmung kann fortgesetzt werden, indem die Figur des Aufstellenden gedreht wird und sie nach vorne schaut mit den anderen Figuren im Rücken. Daraufhin kann man noch mal die Wahrnehmung der Figuren überprüfen und neue Sätze überlegen.

Kommentar

Die Teilnehmer sind meist erstaunt darüber, dass diese konzentrierte Betrachtung zu differenzierten Wahrnehmungen führt und dass insgesamt »schwierige« Beziehungen in Anteilen anerkannt werden können.

59 Beziehungsgeflecht

vorgestellt von Peter Bourquin	
Ziele • Wirkungsweisen in Systemen/ systemischen Ordnungen kennenlernen	**Stichworte** • Wahrnehmung • systemische Ordnungen • Ausgleich • Zugehörigkeit
Material ein dünner Bindfaden oder Wollknäuel, mind. 20 m Länge	**Teilnehmerzahl** 6er-Gruppe
Vorbereitung/Raum –	**Dauer** 60 Min., 4 Phasen + Auswertung

Vorbemerkung

Eine kleine Gruppe sitzt im Kreis in der Mitte des Raumes (Kissen oder Stuhl), während die restlichen Teilnehmer als stumme Beobachter außen sitzen. Ziel ist es, verschiedene Wirkungen in einem System bewusst zu machen: je mehr Austausch, desto stärkere Bindung und vice versa; die Wirkung eines Verlusts in einem System; die Rolle des Spätergekommenen; das Wissen um die eigene Zugehörigkeit.

Beschreibung

Es werden 5 Personen eingeladen, sich im Kreis zu setzen. Der Gruppenleiter macht folgende Vorgaben:

Phase 1

»Tauscht euch darüber aus, wie es euch gerade geht, was euch bewegt oder beschäftigt. Tut dies in kurzen Statements.«

Derjenige, der das erste Wort ergreift, nimmt das Knäuel in die Hand. Wenn der nächste das Wort ergreift, hält er das Ende des Fadens fest und reicht das Knäuel weiter. Der zweite hält wiederum den Faden in seiner Hand, wenn er das Knäuel an den dritten Sprecher weiterreicht, usw. Auf diese Weise bildet sich ein Beziehungsgeflecht zwischen den 5 Teilnehmern, während sich das Gespräch entwickelt.

Während das Gespräch in Gang kommt und seinen Lauf nimmt, kann man an dem Beziehungsgeflecht bildhaft sehen, wer daran mehr und wer weniger teilnimmt, und auch, wer mit wem mehr im Austausch ist.

Nach einigen Minuten kann der Gruppenleiter die Teilnehmer bitten, eine kurze Pause zu machen, während er die Beobachter einlädt, sich kommentarlos das Beziehungsgeflecht anzusehen. Anschließend (ca. eine halbe Minute später) bittet er die kleine Gruppe, mit ihrem Gespräch fortzufahren.

Phase 2

Wieder einige Minuten später fordert der Leiter in bestimmendem Ton ohne weitere Erklärung konkret einen der 5 Teilnehmer auf, die Innengruppe zu verlassen, zum Beispiel mit den Worten: »Verlasse die Gruppe, du gehst auf Reisen.« Im Anschluss daran bittet er die Gruppe, mit dem Gespräch fortzufahren.

An diesem Punkt sind verschiedene Reaktionen möglich:

- Die aus dem Kreis gehende Person – wird sie die Fäden in ihrer Hand einfach loslassen?
- Bietet sie die Fäden jemand anderem zum Halten an?
- Wird sie ihr Kissen oder ihren Stuhl mitnehmen oder nicht?

Auf Fragen gibt der Gruppenleiter keine klärenden Anweisungen, um das Verhalten nicht zu determinieren, sondern fordert die Person einfach auf, umgehend den Kreis zu verlassen.

- Die verbleibenden vier Teilnehmer – werden sie im weiteren Gespräch das Geschehene kommentieren oder weitermachen, als ob nichts geschehen wäre?
- Was geschieht mit den Fäden, die von der Person bisher gehalten wurden: Werden sie fallengelassen, versucht jemand, sie zu halten?
- Wie ändert sich die Gesprächsatmosphäre?

Wieder einige Minuten später kann der Gruppenleiter die Teilnehmer bitten, eine kurze Pause zu machen, während er die Beobachter einlädt, sich kommentarlos das aktuelle Beziehungsgeflecht anzusehen. Anschließend (ca. eine halbe Minute später) bittet er die kleine Gruppe, mit ihrem Gespräch fortzufahren.

Phase 3

Kurz darauf lädt der Gruppenleiter eine 6. Person ein, an der Gruppe teilzunehmen, ohne genauere Erklärungen zu geben.

An diesem Punkt sind verschiedene Reaktionen möglich:

- Setzt sich der neue Teilnehmer auf den verlassenen Platz/das Kissen/den Stuhl, oder sucht er sich einen neuen Platz?
- Nimmt er die verlassenen Fäden in die Hand oder nicht?
- Wird er von den übrigen Teilnehmern einbezogen oder ignoriert?
- Versucht er, sich aktiv einzubringen, um dazugehören, oder wartet er, ob er angesprochen wird?

Phase 4
Einige Minuten später wird die vorher aus dem Kreis ausgeschiedene Person vom Gruppenleiter aufgefordert, wieder in die Gruppe zurückzukommen.

- Wohin setzt sich die zurückkehrende Person?
- Nimmt sie ihre Fäden wieder auf oder nicht?
- Wie reagieren die übrigen Teilnehmer auf ihre Rückkehr?

Danach geht das Gespräch noch kurz weiter, ehe der Gruppenleiter die Teilnehmer der Gruppe bittet innezuhalten. Eine gute halbe Stunde ist vergangen.

An diesem Punkt lädt er erneut die Beobachter ein, das Beziehungsgeflecht zu sehen. Was anfangs klar und harmonisch erschien, ist mittlerweile ein kompliziertes Geflecht mit hängenden Fäden und losen Enden geworden.

Auswertung

Der Gruppenleiter bittet die 6 Teilnehmer der Gruppe, der Reihe nach mitzuteilen, wie es ihnen während der Übung ergangen ist. Nachdem alle gesprochen haben, setzen sich alle wieder in die große Gruppe, wo die Beobachter jetzt Gelegenheit haben, weitere Anmerkungen zu machen oder Fragen zu stellen. Der Gruppenleiter gibt seine eigenen Eindrücke und Erklärungen wieder.

Kommentar

Diese Übung macht deutlich, wie sich in dieser kleinen kurzzeitigen Gruppe dieselben Dynamiken zeigen wie in einem langjährigen Familiensystem. Auf das Ausscheiden eines Mitglieds wird mit Betroffenheit reagiert, die Gesprächsatmosphäre wird ernst und bedrückend, manchmal wird das Geschehen von allen verschwiegen.

Ein später dazugekommenes Mitglied hat erstmals Schwierigkeiten, dazuzugehören und seinen Platz zu finden. Manchmal vertritt es ein früher gegangenes Mitglied.

Das Wiederbegrüßen und Einschließen des gegangenen Mitglieds wird in der Regel mit Erleichterung aufgenommen.

Wichtig ist auch, mit den persönlichen Reaktionen der sechs Teilnehmer umzugehen. Vor allem die Person, die zeitweise aus der Gruppe ausgeschieden ist, wird möglicherweise mit eigenen früheren Erfahrungen von Ausschluss in Berührung kommen und darauf emotional reagieren.

Ich habe diese Übung in über zwanzig Gruppen gemacht, und jedes Mal hat sie sich anders entwickelt. Wie im richtigen Leben …

60 Aufstellungsspiel

vorgestellt von Constanze Lang	
Ziele • spielerisch und unvoreingenommen erfahren, was repräsentative Wahrnehmung in einer Familienaufstellung ist	**Stichworte** • Einführung • Warming-up für Teilnehmer, die noch nicht mit der Methode vertraut sind
Material –	**Teilnehmerzahl** 4–5
Vorbereitung/Raum Übung für drinnen oder draußen, Platz für Bewegung	**Dauer** je nach Teilnehmerzahl ca. 45 Min.

Beschreibung

Das »Spiel« erlaubt es, sich einmal in der Rolle des Klienten und mehrmals hintereinander als Stellvertreter zu erfahren. Es geht darum, einen ersten Eindruck von eventuellen Verstrickungen in der Herkunftsfamilie zu bekommen. Es sollte klargestellt werden, dass es sich hier nicht um einen Lösungsversuch handelt.

Anweisung

Der erste Teilnehmer (»Klient«) gibt den anderen 3 oder 4 Teilnehmern eine Rolle aus seiner Herkunftsfamilie. Dabei sein sollten auf jeden Fall die leiblichen Eltern. Dazu eventuell ein oder zwei Geschwister oder Tante/Onkel, Oma, Opa – wer auch immer von den ganz nahen Verwandten von Bedeutung ist. Dabei kann es sich um noch lebende oder schon verstorbene Familienmitglieder handeln.

- Der Teilnehmer findet einen Platz, auf dem er für die Dauer der Übung stehen bleibt.
- Die Stellvertreter können eine Weile wie Satelliten um ihn kreisen, bis sie ihren subjektiv richtigen Platz selbst gefunden haben.
- Von dort aus geben sie Feedback über ihr Empfinden.
- Danach wird die Übung aufgelöst, und es bleibt kurz Zeit, sich in der kleinen Gruppe auszutauschen, der Teilnehmer (Klient) kann auch mitteilen, was er von dem Feedback wiedererkennt und was nicht.
- Danach wechselt der Teilnehmer, bis jeder in der kleinen Gruppe einmal »Klient« war

Auswertung

Die ganze Gruppe kommt wieder zusammen und wird vom Leiter nach Eindrücken und Erfahrungen gefragt.

Kommentar

Für Einführungskurse, Vorträge, Workshops hat man dadurch eine Erfahrungsbasis geschaffen, aufgrund derer man über die Methode sprechen kann.

Es gibt weniger Diskussionen, da alles Weitere auf der Erfahrung aufbaut und nicht auf einer Meinung oder Vorannahme über den Ansatz des Familienaufstellens.

Die Erfahrung, seine eigene Herkunftsfamilie gesehen zu haben, macht neugierig und bereit, eventuell tiefer zu gehen und eine persönliche Arbeit zu beginnen.

Die Tatsache, mehrere Stellvertreterrollen eingenommen zu haben, bekräftig die Teilnehmer darin, als Stellvertreter präzise fühlen und kompetentes Feedback geben zu können.

61 Aus einer Beziehung Kraft tanken!

vorgestellt von Manuela Mätzener	
Ziele • Eigenverantwortung in Beziehungen erkennen und sie nehmen • eine vergangene Beziehung positiv abschließen und kraftvoll aus ihr hervorgehen	**Stichworte** • Paaraufstellung • Verantwortung übernehmen
Material ein für das Paar passendes »Geschenk« als Geste: Blume, Tuch, Stein, Feder … u. v. m.	**Teilnehmerzahl** ab 3 Teilnehmern
Vorbereitung/Raum Übung für drinnen	**Dauer** 10 Min. Einzelarbeit, 15 Min. Übungsdurchlauf plus 15 Min. Reflexion = gesamt: 40 Min.

Die Übung entstand frei nach Hans Jellouschek während der Zusammenarbeit mit Babak Kaweh im Rahmen des Seminarzyklus von Kaweh & Mätzener – Systemische Aufstellung (1999–2005). Wir haben die Übung in unser Spezialseminar »Partnerschaft« eingebaut und jenen Teil davor mit der Frage »Stärkt dich die Liebe oder schwächt sie dich?« begonnen.

Beschreibung

Die Teilnehmer werden gebeten, Dreiergruppen mit mindestens einem Mann und mindestens einer Frau zu bilden (Paare mögen bitte in verschiedene Gruppen gehen) und die Rollen wie folgt zu verteilen:

- A = Klient
- B = Beziehungspartner
- C führt die Übung durch.

Anweisung

- Jeder notiert sich die bisher für ihn relevanten (Mann-Frau-)-Beziehungen und entscheidet sich für eine von ihnen für die Übung.
- A und B stehen einander gegenüber.
- C leitet durch die Übung.

- A schaut B in die Augen, und beide achten auf die Empfindungen, die dabei entstehen.
- A spricht zu B: »Ich nehme von dir, was du mir gegeben hast und/oder gibst. Ich halte es in Ehren. Es war und/oder ist eine ganze Menge, und ich danke dir dafür. Für das, was schiefgegangen ist, übernehme ich meinen Teil der Verantwortung, und ich überlasse dir an deinem Teil deine Verantwortung. (Dabei kann A, wenn es passt, B das »Geschenk« übergeben.) Ich achte dich als meine/n (ehemalige/n) Partnerin/Partner.«
- A und B achten beide auf die Unterschiede zu den Empfindungen am Beginn.
- Austausch über die gemachten Erfahrungen

Varianten

Sollten im Vorfeld der Übung Widerstände auftauchen, lässt sich die Frage stellen: »Was wäre, wenn das hier gehen würde … was wäre dann anders?«

Ebenso kann es hilfreich sein, auf die eigene Entscheidungsfreiheit und die vorhandenen Wahlmöglichkeiten zu verweisen.

Auswertung

- Rollenwechsel, sodass jeder einmal A, B und C war
- Reflexion

Jeder trägt 100 % Verantwortung am Gelingen der eigenen Beziehung!

Kommentar

Problematisch ist die Übung möglicherweise für jemanden, der noch in keiner Beziehung war bzw. erst in der ersten Beziehung steckt. Hier lässt sich dann der Rahmen auf mögliche zukünftige Beziehungen aufspannen oder aber auch der Verlust oder Tod eines geliebten Menschen als Beispiel nehmen.

62 Ich lasse es bei dir!

vorgestellt von Manuela Mätzener	
Ziele • Erleben der Verbundenheit von Symptomen mit Vater und/oder Mutter	**Stichworte** • Symptomaufstellung • Familienaufstellung • Rückgaberitual
Material Sandsack, Stein oder ähnliches Symbol	**Teilnehmerzahl** ab 5 Teilnehmer
Vorbereitung/Raum Übung für drinnen	**Dauer** 50 Min. Übungsdauer (5 × 10 Min. pro Teilnehmer) plus 20 Min. Reflexion = gesamt: 70 min.

Die Übung entstand während der Zusammenarbeit mit Babak Kaweh im Rahmen von Kaweh & Mätzener – Systemische Aufstellung (1999–2005).

Wir haben die Übung in unserem Spezialseminar »Gesundheit« im Anschluss an den Theorieteil »Systemische Verstrickungen – Prinzipien und Lösungen« gemacht.

In diesem Fall gehört sie zum Ausgleichsprinzip »Übernahme« oder zur »Ich trag's für dich«-Dynamik, wie wir sie damals nannten. Unser Leitgedanke dabei war, das Rückgaberitual um den Symptomaspekt zu erweitern.

Beschreibung

Die Teilnehmer werden gebeten, Fünfergruppen zu bilden und die Rollen wie folgt zu verteilen:

- A = Klient
- B = Aufstellungsleiter
- 2 Repräsentanten für Vater und Mutter
- 1 Repräsentant für das Symptom

Anweisung

- A stellt seine Eltern nebeneinander auf, d. h. – von B aus gesehen – Vater links, Mutter rechts.
- A stellt sich den Eltern gegenüber.
- B leitet durch die Übung.

- Das Symptom stellt sich zunächst mit Rücken vor den Vater und dann mit Rücken vor die Mutter.
- A achtet auf die Unterschiede.
- Das Symptom stellt sich im 45-Grad-Winkel mit einigem Abstand rechts neben den Vater.
- A nimmt einen Sandsack und tritt vor das Symptom.
- A sagt zum Symptom: *»Jetzt sehe ich dich. Ich achte dich als Hinweis. Aber du gehörst mir nicht.«*
- A geht weiter zu jenem Elternteil, wo die größte Wirkung spürbar war.
- A sagt zum jeweiligen Elternteil: *»Lieber Vater/liebe Mutter, ich habe das für dich getragen. Es ist nicht meines. Es gehört mir nicht. Es gehört dir. Ich gebe es dir zurück und lasse es jetzt bei dir.«*

Auswertung

- Rollenwechsel, sodass jeder einmal A und B war
- Reflexion

Kommentar

Die Teilnehmer fühlen sich nach der Rückgabe meist erleichtert und befreit.

63 Im Bannkreis

vorgestellt von Manuela Mätzener	
Ziele • Beziehungsdynamiken im Gegenwartssystem vor dem Hintergrund des eigenen Herkunftssystems betrachten und lösen • »Befreiungsübung« für gleichwertige Partnerschaft	**Stichworte** • Paaraufstellung • Familienaufstellung
Material –	**Teilnehmerzahl** 4 Teilnehmer
Vorbereitung/Raum Übung für drinnen	**Dauer** 40 Min. Übungsdauer (4 × 10 Min. pro Teilnehmer) plus 20 Min. Reflexion = gesamt: 60 min.

Die Übung entstand während der Zusammenarbeit mit Babak Kaweh im Rahmen von Kaweh & Mätzener – Systemische Aufstellung (1999–2005). Wir haben die Übung in unser Spezialseminar »Partnerschaft« eingebaut. Geleitet hat uns damals folgender Gedanke von Bert Hellinger: »Der Mann muss, um zum Mann zu werden, aus dem Bannkreis der Mutter in den Bannkreis des Vaters treten.« Und umgekehrt: Die Frau verlässt den Bannkreis des Vaters und wechselt in den der Mutter.

Beschreibung

Die Teilnehmer werden gebeten, Vierergruppen zu bilden und die Rollen wie folgt zu verteilen:

- A = Klient
- 2 Repräsentanten für Vater und Mutter
- 1 Repräsentant für den »Quasi-Partner«/die »Quasi-Partnerin«

»Quasi-Partner« bedeutet hier ein Partner, der noch nicht wirklich voll als partnerschaftliches Gegenüber gesehen werden kann.

Anweisung

- A stellt seine Eltern nebeneinander auf, d. h. – von B aus gesehen – Vater links, Mutter rechts.

- A stellt den »Quasi-Partner«/die »Quasi-Partnerin« den beiden gegenüber auf.
- B leitet durch die Übung.
- A stellt sich mit dem Rücken vor den Vater und nimmt Augenkontakt mit dem »Quasi-Partner« auf.
- A sagt zum »Quasi-Partner«:
- »Ich sehe dich zu ... %« (z. B. von 0–100 %).
- A stellt sich mit dem Rücken vor die Mutter und nimmt Augenkontakt mit dem »Quasi-Partner« auf.
- A sagt zum »Quasi-Partner«:
- »Ich sehe dich zu ... %« (z. B. von 0–100 %).

Varianten

Manchmal sind wir nicht in der Lage, befriedigende Beziehungen zum »Quasi-Partner« aufzubauen, weil wir schlichtweg nicht »sichtbar« für diesen sind und somit in keiner Weise für ihn zur Verfügung stehen.

Um dies zu verdeutlichen, lassen wir abwechselnd die Augen mit den Handflächen verdecken: also beide, nur das linke Auge, nur das rechte Auge. Oft ändert sich allein dadurch schon die Sichtweise auf den gegenüberstehenden »Quasi-Partner«.

Auswertung

- Rollenwechsel, sodass jeder einmal A war
- Reflexion

Kommentar

Das Nicht-zur-Verfügung-Stehen verweist auf eine Ordnungsthematik. Eine oft auch physische Erleichterung erfolgt, wenn die »Parentifizierungsdynamik« aufgelöst ist.

Möglich wären auch andere Bannkreise, wie ein Expartner/eine Expartnerin, andere Personen aus dem Herkunftssystem oder auch das Thema »Tod«; die letzteren beiden wirken besonders stark.

64 Mit wessen Augen schaue ich auf den Partner?

vorgestellt von Hans-Peter Milling	
Ziele • verdeutlichen, dass wir vor einer gelungenen Ablösung von den Eltern den Partner/die Partnerin durch eine fremde Brille erleben und selten wirklich nehmen können	**Stichworte** • Paarberatung • Therapie • Partnerschaftsanamnese • Lösung von Eltern
Material Raum, 6 Stühle oder Sitzkissen, eventuell 4 Platzhalter (Scheiben)	**Teilnehmerzahl** ab 2 (Paar)
Vorbereitung/Raum –	**Dauer** ca. 1 Std.

Beschreibung

Teil I:

Die Partner sitzen sich auf zwei Stühlen gegenüber, gehen in Augenkontakt und bestimmen selbst ihren Abstand voneinander (kann eine Weile dauern).

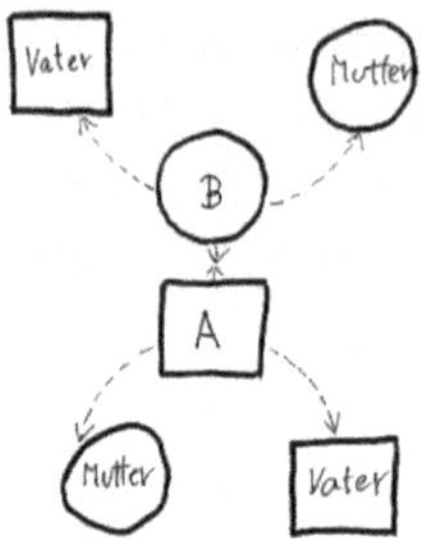

Sie nehmen gegenseitig Kontakt auf und teilen sich im Wechsel mit, wie sie sich fühlen (auch wie groß oder klein in Bezug auf den Partner) und was ihnen am anderen auffällt; dann ermitteln sie ihren guten, gegenseitigen Abstand erneut.

Der Aufstellungsleiter stellt jetzt zwei Stühle rechts und links hinter den einen und dann auch hinter den anderen Partner. Er belegt dann diese Stühle durch markierte Zettel oder Scheiben mit den Eltern des jeweiligen Partners (ohne sie zu benennen, also verdeckt).

Variation

Der Aufstellungsleiter kann die Stühle auch vom Klienten belegen lassen, allerdings ohne zu eröffnen, welche Scheibe für die Mutter bzw. welche für den Vater steht.

Dann entscheiden die Partner, wer beginnen soll (manchmal entscheidet das Los). Im vorliegenden Fall wollte die Frau beginnen:

- Die Frau wird dann gebeten, aufzustehen und sich mit dem Rücken vor einen der hinter ihr stehenden Stühle zu stellen und zu spüren, wie sich die hinter ihr stehende Person (Vater oder Mutter) auswirkt, welche Gefühle ausgelöst werden.
- Dann bittet der Aufstellungsleiter die Frau, aus dieser Position auf den Partner zu schauen und zu schildern, was sie sieht und eventuell spürt.
- Sie setzt sich dann wieder auf den alten Platz gegenüber dem Partner und schildert, wie es ihr jetzt geht.
- Nun wiederholt sich das Ganze bei dem Partner (hier der Mann), nachdem er gebeten wurde, die vom Aufstellungsleiter (verdeckt) definierten Scheiben auf die hinter ihm stehenden Stühle zu platzieren und sein Erleben zu schildern, wenn er mit dem Rücken davorsteht.
- Danach sitzen die Partner sich wieder gegenüber und teilen erneut mit, wie sie sich gegenseitig wahrnehmen.
- Dieses Vorgehen wiederholt sich nun mit dem jeweils anderen Elternteil.
- In der Regel kann man schon hier erhebliche Unterschiede zu früher in der gegenseitigen Wahrnehmung der Partner feststellen.

Teil II

Im 2. Akt geht es zunächst um die Klärung, wo welcher Elternteil sitzt, und um die Ablösung von den jeweiligen Eltern.

- Die Partnerin stellt sich erneut vor einen Elternteil. Sie weiß nun, vor wem sie steht (Vater oder Mutter) bzw. wer hinter ihr sitzt.
- Sie wird nun eingeladen, sich umzudrehen und Kontakt mit dem jeweiligen Elternteil aufzunehmen.
- Dabei geht es in der Regel um einen (manchmal sehr emotionalen) Abschied des Klienten aus symbiotischen Mustern mit diesem Elternteil.

Beispiel aus einer realen Aufstellung mit Katja und Mario:

Katja: »Hallo Papa, wenn ich vor dir stehe, bin ich sehr erregt, und mein Mann ist mir ziemlich gleichgültig – das macht mir zu schaffen!«

– nach einer Pause:

»So will ich's nicht mehr … ich bin zwar deine Tochter … aber nur das … und du bist nur mein Papa, nicht mehr … und du bleibst mein Papa, auch wenn ich jetzt einen Partner habe, der mir nicht gleichgültig ist.«

– nach einer Pause:

»Dir als meinem Vater möchte ich jetzt Achtung erweisen«, sie verneigt sich vor ihm, »und ich mute dir zu, Papa, dass ich jetzt einen anderen Mann liebe«, – nach einer tränenreichen Pause: »was nicht heißt, dass ich dich nicht liebe … aber anders.« Nach einer weiteren Pause: »So ist's, Papa, und jetzt verabschiede ich mich von dir.«

Das Gleiche wiederholt sich beim Partner und dessen Eltern:

Mario: »Liebe Mama, wenn ich bei dir stehe, fühle ich mich schwer, und wenn ich von dieser Position auf meine Partnerin schaue, ist sie mir ziemlich egal ... ich traue mich da gar nicht so ganz ran. Ich hab noch einiges mit dir zu lösen, Mama und ich glaub, wenn ich's tue, nützt das meiner Partnerschaft ... Ich bleibe dennoch dein Kind, aber nicht mehr dein Retter; das kann ich nicht mehr, das schaffe ich nicht ... wenn ich mit meinen Rettungsversuchen beschäftigt bin, kann ich mich nicht wirklich auf meine Partnerin einlassen ... ich höre jetzt auf damit, Mama! Aber als meiner Mutter gebe ich dir die Ehre ... über dich habe ich das Leben bekommen ... dafür danke ich dir ...« Es folgt eine tiefe Verneigung. »Ciao Mama, ich mute dir zu, dass ich jetzt zu meiner Partnerin gehe ...«

Wenn sich im Anschluss die Partner noch einmal gegenübersitzen, empfinden sie es häufig wie ein Wunder.

Sie sehen und erleben ihren Partner völlig verändert und bekommen eine Ahnung davon, was es heißt, den anderen mit eigenen Augen zu sehen und zu erleben.

Oft schließt sich eine intensive Ablösearbeit von einem Elternteil oder beiden an, für einen der Partner oder beide.

65 Schattenweg – Aufstellungen mit Kindern

vorgestellt von Erika Schäfer	
Ziele • Suche nach den systemischen oder karmischen Ursachen von Problemen bei Kindern	**Stichworte** • Karma • Kinder • Rückführung
Material Papier und Wachsmalkreiden	**Teilnehmerzahl** ab 8
Vorbereitung/Raum Übung für drinnen, Platz für Bewegung	**Dauer** max. 45–60 Min.

Probleme von Kindern können aufgestellt werden, wenn wir den Eindruck haben, dass wir mit Einzelsitzungen nicht nah genug an die Ursache des Problems herankommen. Diese Aufstellungen sind sehr häufig Rückführungsaufstellungen. Darauf ist auch diese Variante aufgebaut.

Falls keine Erfahrung damit vorliegt, verweise ich zur Erläuterung von Rückführungsaufstellungen auf meine Bücher (z. B. *Nachtmeerfahrt der Seele*) und Seminare.

Beschreibung

Das Kind ist bei den Aufstellungen immer anwesend, und es muss zumindest ein Elternteil dabei sein. Das Kind sitzt normalerweise neben dem Therapeuten und die Eltern auf der anderen Seite des Kindes.

Bemerkenswert ist, dass die Probleme bei Kindern bis sechs Jahre fast immer karmische Ursachen haben oder auf ein schweres frühkindliches Trauma zurückzuführen sind. Systemische Ursachen findet man selten. Deshalb ist es wichtig, dass unter den Stellvertretern zwei bis drei Personen sind, die sich leicht rückführen lassen, das heißt schon viele eigene Rückführungserfahrungen haben und auch schon oft Stellvertreter waren.

Anweisung

Zunächst wird mit dem Kind besprochen, was wir aufstellen wollen, bzw. was wir gemeinsam lösen wollen. Dann erkläre ich dem Kind kurz, dass wir über Stellvertreter versuchen wollen, das Problem zu lösen. Das Kind sucht die Stellvertreter zusammen mit Vater oder Mutter oder auch alleine aus und stellt sie entsprechend auf.

Wir beginnen immer mit dem Stellvertreter für das Kind alleine. An dem Verhalten und den Äußerungen des Stellvertreters für das Kind orientiert sich der Aufstellungsleiter, was er als Nächstes dazustellen lässt.

Der Aufstellungsleiter achtet dabei darauf, dass auch (nur) Personen aufgestellt werden, die sich leicht rückführen lassen. Die Stellvertreter, die schon aufgestellt sind, wissen nicht, wer dazugestellt wird. Die Stellvertreter selbst aber kennen ihre Rolle.

Während der Aufstellung erkläre ich dem Kind ab und zu, was da geschieht.

Bei jüngeren Kindern sollte die Aufstellung maximal 45 Minuten dauern, da der Spannungsbogen der Kinder nicht weiter reicht.

Varianten

Wenn keine geübten Stellvertreter anwesend sind, versuche ich, die Mutter oder den Vater für das Kind zurückzuführen. Kinder über 10 Jahre kann man auch schon selbst rückführen.

Manchmal lasse ich die Kinder auch während der Aufstellung malen, um mich zu orientieren oder um noch weitere Informationen zu erhalten. Die Anweisung lautet: »Magst du ein Bild malen«, ohne näher zu sagen, was gemalt werden soll. Oft kommen dann eindrucksvolle Bilder aus dem Unbewussten, die die Situation näher beleuchten.

Auswertung

Es ist sehr wichtig, dass der Therapeut die Kinder nicht mental anspricht, sondern emotional. Davon hängt im Wesentlichen das Gelingen der Therapie ab. Ich nenne diese Sprache »Seelensprache« – im Gegensatz zur heute üblichen mentalen Sprache.

Kommentar

Kinder sind noch sehr offen und haben einen unmittelbaren Bezug zu früheren Leben. An ihrem Verhalten kann ich genau ablesen, ob wir in der Rückführung auf dem richtigen Weg sind. Oft erleben die Kinder die alten Erfahrungen so intensiv, dass sie beginnen »mitzuspielen«. Sie legen sich zum Beispiel auf den Boden, wenn es ans Sterben geht, verschanzen sich hinter Stühlen, wenn sie eingesperrt werden, oder rennen aggressiv im Zimmer herum, wenn es sich um ein Kriegserlebnis handelt. Oft bringen Kinder Zeichnungen mit, auf denen schon zu sehen ist, was wir rückführen werden – so, als wüsste das Unbewusste oder die Seele des Kindes schon vorher, was wir rückführen werden.

Literatur

Schäfer, E. (2014): Nachtmeerfahrt der Seele: Familien- und Regressionsaufstellungen mit Kindern und Erwachsenen. Roßdorf (Synergia).

66 Kriegsbabys – Heilung traumatisierter Babys

vorgestellt von Erika Schäfer	
Ziele • Heilung von Klienten, die während eines Krieges Babys oder Kleinkinder waren	**Stichworte** • frühe Traumatisierung • Krieg • Schutzlosigkeit • emotionale Verletzung
Material evtl. Couch, große Kissen, Sessel	**Teilnehmerzahl** ab 10, besser mehr, davon mind. 6 Frauen
Vorbereitung/Raum Übung für drinnen, Platz für Bewegung	**Dauer** ca. 30 Min.

Beschreibung

Diese Übung ist sinnvoll, wenn sich während der Aufstellung zeigt, dass der Klient oder die Klientin von seinen Gefühlen abgeschnitten ist, weil bei ihm/ihr oder im System ein frühkindliches Kriegstrauma vorliegt. Neugeborene und Kleinkinder sind noch ganz offen und nehmen allen Schmerz, alle Angst, alle Anspannung in ihrer näheren und weiteren Umgebung wahr. Sie erleben alle heftigen Gefühle als ihre eigenen, da sie noch ganz mit ihrer Umwelt verbunden sind. Um zu überleben, müssen sie ihre Gefühle »abschalten«, das heißt gefühllos werden. Sie befinden sich in einem emotionalen Schock.

Anweisung

Die Stellvertreterin für die Mutter hält den Stellvertreter für den Klienten oder den Klienten selbst im Arm, entweder stehend oder am Boden auf Kissen sitzend. Darum herum formieren sich alle Frauen der Gruppe, evtl. dazu auch Männer im äußeren Kreis. Sie umschließen Mutter und Kind ganz eng.

Erste Phase:

Lautes Wehklagen: Alle haben jemanden im Krieg verloren: »Mein Kind ist von einer Granate zerrissen worden« – »Mein Mann ist gefallen, mein Bruder ist verbrannt, mein Sohn ist gefallen« – »Mein Haus ist abgebrannt« – »Alle sind tot«. Jeder klagt laut sein Leid und drückt seinen Schmerz aus.

Es ist wichtig, dieser Phase viel Zeit zu widmen, damit die blockierten Gefühle ihren Raum finden und ausgedrückt werden können.

Zweite Phase:
Wenn der Schmerz ausgedrückt ist, stellt sich mit der Zeit eine Ruhe ein, fast wie ein heiliger Frieden. Nach einiger Zeit beginnt fast immer von selbst ein leises Summen, und die Frauen stimmen unaufgefordert die Melodie eines Wiegenliedes an. Dabei bewegen sie sich sanft hin und her, als würden sie ein Baby im Arm wiegen.

Varianten

Bei der unterbrochenen Hinbewegung (Klient war als Kleinkind länger von der Mutter getrennt) legt sich der Klient selbst in die Arme der Stellvertreterin für die Mutter, nach Möglichkeit auf einer Couch oder einem Sessel. Die Stellvertreterin für die Mutter ermuntert den Klienten, allen Schmerz, alle Wut und alle Trauer von damals auszudrücken, als er alleine gelassen wurde. Kann der Klient den Schmerz zeigen, dann kann die Mutter etwa sagen: »Ja, zeig mir all deinen Schmerz, jetzt bin ich da, jetzt halte ich dich. Ich passe auf dich auf. Jetzt höre ich dich. Jetzt kann dir nichts mehr passieren.«

Auswertung

Hier geht es darum, blockierte Gefühle wieder zum Fließen zu bringen. Vor allem viele Kriegskinder haben ihre Gefühle »abschalten« müssen, um zu überleben. Die Kinder und Enkel dieser Kriegskinder sind deshalb oft emotional unterversorgt worden.

Kommentar

Es wird immer mehr bekannt, wie wichtig unsere emotionale Reife ist. Sie befähigt uns, mit emotional belastenden Situationen gut umzugehen. Oft ist die Ursache für Burn-out eine emotionale Unterversorgung in der Kindheit.

67 Kreis der Liebe

vorgestellt von Miklós Szalachy	
Ziele • Differenzierung und Verstärkung von Wahrnehmungsprozessen	**Stichworte** • Lösungsphase • Annäherung • Friedensprozess • Differenzierung • Intensivierung
Material –	**Teilnehmerzahl** ab 6
Vorbereitung/Raum Übung für innen oder außen, ruhiges Umfeld empfohlen	**Dauer** solange es der Klient benötigt

Beschreibung

Unter den Teilnehmern stellt sich eine Person als Klient zur Verfügung. Der Klient stellt sich in die Mitte, die übrigen Teilnehmer werden gebeten, sich im Kreis um den Klienten aufzustellen. Der Klient wählt sich eine Person, die ihm wichtig ist und deren Liebe er gut und gerne annehmen kann.

Anweisung

Der Klient kann den Namen der Person nennen (muss es aber nicht). Die übrigen Teilnehmer gestalten den Kreis um den Klienten so, dass sie mit Körper und Gesicht zu ihm gewandt sind. Nun nehmen alle Teilnehmer die Rolle dieser vom Klienten gewählten Person ein.

Jeder Teilnehmer bildet mit der rechten Hand oberhalb der linken Schulter des auf der rechten Seite stehenden Teilnehmers eine Stellvertretung (kataleptische Hand) für *»die mögliche Liebe dieser repräsentierten Person«*. Wichtig dabei ist, dass die Hand für den Klienten gut sichtbar ist. Dadurch sind alle mit »der möglichen Liebe« verbunden.

Der Klient fühlt sich in das entstandene Feld ein und wendet sich möglichst ohne Worte jedem Teilnehmer im Kreis einzeln gesammelt zu. Dabei nimmt der Klient jeweils gesondert Kontakt zum Teilnehmer als Person selbst bzw. danach zu der durch die kataleptische Hand repräsentierten »möglichen Liebe der repräsentierten Person« auf und nimmt jeweils den Unterschied wahr. Der Klient kann auch mehrere Male den Kreis durchlaufen.

Am Ende der Übung: Entrollung der Teilnehmer durch Separation.

Auswertung

Die mehrfache Repräsentation der von Klient gewählten Person zeigt erfahrungsgemäß folgende Wirkung:

a) Es verstärkt spürbar insgesamt das positive Feld der vom Klienten gewählten Person und ihrer Liebe für den Klienten.
b) Mögliche unterschiedliche Wahrnehmungen der Repräsentanten zeigen verschiedene innere Anteile der Person. Sie zeigen sich als Ressource für den Klienten, weil sie durch die »mögliche Liebe« der Person (kataleptische Hand) verbunden sind.
c) Die gesonderte Kontaktaufnahme vom Klienten mit der Person (oder einem inneren Anteil) bzw. mit der externalisierten »möglichen Liebe« (kataleptische Hand) ermöglicht es dem Klienten, immer auf die dahinterliegende Liebe der Person zu schauen. Das ist lösend und friedensstiftend.

Anschließend fragt man den Klienten nach Eindrücken und Empfindungen, vor allem nach dem erlebten Unterschied zwischen der Person selbst und der externalisierten Liebe.
Auch die in der Repräsentanz stehenden Teilnehmer werden nach ihren Empfindungen gefragt, ggf. lässt man sie ressourcenvolle Inhalte an den Klienten kommunizieren.

Die explizite Wirkung dieser Übung wird vor allem innerhalb eines Aufstellungsprozesses als kraftvoller Friedensprozess erfahren. Besonders im Annäherungs-, Öffnungs- und Versöhnungsprozess von Kindern zu und mit ihren Eltern erweist sich dieses Modell als hilfreich.

Varianten

Diese Übung kann auch bei jedem anderen lösenden Wahrnehmungsprozess eingesetzt werden.

Kommentar

Die Teilnehmer sind meist von der hohen Energieintensität des Wahrnehmungsfeldes überrascht.

Kapitel 8: Strukturaufstellungen

Einleitung

von Christopher Bodirsky

Die Strukturaufstellungen wurden – beginnend in den 1990er-Jahren – von Insa Sparrer und Matthias Varga von Kibéd entwickelt.

Zentrale Wurzeln sind

- die Grundlagen der Aufstellungsarbeit nach Bert Hellinger,
- die Lösungsorientierung von Insoo Kim Berg und Steve de Shazer,
- die Skulpturarbeit von Virginia Satir und
- die hypnosystemischen Ansätze von Steven Gilligan, Ernest Rossi und Gunther Schmidt …

Bei den Strukturaufstellungen wird – wie der Name es bereits ausdrückt – primär mit den Strukturen (wovon?) gearbeitet, also dem, was zwischen den Elementen des zu betrachtenden Systems ist. Somit erklärt sich eine Arbeitsweise, die auf handwerkliche Präzision, auf hypno-systemische Wirkung von Sprache und auf die Durchführung von Tests großen Wert legt.

Die Grundlage bildet die Idee einer »transverbalen Sprache«, einer Sprache also, die neben der verbalen und nonverbalen Kommunikation auch weitere Elemente wie Abstände und Winkel als bedeutungsgebend mit einbezieht. Sparrer und Varga von Kibéd sprechen hier von einer »Grammatik der Systemaufstellungen«, die wie das strukturgebende einer Sprache auch Bedeutung generiert.

Die durchführende Person einer Strukturaufstellung versteht sich hier als »Gastgeberin« bezüglich der Inhalte und als »Leitung« bezüglich des Prozesses. Praktisch bedeutet das, auftauchende Informationen nicht als Deutungen oder »Wahrheiten« seitens der Leitung anzubieten, sondern den Prozess dagegen sehr kontrolliert ablaufen zu lassen, indem z. B. Positionsänderungen einzeln angeleitet werden und keine sich selbst ergebenden Bewegungen zugelassen werden. Speziell der letzte Punkt ist für Klienten mit traumatischen Erfahrungen von zentraler Bedeutung.

Nachfolgend einige Merkmale und/oder Besonderheiten der Strukturaufstellungen:

- Für die Klientin wird ein Element mit der Bezeichnung »Fokus« gestellt, das die Klientin repräsentiert, jedoch reduziert auf ihr Anliegen. Eine Klientin komplett als ganze Person aufzustellen wird als viel zu komplex gesehen, außerdem erlaubt diese Reduzierung ein präziseres Arbeiten am gestellten Thema.
- Die Klientin wählt die Repräsentanten aus, und sie werden auch von ihr aufgestellt. Die Kontrolle der Aufstellung liegt immer bei der Klientin, gerade wenn neue Elemente hereingenommen werden sollen.
- Bei den Strukturaufstellungen geht man davon aus, dass das erste Element das »Bühnenbild« bestimmt und es je nach Fragestellung daher einen Unterschied bedeuten kann, welche Elemente in welcher Reihenfolge aufgestellt werden.

Es gibt verschiedene Kategorien von Repräsentanten, die unterschiedliche Funktionen haben.

- »Orte« werden immer zuerst gestellt und verändern ihre Positionen kaum. Das kann ein Spannungsbogen sein wie »Vergangenheit/Zukunft«, Pole eines Dreiecks wie Wissen/Struktur/Beziehung, zwischen denen etwas betrachtet werden soll, oder die Positionen einer Entscheidungsfrage – um nur einige zu nennen.
- »Repräsentanten« – also klassische Stellvertreter
- »Freie Elemente« – wobei es auch hier verschiedene Varianten gibt. Ein Beispiel ist das »skalierte freie Element«, das sich wie ein Messgerät auf einer skalierten gedachten Linie z. B. zwischen 0 und 100 frei bewegen kann und beispielsweise den Grad einer aktuellen »Work-Life-Balance« anzeigt. Damit lässt sich überprüfen, ob die Arbeit in die richtige Richtung geht.
- Es wird generell unterschiedsbasiert gefragt, etwa: »Was ist jetzt anders?« Damit strebt man präzisere Beschreibungen des abgelaufenen Prozesses an.
- Es gibt je nach Fragestellung unterschiedliche Aufstellungsformate, z. B. für Entscheidungen, nichthilfreiche Glaubenssätze, für Fragen zu Werten oder zu zeitlichen Abläufen, zu Zielen, die nicht erreicht werden, ein Format für allgemeine Probleme, für gesundheitliche Fragen – und natürlich für familiäre Anliegen. Nachdem es für jedes Format auch entsprechende Regeln gibt, wird die Arbeit durch die damit einhergehende Komplexitätsreduzierung erleichtert.
- Es gibt verschiedene Möglichkeiten, um Verschleierungen, Verstellungen oder Überlagerungen zu überprüfen, und Interventionen, um diese aufzuheben.

Alle Regeln werden generell nicht als normativ angesehen (so *muss* es sein), sondern als kurativ (wenn sie helfen, wenden wir sie an).

Strukturaufstellungen werden immer in einen beratenden oder therapeutischen Prozess eingebunden. Man legt dabei großen Wert auf ein separates Vor- und ein Nachgespräch.

So hat sich in den vergangenen Jahren eine Vielzahl unterschiedlicher Formate entwickelt.

68 Vater-Mutter-Kind-Dreieck

vorgestellt von Kurt Fleischner	
• Ziele • »Diagnose-Tool«, um Themen leichter zu identifizieren • Übungsformat, um in einem klaren Setting mit Aspekten von Prozessarbeit zu experimentieren • Dynamiken im »Triangulierungsdreieck« besser verstehen	**Stichworte** • Strukturaufstellung • Einzelsetting mit Medien
Material –	**Teilnehmerzahl** ab 6
Vorbereitung/Raum Falls – wie bei Version 1 – als Demonstration mit Figuren oder em Systembrett gearbeitet wird, könnte ein niedriges Tischchen im Raum stehen, damit die anderen Teilnehmer sich darum herum versammeln und zusehen können.	**Dauer** je nachdem, wie tief man inhaltlich in den Prozess geht: In der Anwendung mit Medien 5 Min., im Gruppensetting bis 45 Min.

Beschreibung

Die Elemente dieses Aufstellungsformats lehnen sich an die Glaubenspolaritäten-Aufstellung von Matthias Varga von Kibéd und Insa Sparrer an. Sie ermöglichen – neben dem Übungseffekt – eine Sondierung, in welchem Themenfeld nach einer Lösung gesucht werden kann.

Variante 1

Einfaches Übungsformat und Diagnose-Tool in der Aufstellung mit Figuren/Systembrett:

- das Thema »Vater« (… in meinem Leben)
- das Thema »Mutter« (… in meinem Leben)
- das Thema »Kind« (… »Kindsein« in meinem Leben)
- der Fokus

Anweisung

Nach dem Zielinterview wird der Anliegensteller zuerst eingeladen, die 3 Themenfelder als gleichseitiges Dreieck aufzustellen, dann bekommt die Figur für den Fokus einen Platz darin.

Lassen Sie einfach das aufgestellte Anfangsbild auf sich wirken und stellen Sie folgende Fragen:

- Wohin geht die Blickrichtung des Fokus?
- Mit wem ist der Fokus in Verbindung, wem ist er am meisten zugewandt, wo abgewandt?
- Wem steht er am nächsten und zu wem steht er am entferntesten?
- Teilen Sie Ihre Wahrnehmungen dem Anliegensteller mit und interessieren Sie sich dafür, welche Ideen bei ihm dazu auftauchen.
- Beschließen Sie die Aufstellung mit einer Zusammenfassung der Fragen und Einfälle, die aufgetaucht sind, und formulieren Sie eine Hypothese darüber, was vielleicht ein nächster Schritt in Bezug auf das Anliegen sein könnte. Achten Sie auf die körpersprachliche Antwort des Klienten auf Ihre Hypothese.

Variante 2

Vater-Mutter-Kind-Dreieck in der Gruppe:

Wie bei der Glaubenspolaritäten-Aufstellung werden nacheinander die Themen »Vater«, »Mutter« und »Kind« an die Eckpunkte eines gleichseitigen Dreiecks gestellt. Auf das Aufstellen eines »freies Elements« kann man hier meiner Ansicht nach verzichten.

Das Format ermöglicht eine partielle Arbeit an den Themen »Vater« und »Mutter«. Das Verwobensein der Beziehungen innerhalb dieses Dreiecks wird durch die Rückmeldungen der Repräsentanten zwar meist sichtbar, muss aber nicht in seiner ganzen Komplexität bearbeitet werden. Auf diese Weise wird es für Lernende mitunter leichter, Interventionen aufzubauen, als in »freien Aufstellungsbildern«.

Bei der Arbeit am Pol des »Kindes« kann man mit Formen der »inneren Kind-Arbeit« experimentieren und »das Kind in seiner unverletzten Ganzheit« als Ressource erfahren und nutzen.

Auswertung

Zu Variante 1 (Aufstellung mit Figuren):

Fragen:

- »Auf welches Thema oder Themenfeld könnte man als Erstes blicken? Und wie kommst du auf diese Idee?
- Wie könntest du das dem Klienten mitteilen?
- Wie hast du die körpersprachliche Rückmeldung der Klientin erlebt, als du ihr deine Wahrnehmungen und Hypothesen erläutert hast?«

Zu Variante 2 (Aufstellung in der Gruppe):

Hier können unterschiedlichste Aspekte der Aufstellung nachbesprochen und Inputs zu theoretischen und methodischen Aspekten gegeben werden.

Kommentar

Dieses Format ist gewissermaßen eine einfache Variation der von Matthias Varga von Kibéd und Insa Sparrer entwickelten Glaubenspolaritäten-Aufstellung (GPA). Während in der GPA die großen Daseinskräfte Ordnung, Erkenntnis und Liebe als Pole aufgestellt werden, sind es hier Ressourcen, die Einfluss auf unsere kindliche Geschichte hatten. Dies erlaubt den Lernenden schnell, Themen und Themenfelder in Bezug auf ein Anliegen zu identifizieren und eine hilfreiche Reihenfolge zu finden, in der sich Klient und Berater diesen Themen widmen.

Wenn der Fokus z. B. im Anfangsbild auf keine der drei Pole schaut, sondern sein Blick eine andere Richtung hat, ist dies häufig ein Hinweis darauf, dass es gerade vorwiegend um ein Thema geht, das nicht direkt mit den Eltern zu tun hat, sondern mit anderen Personen oder Ereignissen innerhalb des Familiensystems. Auf diese Weise kommen auch Aufstellerinnen mit wenig Erfahrung schnell auf die Spur von Loyalitäten, Übernahmen fremder Schicksalsmuster und anderen Familienthemen.

Bei ersten Lernschritten als Aufsteller kann man das Format auch hier als reines »Diagnose-Tool« verwenden und dabei völlig auf Prozessarbeit verzichten. Belastungs- und Überlagerungsthemen werden hier meist schnell deutlich. In der Folge können dann Interventionsformen von Strukturaufstellungen geübt werden (Prozessarbeit, das Finden und Erproben von Sätzen, Umgang mit Überlagerungen, der Umgang mit explizitem Strukturebenenwechsel usw.).

69 Der unsichtbare Bühnenhintergrund (SySt®)[2]

vorgestellt von Ursula Vorhemus	
Ziele • den Einfluss des impliziten Kontextes erfassen, der im ersten Bild mitschwingt	**Stichworte** • Bildaufbau • Strukturebenen • repräsentierende Wahrnehmung • SySt®-Grammatik
Material –	**Teilnehmerzahl** 5–7 + x
Vorbereitung/Raum –	Dauer ca. 60–90 Min.

Der »unsichtbare Bühnenhintergrund«

Üblicherweise stellt der Klient den Fokus (als Fokus wird die auf ein bestimmtes Thema fokussierte Repräsentantin einer Klientin bezeichnet) als Erstes auf und ordnet dann die anderen Repräsentanten in Relation zum Fokus an. Damit bringt er die symbolisierten Elemente (z. B. die »Systemmitglieder«) in »ihre Welt«. Das bedeutet: Durch das Aufstellen des Fokus als erstes Element des Modellsystems ist die bisherige Erlebnis- und Erfahrungswelt des Klienten in Bezug auf das Aufstellungsthema als impliziter Rahmen bzw. »unsichtbarer Bühnenhintergrund« indirekt mit aufgestellt.

Werden umgekehrt die Repräsentanten zuerst in den Raum gebracht und der Fokus dazugestellt, so kommt der Fokus »in die Welt der/des anderen« (z. B. in die »Firmen-/Familienwelt«). Das ist in der Supervision gebräuchlich und ist darüber hinaus in bestimmten anderen Fällen sinnvoll, wenn z. B. der Klient als »neues« Mitglied in eine Firma oder Familie kommt (Varga von Kibéd, s. Vorhemus 2015c).

Demonstration, Übung

Anweisung 1:

- Der Gruppenleiter (GL) bittet eine Teilnehmerin, als Klientin einen »Fokus« zu wählen und im Raum aufzustellen.

2 »SySt®« steht für die Systemischen Strukturaufstellungen von Insa Sparrer und Matthias Varga von Kibéd sowie für deren Institut für Systemische Ausbildung, Fortbildung und Forschung in München.

- Der Gruppenleiter bittet die Klientin, 3–5 Teilnehmer als »Repräsentanten« nach und nach dazuzustellen.
- Der Gruppenleiter fragt nach Unterschieden in der Körperwahrnehmung.
- Entrollen

Anweisung 2:
- Der Gruppenleiter bittet die Klientin, zuerst die 3–5 »Repräsentanten« in den Raum zu bringen und dann den »Fokus« ins Bild zu bringen.
- weitere Schritte: s. o.

Kommentar

Meistens berichten die Teilnehmer von deutlich wahrnehmbaren körperlichen Unterschieden – je nachdem, ob der »Fokus« als Erstes oder als Letztes aufgestellt wird. Das lässt erkennen, dass die Reihenfolge, in der die symbolisierten Elemente ins Bild gebracht werden, den unsichtbaren Hintergrund bzw. den impliziten Kontext vorgibt, der die Struktur im Modellsystem – und weiter die Interventionen im Aufstellungsprozess – maßgeblich beeinflusst. Es wird daher von der Art des Anliegens abhängen, welche Vorgehensweise man wählt.

Als heuristische Regel gilt, dass Früheres den Hintergrund stärker prägt als Späteres. Inwieweit das einen Unterschied machen könnte, wird ausgetestet, indem die »Repräsentanten« konkret benannt werden, z. B. als Elemente der Firmen- oder Familiengeschichte.

Die Reihenfolge des Dazukommens ins System spielt außerdem in Paaraufstellungen eine Rolle: Kommt »A in die Welt von B«? Kommt »B in die Welt von A«? Kommen »A und B gemeinsam in eine Welt C«? Auch damit lohnt es sich zu experimentieren.

Bei der Demonstration/Übung ist es nicht erforderlich, ein Anliegen vorzugeben. Die Teilnehmer tun so, als ob es ein Anliegen gäbe und sie Repräsentanten wären. Nichtsdestotrotz passiert es häufig, dass sich bei den Teilnehmern Resonanzen als nützliche Hinweise auf eigene Themen einstellen.

Variante

Auf ähnliche Weise lässt sich verdeutlichen, dass (insbesondere bei sehr komplexen Themen) ein schichtweiser Bildaufbau oft ein Mehr an Informationen bringt (s. Vorhemus 2015a).

- Dafür werden zunächst der »Fokus« und dann sukzessive 3–5 »Repräsentanten« aufgestellt. Danach wird nach Unterschieden in der Körperwahrnehmung gefragt.

Zum Vergleich:

- Nach dem Entrollen wird wieder der »Fokus« aufgestellt, der erste »Repräsentant« kommt dazu. Beide werden zu Wahrnehmungsunterschieden befragt.

- Der nächste »Repräsentant« wird ins Bild gebracht, es folgen wieder Fragen nach Wahrnehmungsunterschieden.
- So wird vorgegangen, bis alle »Repräsentanten« aufgestellt sind.

Literatur

Vorhemus, U. (2015a): Systemische Strukturaufstellungen (SySt®) – Hypnosystemisch – Lösungsfokussiert. Aachen (FerrariMedia).

Vorhemus, U. (2015c): Systemische Strukturaufstellungen (SySt®) – Transverbal – Grammatisch. Aachen (FerrariMedia).

70 Die Hand als »Ersatzrepräsentantin« (SySt®)[3]

vorgestellt von Ursula Vorhemus	
Ziele • die Hand aus der willentlichen Kontrolle entlassen (zur kataleptischen Hand bzw. Ersatzrepräsentantin machen)	**Stichworte** • repräsentierende Wahrnehmung • ericksonsche Hypnotherapie • Dissoziation • kataleptische Hand
Material Stuhl	**Teilnehmerzahl** einzeln, Gruppe
Vorbereitung/Raum –	**Dauer** ca. 20 Min.

Das Prinzip der kataleptischen Hand

Die Idee der kataleptischen Hand als Ersatzrepräsentantin beruht auf einem von Insa Sparrer und Matthias Varga von Kibéd aus der ericksonschen Hypnotherapie abgeleiteten Prinzip. Demnach ist es Aufstellungsleitern möglich, aufgrund der teilweisen Dissoziation der Hand etwas wahrzunehmen, das nicht zu ihrer Person gehört, sondern zum Modellsystem.

Repräsentanten reagieren auf die kataleptische Hand wie auf eine weitere Repräsentantin (positive Halluzination).

Mithilfe der kataleptischen Hand können Interventionen in der Gruppen- und Einzelarbeit durchgeführt werden (siehe z. B. Sparrer 2006; Sparrer u. Varga von Kibéd 2010; Vorhemus 2015a).

Von der normalen zur kataleptischen Hand

Anweisung

- »Setze dich bitte auf einen Stuhl. Die Füße stehen am Boden, die Hände ruhen mit den Handflächen nach unten auf den Oberschenkeln.
- Um eine ›normale‹ Hand zur kataleptischen Hand werden zu lassen, fasse das eine Handgelenk im Zangengriff der anderen Hand (mit Daumen, Zeige- und Mittelfinger) und hebe es langsam auf Brusthöhe.
- Lasse die Hand wieder locker zurückfallen.

3 »SySt®« steht für die Systemischen Strukturaufstellungen von Insa Sparrer und Matthias Varga von Kibéd sowie für deren Institut für Systemische Ausbildung, Fortbildung und Forschung in München.

- Nach einigen Wiederholungen öffne die ›Zange‹, doch belasse die Hand in Brusthöhe, so als ob sie dort schweben würde.
- Hebe zum Test die andere Hand ebenfalls hoch. Wenn sich die ›schwebende‹ Hand in Relation zur anderen Hand taub oder kribbelig anfühlt, ist sie zur kataleptischen Hand geworden.
- Zur weiteren Unterschiedswahrnehmung versuche, mit beiden Händen zu winken. In der Regel gelingt die Winkbewegung mit der ›schwebenden‹ Hand nicht mehr so leicht. Auch das ist ein Zeichen, dass diese Hand teilweise deiner willentlichen Kontrolle entzogen ist.
- Wende nun die nach unten in Richtung Oberschenkel zeigende, leicht gewölbte Handfläche der kataleptischen Hand in Richtung Brust.
- Drehe den Arm (nicht die Hand) aus der Schulter weg vom Körper. Sobald die Handfläche der kataleptischen Hand auf ein imaginäres Gegenüber ›blickt‹, tue so, als ob die Handfläche das Gesicht einer Repräsentantin wäre.
- Führe diese Übung auch mit der anderen Hand durch.«

Um die kataleptischen Hand wieder zur »normalen« Hand werden zu lassen, reicht es meist, die Hand wieder fallen zu lassen und auszuschütteln. Zusätzlich kann sie mit der anderen Hand abgestreift, abgeklopft oder mit kaltem Wasser abgewaschen werden.

Variante

Statt mit dem Zangengriff zu arbeiten, kannst du dir vorstellen, am Handgelenk wäre ein Luftballon angebunden, der die Hand langsam hochzieht und in der Schwebe hält. Wird die Schnur in Gedanken durchgeschnitten, fällt die Hand hinunter.

Anwendungen

Mit der kataleptischen Hand lässt sich z. B. vorzüglich testen, ob eine Kontextüberlagerung vorliegt.

Kommentar

Mit etwas Übung genügt das Einsteigen in den Strukturaufstellungsprozess, um von normaler Hand auf kataleptische Hand »umzuschalten« und mittels dieser zu intervenieren.

Literatur

Sparrer, I. (2006): Systemische Strukturaufstellungen. Theorie und Praxis. Heidelberg (Carl-Auer).

Sparrer, I. u. M. Varga von Kibéd (2010): Klare Sicht im Blindflug: Schriften zur Systemischen Strukturaufstellung. Heidelberg (Carl-Auer).

Daimler, R., I. Sparrer u. M. Varga von Kibéd (2015): Basics der Strukturaufstellungen. Eine Anleitung für Einsteiger und Fortgeschrittene. München (Kösel), 4. Aufl. 2015.

Vorhemus, U. (2015a): Systemische Strukturaufstellungen (SySt®) – Hypnosystemisch – Lösungsfokussiert. Aachen (FerrariMedia).

71 Eins im anderen – Kontextüberlagerungen lösen (SySt®-Miniatur)[4]

vorgestellt von Ursula Vorhemus	
Ziele • Handwerkszeug aneignen zur Kontextüberlagerung • Kurzinterventionen durchführen	**Stichworte** • Kontextüberlagerung • Ausgeschlossenes • Interventionen • rituelle Sätze • repräsentierende Wahrnehmung • kataleptische Hand (kH) • SySt®-Grammatik
Material –	**Teilnehmerzahl** 3 + x
Vorbereitung/Raum auch in kleinem Raum möglich, Übung mit Repräsentanten oder im Einzelsetting	**Dauer** ca. 30–60 Min.

SySt®-Miniaturen

Die meisten großen SySt®-Formate sind sehr komplex. Sie bauen auf einer umfangreichen Grammatik auf und erfordern einen langen Lernprozess. Demgegenüber sind die von Insa Sparrer entwickelten SySt®-Miniaturen überschaubar und relativ rasch erlernbar (s. Daimler, Sparrer u. Varga von Kibéd 2015; Vorhemus 2015c). Durchgeführt werden sie mithilfe der kataleptischen Hand.

Kontextüberlagerung/Ausgeschlossenes

Im Aufstellungsprozess erweckt es bisweilen den Anschein, als ob ein Element teilweise mit einem anderen Kontext, z. B. jenem einer ungerechtfertigt aus dem System ausgeschlossenen (früh verstorbenen, nicht gewürdigten, vergessenen, tabuisierten) Person(engruppe), überlagert wäre. Oder anders gesagt: Manchmal scheint es, als ob das dargestellte Element (z. B. der Sohn) auch noch Aspekte von jemand anderem oder von etwas anderem (z. B. vom früheren Partner oder von der Familiengeschichte) repräsentieren würde. (Außerhalb der SySt® wird das Auf-

4 »SySt®« steht für die Systemischen Strukturaufstellungen von Insa Sparrer und Matthias Varga von Kibéd sowie für deren Institut für Systemische Ausbildung, Fortbildung und Forschung in München.

treten eines solchen Phänomens auch »Identifikation« genannt. Dieser Terminus wird in den SySt® jedoch kritisch gesehen, stattdessen spricht man hier lieber von »partieller Musterrepräsentation«.)

Dann ist es in der Regel zweckmäßig, Interventionen und Rituale zur Trennung der Überlagerung und fallweise zur Neueinbeziehung des »Aufgetauchten« durchzuführen (s. Vorhemus 2015a, 2015b).

Übung SySt®-Miniatur:

Anweisung 1

- Zwei Teilnehmer (Teilnehmer 1, Teilnehmer 2) stellen sich wie Repräsentanten im Abstand von ca. 2 m mit Blickkontakt einander gegenüber.
- Ein dritter Teilnehmer (Teilnehmer 3) befragt die beiden nach ihren Körperwahrnehmungen.
- Teilnehmer 3 hält die kataleptische Hand *vor das Gesicht* von Teilnehmer 1, die Handfläche zeigt wie das Gesicht einer weiteren Repräsentantin zu Teilnehmer 2.
- Teilnehmer 3 zieht die kataleptische Hand langsam zur Seite.
- Teilnehmer 3 befragt Teilnehmer 1 und Teilnehmer 2 nach Wahrnehmungsunterschieden.

Kommentar

Oft folgt der Blick von Teilnehmer 2 der kataleptischen Hand, so als ob hier etwas auftauchen würde, das den Blick auf das von Teilnehmer 1 repräsentierte Element verstellt hat und jetzt die Aufmerksamkeit auf sich zieht.

Oder Teilnehmer 2 blickt weiterhin zu Teilnehmer 1 – und nimmt Teilnehmer 1 nun auf andere Weise wahr, so als ob sich das, was den Blick auf das von Teilnehmer 1 repräsentierte Element vernebelt hat, verzogen hätte.

Auch Teilnehmer 1 bemerkt bei sich meist deutliche Unterschiede in der Wahrnehmung.

Anweisung 2

Teilnehmer 3 bietet rituelle Sätze an, die von Teilnehmer 2 zu Teilnehmer 1 gesprochen werden, z. B.:

- »Jetzt erst sehe ich dich. Du bist du. Das, was dazwischengestanden ist, hat nichts mit dir zu tun.«
- »Das, was zwischen uns getreten ist, liegt lange zurück. Ich lasse es jetzt dort. Nun sehe ich dich auf andere Weise.«

Kommentar

Teilnehmer 1 und Teilnehmer 2 prüfen die Wirkung der Sätze auf ihre Körperwahrnehmung. So kann mit der (Er-)Findung passender Sätze experimentiert werden.

Interessant ist, dass Teilnehmer 1 und Teilnehmer 2 repräsentierende Wahrnehmungen rückmelden, obwohl kein Thema, um das es geht (z. B. ein Konflikt) genannt bzw. kein »wirkliches« Anliegen aufgestellt worden ist.

Variante

Teilnehmer 3 hält die kataleptische Hand *hinter den Kopf* von Teilnehmer 1 – und zieht die kataleptische Hand langsam zur Seite. In diesem Fall ist es für Teilnehmer 2 oft so, als ob sich hinter dem von Teilnehmer 1 dargestellten Element etwas/jemand zeigen würde. Das ist möglicherweise ein Hinweis auf eine Themenverwechslung oder -vermischung. Auch jetzt kann mit rituellen Sätzen fortgefahren werden, z. B.:

- »Ich habe dich verwechselt. Aber jetzt sehe ich dich – als der, der du bist.«

Ergänzung

Zusätzlich kann mittels dieser SySt®-Miniatur der rituelle Einbezug von Ausgeschlossenem (Ausgeblendetem, Vergessenem, Tabuisiertem) geübt werden. Dafür bietet Teilnehmer 3 z. B. folgende Sätze an, die Teilnehmer 2 in Richtung kataleptische Hand sagt:

- »Du gehörst dazu – auf andere Weise als angenommen.«
- »Anscheinend bist du wichtig für mich. Von nun an beziehe ich dich auf andere Weise ein.«
- »Auch zu dir schaue ich noch ab und zu. Und immer wieder.«

Literatur

Daimler, R., I. Sparrer u. M. Varga von Kibéd (2015): Basics der Strukturaufstellungen. Eine Anleitung für Einsteiger und Fortgeschrittene. München (Kösel), 4. Aufl. 2015.

Vorhemus, U. (2015a): Systemische Strukturaufstellungen (SySt®) – Hypnosystemisch – Lösungsfokussiert. Aachen (FerrariMedia).

Vorhemus, U. (2015b): Systemische Strukturaufstellungen. Systemisch; konstruktiv, phänomenologisch. Aachen (FerrariMedia).

Vorhemus, U. (2015c): Systemische Strukturaufstellungen (SySt®) – Transverbal – Grammatisch. Aachen (FerrariMedia).

72 Mehrdeutige Strukturebenen (SySt®)[5]

vorgestellt von Ursula Vorhemus	
Ziele • das Erfassen von Strukturebenen und einer mehrdimensionalen, nichtinhaltlichen Arbeitsweise	**Stichworte** • Strukturaufstellung • Strukturebene • Mehrdeutigkeit • verdecktes Arbeiten • repräsentierende Wahrnehmung • virtuelle Aufstellung • SySt®-Grammatik
Material –	**Teilnehmerzahl** 4 + x
Vorbereitung/Raum –	**Dauer** ca. 60–90 Min.

Struktur(ebenen), Mehrdeutigkeit

Insa Sparrer und Matthias Varga von Kibéd sprechen von *Struktur*aufstellungen (und nicht von Systemaufstellungen), da im Aufstellungsbild lediglich Strukturen und keine realen Außensysteme dargestellt werden.

Die Modellstruktur, d. h. der Zusammenhang der repräsentierten Elemente, ist prinzipiell auf verschiedene Realsysteme anwendbar (z. B. Familie, Organisation, Körper). Somit ist es nicht möglich, aufgrund der strukturellen Abbildung auf konkrete Inhalte zu schließen.

Ein und derselbe Repräsentant kann verschiedene Elemente auf unterschiedlichen Strukturebenen abbilden. Die grundsätzliche Mehrdeutigkeit der dargestellten Bilder ermöglicht ein gleichzeitiges Arbeiten auf mehreren Strukturebenen bzw. den Wechsel von einer Ebene auf die andere. Deshalb kann auch inhaltlich verdeckt gearbeitet werden (s. z. B. Sparrer u. von Kibéd 2010; Vorhemus 2015a).

Demonstration, Übung
Anweisung 1:

- Die Gruppenleiterin bittet einen Teilnehmer, sich für die Darstellung des »Fokus« – als Fokus wird der auf ein bestimmtes Thema fokussierte Repräsentant eines Klienten bezeichnet – zur Verfügung zu stellen (Teilnehmer F).

5 »SySt®« steht für die Systemischen Strukturaufstellungen von Insa Sparrer und Matthias Varga von Kibéd sowie für deren Institut für Systemische Ausbildung, Fortbildung und Forschung in München.

- Die Gruppenleiterin bittet zwei Teilnehmer, »das Eine« (Teilnehmer 1) bzw. »das Andere« (Teilnehmer 2) zu repräsentieren.
- Teilnehmer F, Teilnehmer 1 und Teilnehmer 2 treten nach vorne (in die Mitte).
- Teilnehmer F bittet einen weiteren Teilnehmer, »seinen Klienten« darzustellen (Teilnehmer K).
- Teilnehmer K beobachtet zunächst von außen.

Teilnehmer F	»Fokus«
Teilnehmer 1	»das Eine« (...)
Teilnehmer 2	»das Andere« (...)
Teilnehmer K	»Klient«

Anweisung 2:

- Die Gruppenleiterin fordert Teilnehmer 1 und Teilnehmer 2 auf, sich als »das Eine« bzw. »das Andere« einen Platz im Raum zu suchen (ohne inhaltliche Festlegung).
- Die Gruppenleiterin bittet Teilnehmer F, sich seinen Impulsen folgend dazuzustellen.
- Die Gruppenleiterin befragt Teilnehmer 1, Teilnehmer 2 und Teilnehmer F nach Unterschieden in der Körperwahrnehmung.
- Die Gruppenleiterin erkundigt sich bei Teilnehmer K nach dessen Außenwahrnehmung.
- Die Gruppenleiter bittet Teilnehmer K, neben Teilnehmer F und/oder an die Stelle von Teilnehmer F zu treten (also in die Innenperspektive zu gehen), und sie fragt ihn nach Unterschiedswahrnehmungen.
- Entrollen

Anweisung 3:

- Die Gruppenleiterin fordert Teilnehmer 1 und Teilnehmer 2 auf, sich als berufliche Aspekte (Themen, Mitglieder usw.) von Teilnehmer K einen Platz im Raum zu suchen (ohne inhaltliche Festlegung).
- weitere Schritte: s. o.

Anweisung 4:

- Die Gruppenleiterin fordert Teilnehmer 1 und Teilnehmer 2 auf, sich als familiäre Aspekte (Themen, Mitglieder usw.) von Teilnehmer K einen Platz im Raum zu suchen (ohne inhaltliche Festlegung).
- weitere Schritte: s. o.

Anweisung 5:

- Die Gruppenleiterin fordert Teilnehmer 1 und Teilnehmer 2 auf, sich als physische und/oder psychische Aspekte (Themen, Organe, Körperteile usw.) von Teilnehmer K einen Platz im Raum zu suchen (ohne inhaltliche Festlegung).
- weitere Schritte: s. o.

Variante 1

Die Gruppenleiterin bittet Teilnehmer 1 und Teilnehmer 2, konkret benannte Elemente auf der gleichen Ebene darzustellen, z. B. Teilnehmer 1: Vater, Teilnehmer 2: Mutter; oder Teilnehmer 1: rechtes Ohr, Teilnehmer 2: linkes Ohr.

Variante 2

Die Gruppenleiterin bittet Teilnehmer 1 und Teilnehmer 2, konkret benannte Elemente auf unterschiedlichen Ebenen darzustellen, z. B. Teilnehmer 1: Chef, Teilnehmer 2: Großvater; oder Teilnehmer 1: Kollegin, Teilnehmer 2: Magen.

Die Teilnehmer werden jeweils nach Unterschieden in der Körperwahrnehmung befragt.

Kommentar

Bei dieser Demonstration/Übung gibt es weder ein spezifisches Anliegen noch einen spezifischen Klienten – und damit auch keinen spezifischen Fokus. Stattdessen wählt die Gruppenleiterin einen virtuellen Fokus, der seinerseits einen virtuellen Klienten aussucht.

Die Teilnehmer werden nicht aufgestellt, sondern sie ordnen sich selbst im Raum an. Da es um kein Anliegen bzw. keine deklarierten Inhalte geht, können die Teilnehmer die Aufmerksamkeit leichter auf den Kern der Demonstration/Übung richten und sich dabei auf Unterschiede in der repräsentierenden Wahrnehmung konzentrieren (virtuelle Aufstellung; s. z. B. Sparrer u. Varga von Kibéd 2010; Vorhemus 2015c).

Es wird deutlich, dass die Teilnehmer Elemente symbolisieren, die in Beziehung treten (eine Struktur bilden), ohne dass eindeutig gesagt werden könnte, wer oder was hier abgebildet wird bzw. welche Strukturebenen aufgestellt sind. Die Teilnehmer merken, dass es im Aufstellungsprozess nicht auf zugeteilte Rollen ankommt (diese können wechseln), sondern auf körperlich wahrnehmbare Unterschiedsbildung.

Aufgrund des Aufbaus und der Veränderung der Struktur stellen sich bei und zwischen den Teilnehmern repräsentierende Wahrnehmungen ein, so als ob es sich um eine spezifisch-konkrete Aufstellung handeln würde. Folglich berichten Teilnehmer am Ende immer wieder, dass sie gewisse Bilder als stimmig bzw. aussagekräftig empfunden hätten oder dass bei ihnen Resonanzen mit Eigenem aufgetreten wären. Die Teilnehmer bekommen also oft »ganz nebenbei« für sich persönlich etwas »geschenkt«.

Literatur

Sparrer, I. u. M. Varga von Kibéd (2010): Klare Sicht im Blindflug: Schriften zur Systemischen Strukturaufstellung. Heidelberg (Carl-Auer).

Vorhemus, U. (2015a): Systemische Strukturaufstellungen (SySt®) – Hypnosystemisch – Lösungsfokussiert. Aachen (FerrariMedia).

Vorhemus, U. (2015b): Systemische Strukturaufstellungen. Systemisch; konstruktiv, phänomenologisch. Aachen (FerrariMedia).

Vorhemus, U. (2015c): Systemische Strukturaufstellungen (SySt®) – Transverbal – Grammatisch. Aachen (FerrariMedia).

73 Semantische Reaktionsdifferenzierungsübung (SySt®)[6]

vorgestellt von Ursula Vorhemus	
Ziele • Sensibilisierung für die Wirkung von Sprache auf Körper und Psyche sowie für die repräsentierende Wahrnehmung als Ausdrucksform der transverbalen Sprache der SySt®	**Stichworte** • repräsentierende Wahrnehmung • transverbale Sprache • Semantik • Unterschiedsbildung • Tetralemma
Material Stühle	**Teilnehmerzahl** beliebig
Vorbereitung/Raum **auch in kleinem Raum möglich,** Übung mit Repräsentanten oder im Einzelsetting	**Dauer** ca. 30–45 Min.

Semantische Reaktion

In ihrem Konzept der SySt® als eine Form der transverbalen Sprache (einer Sprache, die über das Verbale und Nonverbale hinausgeht und auf der repräsentierenden Wahrnehmung basiert) orientieren sich Insa Sparrer und Matthias Varga von Kibéd u. a. an Modellen des Sprachwissenschaftlers Alfred Korzybski. Dieser beschreibt die Gesamtheit der kognitiven, emotionalen und physiologischen Veränderungen, die durch Sprache bewirkt wird, als *semantische Reaktion* (Sparrer 2006; Korzybski 1995; Vorhemus 2015c).

Semantische Reaktionsdifferenzierungsübungen (SRDÜ)

In den von Varga von Kibéd entwickelten SRDÜ können die Teilnehmer bei sich körperliche, emotionale und kognitive Unterschiede, die ein Wort/Satz in Relation zu einem anderen Wort/Satz auslöst, bewusst wahrnehmen.

Zudem sensibilisieren SRDÜ dafür, dass es in den SySt® bei der repräsentierenden Wahrnehmung um semantische Reaktionsdifferenzierungen geht, die nicht auf einzelne Repräsentanten, sondern auf das Modellsystem gerichtet sind. Die repräsentierende Wahrnehmung stellt sich somit zwischen den Repräsentanten ein.

6 »SySt®« steht für die Systemischen Strukturaufstellungen von Insa Sparrer und Matthias Varga von Kibéd sowie für deren Institut für Systemische Ausbildung, Fortbildung und Forschung in München.

Tetralemma

Das Tetralemma ist eine seinerzeit bei Gericht angewandte Argumentationsform aus der indischen Logik: 1 – Position des Klägers; 2 – Position des Angeklagten; 3 – Position: Beide haben recht; 4 – Position: Keiner von beiden hat recht.

Beim negierten Tetralemma nach Nagarjuna werden die 4 Positionen des Tetralemmas verneint. Es wird auf eine darüber hinausgehende Betrachtungsweise verwiesen, ohne aber damit einen neuen (fünften) Standpunkt einzuführen.

Dieses Schema bildet in den SySt® die Grundlage für das Format der Tetralemma-Aufstellung (TLA) mit den Positionen:

1) das Eine
2) das Andere
3) beides (übersehene Vereinbarkeit, neue Art der Verbindung)
4) keines von beidem (übersehener Kontext, es geht [noch] um etwas Anderes)
5) Nichtposition (reflexive Musterunterbrechung, z. B. Humor, Mitgefühl)

Die TLA kommt bei Dilemmata, Konflikten und Entscheidungsfragen zur Anwendung, und zwar primär als Prozessform (siehe z. B. Sparrer 2002, 2006; Sparrer u Varga von Kibéd 2010; Varga von Kibéd u. Sparrer 2003; Vorhemus 2015c).

SRDÜ anhand des Tetralemma-Schemas

Diese Übung wird etwas vereinfacht im Anschluss an die »Originalübung« von Varga von Kibéd vorgestellt.

Anweisung 1:

- Der Gruppenleiter fordert die Teilnehmer auf, sich bequem hinzusetzen. Beide Füße stehen am Boden.
- Der Gruppenleiter bittet die Teilnehmer, sich eine Entscheidungsfrage oder ein Dilemma mit den jeweiligen Standpunkten (Positionen) ins Bewusstsein zu rufen.
- Die Teilnehmer werden angehalten, gedanklich in die eine Hand die eine Position/*das Eine (E)* und in die andere Hand die andere Position/*das Andere (A)* zu legen.

Anweisung 2:

- Der Gruppenleiter spricht die unten angeführten Sätze mit unterschiedlicher Betonung.
- Jeder Satz/jede Betonung wird 2–3-mal wiederholt.
- Die Teilnehmer lassen die Sätze/Betonungen auf sich wirken.
- Bevor zum nächsten Satz/zur nächsten Betonung übergegangen wird, erfolgt als Unterbrechung jeweils ein kurzes Ausstreichen von Gesicht und Händen.
- Die Teilnehmer berichten vor jedem Wechsel von semantischen Reaktionen bzw. Reaktionsdifferenzen.

Sätze:

- »Das *Eine* oder das *Andere.*
- *Entweder* das Eine *oder* das Andere.
- Sowohl das *Eine* als auch das *Andere.*
- *Sowohl* das Eine *als auch* das Andere.
- *Beides.*
- Weder das *Eine* noch das *Andere.*
- *Weder* das Eine *noch* das Andere.
- *Keines von Beidem.*
- Und selbst *dies* nicht – und auch *das* nicht.«

»*Dies*« bezieht sich als erste Verneinung auf die Position 1–4 und »*das*« bezieht sich als zweite Verneinung reflexiv auf *dies*. Damit liegt bei der 5. Position im Grunde eine »Nichtposition« vor.

Kommentar

Die Teilnehmer stellen beim Hören der Sätze meist mehr oder weniger deutliche semantische Reaktionen fest, und sie bemerken, dass die verschiedenen Sätze bzw. Betonungen unterschiedliche Reaktionen hervorrufen können. Außerdem erkennen sie oftmals aufgrund des prozesshaften Vorgehens, dass sich in Hinblick auf das Dilemma etwas zu verändern beginnt. Speziell die Positionen »Beides und/oder Keines von Beidem« bedeuten häufig eine Erweiterung des eingeengten Denk- und Handlungsrahmens.

Zudem kann es durch die Begegnung mit der Nichtposition (selbst *dies* nicht und auch *das* nicht) zu einer Musterunterbrechung der bisherigen Sicht-, Denk- und Erlebnisweise kommen. Diese weit über rationales Erkennen hinausgehenden Erfahrungen stellen sich als ganzkörperliche Unterschiedswahrnehmungen ein.

Generell wird mit der Übung deutlich, dass es im Aufstellungsprozess nicht auf das Erfassen von Wissensinhalten ankommt, sondern auf repräsentierende Wahrnehmungsunterschiede bzw. auf semantische Reaktionsdifferenzierungen. Damit kann die Übung auch als Einstieg für die Arbeit mit rituellen Sätzen dienen.

Literatur

Korzybski, A. (1995): Science and Sanity: An Introduction to Non-Aristotelian Systems and General Semantics. Forest Hills Subsequent (Inst of General Semantics).

Sparrer, I. (2006): Systemische Strukturaufstellungen. Theorie und Praxis. Heidelberg (Carl-Auer).

Sparrer, I. (2002): Wunder, Lösung und System. Heidelberg (Carl-Auer).

Vorhemus, U. (2015c): Systemische Strukturaufstellungen (SySt®) – Transverbal – Grammatisch. Aachen (FerrariMedia).

Sparrer, I. u. M. Varga von Kibéd (2010): Klare Sicht im Blindflug: Schriften zur Systemischen Strukturaufstellung. Heidelberg (Carl-Auer).

Daimler, R., I. Sparrer u. M. Varga von Kibéd (2003): Das unsichtbare Netz: Erfolg im Beruf durch systemisches Wissen. Aufstellungsgeschichten. Heidelberg (Carl-Auer).

Kapitel 9: Themenaufstellungen

Einleitung

von Manuela Mätzener

Bei den von Insa Sparrer und Matthias Varga von Kibéd entwickelten Systemischen Strukturaufstellungen® (kurz: SySt®) wird die Struktur eines Themas bzw. einer Fragestellung mittels Repräsentanten im Raum aufgestellt. Das ermöglicht eine Veränderung der inneren Bilder, die Menschen zu einem bestimmten Thema in sich tragen – manchmal sogar, ohne Details darüber preisgeben zu müssen. Die Grammatik ihrer Arbeit hat viele von uns dazu inspiriert, eigene »Themenaufstellungen« zu kreieren.

Auch aus dem Bereich der Familienaufstellungen haben sich viele Praktizierende aufgemacht, die Ansätze des Aufstellens über die klassischen hinaus zu erweitern und mit den verschiedensten methodischen und philosophischen Ansätzen zu kombinieren.

Im nun folgenden Kapitel wird eine Auswahl von 16 Formaten vorgestellt. Inspiriert durch die diversen Ansätze (Integral Systemics®), den reichen Erfahrungsschatz der Kollegen (Furcht-Lähmungs-Reflex und Moro-Reflex), die vielfältigen Arbeitshypothesen (systemische Konfliktintegration), unterschiedliche Hintergründe (Angsttypen nach Fritz Riemann) und verschiedene Theorien (Kugel-Modell der Inneren Form®) sind wunderbare Aufstellungsformen zum eigenen Erleben für die Einzelarbeit und im (Groß-)Gruppensetting entstanden.

Die Gemeinsamkeit aller Themenaufstellungen liegt in der Absicht, die eigenen Stärken zu aktivieren und vorhandene Ressourcen zu nutzen, um im Hinblick auf bestimmte »Themen« Informationen, Einsichten, Erkenntnisse, Perspektiven, Wahrnehmungsunterschiede oder Wahlmöglichkeiten zu gewinnen. Einer der Vorteile liegt in der schon erwähnten Möglichkeit, »verdeckt« aufstellen zu können – etwa gezeigt in dem von Theo Brinek vorgestellten Beispiel, bei dem weder der/die Anliegenbringer noch die Stellvertreter wissen, welcher Bodenanker wen oder was vertritt.

Die Skriptaufstellung von Jutta Barth verbindet die Skripttheorie der Transaktionsanalyse von Eric Berne mit der Methode der Aufstellungsarbeit. Mithilfe von 12 positiven Affirmationen, welche der Reihe nach als laminierte Karten auf den Boden gelegt werden, kann das eigene Leben als eine Art Drehbuch betrachtet werden, und durch Akzeptanz kann ein Wandlungsprozess von der kindlichen Perspektive in eine erwachsene Haltung beginnen.

Bei Annegret Chucholowski erfährt die Systemaufstellung eine Erweiterung durch das uralte hawaiianische Ritual »Ho'oponopono«. Dieses wurde durch Ihaleakala Hew Len in den 1980er-Jahren dazu benutzt, Verantwortung für seine eigenen »Schatten« zu übernehmen. In der Miniatur spricht der Klient zum »Spiegel« die vier Sätze »Es tut mir leid« – Pause – »Bitte verzeih' mir« – Pause – »Ich liebe dich!« – Pause – »Danke« – Pause; und zwar so lange, bis Frieden spürbar ist.

Bildhafte Ressourcen – vorgestellt von Barbara Innecken – bedienen sich des Neuro-Imaginativen Gestaltens (NIG), bei dem mit der nichtdominanten Hand eine Ressource auf ein Blatt Papier skizziert wird. Durch eine Fokusverlagerung wird der eigene Blick vom Problem auf die zur Verfügung stehenden Ressourcen verlagert. Diese Intervention des »Ressourcenankers« kann in verschiedenen Phasen von Aufstellungen im Einzelsetting oder in der Gruppe genutzt werden.

Eine interessante Herangehensweise zeigt die kollektive Bewusstseinsaufstellung von Peter Klein, da sie – anders als bei Aufstellungen sonst üblich – keinen Einzelklienten mit einem persönlichen Anliegen hat. Thema ist vielmehr das Anliegen eines »Kollektivs« (C. G. Jung).

Die Formate »Visionen der Freude« und »Hüter der Schwellen« bringen Menschen dazu, die Kraft der eigenen Vision zu erleben bzw. Klarheit über Ressourcen und Blockaden zu erlangen.

Aufstellungsarbeit ist ein buntes und weites Feld – und es werden in den nächsten Jahren ständig weitere Formate entwickelt werden. Denn: So unterschiedlich, wie die Menschen sind, so vielfältig ist auch der Weg, um ihr Unbewusstes sichtbar zu machen und sie zur eigenen Kraft zu begleiten – damit es gut weitergehen kann.

74 Themenaufstellung

vorgestellt von Friedrich Assländer	
Ziele • Erkenntniszuwachs über ein Thema, unabhängig von einem konkreten persönlichen Anliegen	**Stichworte** • Strukturaufstellung • Lernen durch Erleben • ganzheitliches Lernen • Themenaufstellungen • Wissenszuwachs
Material –	**Teilnehmerzahl** 5–100
Vorbereitung/Raum Platz oder Bühne für Aufstellungen	**Dauer** 20–60 Min.

Beschreibung

Es geht um ein Thema, z. B. betriebliche Gesundheit oder der Platz der Führung. Es werden die relevanten Systemelemente erörtert und festgelegt, z. B. die Führung, die Verantwortung, die Geführten, Persönlichkeit, Fachkompetenz, soziale Kompetenz usw. …

Entscheidend ist es, die für die Zielgruppe wesentlichen Parameter zu finden und sich darauf zu beschränken. Das können auch Führungserfolg, Gefolgschaft, Zufriedenheit u. a. sein. Man kann mit wenigen Kernelementen beginnen und weitere Elemente noch später in die Aufstellung nehmen.

Der Aufstellungsleiter fragt, wer für welches Element als Stellvertreter stehen möchte. Die Personen stehen auf und werden vom Aufstellungsleiter einzeln in ihre Rolle genommen: »Du stehst für …« Die Stellvertreter werden gebeten, sich ihren Platz im Raum zu suchen, einen Platz, an dem sie sich wohlfühlen oder der für sie stimmig ist.

Varianten

Jemand übernimmt das Aufstellen, z. B. der Ranghöchste oder jemand, der einen besonderen Bezug zum Thema hat.

Es lassen sich Elemente hinzufügen, wegnehmen (vor die Türe schicken), austauschen, um dann die Veränderung im System zu beobachten, was ganz erstaunliche Erkenntnisse bringen kann – z. B., wenn man Werteorientierung hinzunimmt oder herausnimmt. Das System darf sich danach wieder selbst neu stellen.

Einzelne Elemente können auch differenziert werden, das heißt, ein Stellvertreter, der z. B. für »die Finanzen« steht, wird sozusagen »geteilt«. Dafür bekommt der bisherige Stellvertreter einer Position eine präzisierte Rollenzuweisung: »Du stehst jetzt für … (den Umsatz)«, und ein weiterer Stellvertreter wird dazugenommen und benannt. Ein solche Differenzierung kann z. B. lauten »gesunder Gewinn« und »maximaler Gewinn« oder »Gewinnverwendung zur Investition«, »… zur Ausschüttung« oder …

Auswertung

Noch in der Aufstellung können die Teilnehmer nach ihrem Erleben und ihren Erkenntnissen gefragt werden. Hilfreich ist es, das zu protokollieren.

Man kann auch die Zuschauer bitten, ihre Eindrücke zu notieren.

Oder alle werden gebeten, in einigen Minuten der Stille die Wirkung zu spüren, ohne es begrifflich verstehen zu wollen. Es kann dann etwas zum »Lernen durch Erleben« gesagt werden.

Die Teilnehmer können einzeln, in Kleingruppen oder als Plenum ihre Erfahrungen und ihre Erkenntnisse austauschen und festhalten, um das individuell oder als Gruppe zu verwerten.

Kommentar

Die Teilnehmer sind meist erstaunt darüber, wie differenziert und umfassend der Erkenntnisprozess verläuft und wie viel sie »mitnehmen«.

75 Skriptaufstellung

vorgestellt von Jutta Barth	
Ziele • Bewusstheit über den eigenen unbewussten Lebensfahrplan • Perspektivwechsel vom Kind-Ich zum Erwachsenen-Ich	**Stichworte** • Stärkung positiver Glaubensmuster • Selbstwerttraining durch Ressourceninstallierung
Material Metaplan-Kärtchen	**Teilnehmerzahl** 1–15
• Vorbereitung/Raum vorzugsweise größerer Raum	**Dauer** themenabhängig, ca. 30–90 Min.

Beschreibung

Ein Skript, auch Lebensdrehbuch bzw. unbewusster Lebensfahrplan genannt, setzt sich u. a. zusammen aus unbewussten Glaubenssätzen, die unsere Kognitionen, Emotionen und unser Verhalten sowohl positiv als auch negativ mitbestimmen (vgl. Eric Berne, Begründer der Transaktionsanalyse [TA]).

In der Skriptanalyse der Transaktionsanalyse geht man von zwölf negativen sogenannten »Einschärfungen« aus, die Eltern oder frühe Bezugspersonen Kindern nonverbal vermitteln.

Die Idee, diese Skripttheorie mit der Aufstellungsmethode zu verbinden, entwickelte sich sowohl durch zahlreiche Arbeiten mit unseren Ausbildungskandidaten aus unserem Lehrinstitut als auch im kollegialen Expertenkreis.

Im Unterschied zu Wachstums- und Therapiearbeiten der klassischen Skriptanalyse, die mit zwölf negativ formulierten Glaubenssätzen arbeitet, nutze ich seit 2010 positive Glaubenssätze. Statt beispielsweise den Klienten mit der Botschaft »Sei nicht …« oder »Fühle nicht deine Trauer« zu konfrontieren, lege ich meinen Klienten eine vorgefertigte laminierte Karte auf den Boden mit der Aufschrift »Es ist schön, dass du geboren wurdest und es dich gibt« oder »Du darfst fühlen, was du fühlst, auch deine Trauer«.

Dieses Vorgehen ist außerordentlich effektiv und wirkungsvoll, da der Fokus positiv ausgerichtet ist und anstelle der Problemtrance (»Sei nicht« bzw. »Fühle nicht deine Trauer«) eine Affirmation erfolgt.

Die zwölf von mir formulierten positiven Botschaften (Affirmationen) lauten:

1) Es ist schön, dass du geboren wurdest und dass es dich gibt.
2) Du bist wichtig.
3) Sei, wie du bist, auch bezogen auf dein Geschlecht.
4) Du darfst deine kindlichen Bedürfnisse leben.
5) Du darfst erwachsen werden und Verantwortung für dich und dein Leben übernehmen.
6) Du schaffst all das, was dir wichtig ist, wenn du die dazu notwendigen Schritte gehst.
7) Du darfst aktiv und experimentierfreudig sein und auch neue Dinge wagen.
8) Du gehörst dazu, auch wenn du anders bist als andere.
9) Du darfst mir/uns und anderen Menschen körperlich und seelisch nah sein.
10) Du darfst (körperlich, seelisch und geistig) gesund sein.
11) Du darfst eigenständig denken.
12) Du darfst fühlen, was du fühlst (Freude, Angst, Wut, Trauer, Schmerz, Lust).

Jede laminierte Karte ist jeweils versehen mit einer Affirmation.

Wie gehe ich konkret vor?

Erklärt sich ein Teilnehmer bereit, diese Methode auszuprobieren, dann gilt es zunächst, die Auftragsklärung vorzunehmen und einen klaren Kontrakt zu schließen. Sollte es bspw. darum gehen, sich ganz allgemein seiner Stärken und Ressourcen bewusst werden zu wollen, dann kann man folgendermaßen vorgehen:

Die zwölf Kärtchen werden der Reihe nach auf den Boden gelegt.

Dem Protagonisten werden alle Botschaften nacheinander mittels der Kärtchen vorgestellt – mit dem Ziel, nachzuspüren, inwieweit er sich damit identifizieren kann. Um die Identifikation in Bezug auf die Botschaft zu verstärken, formuliert der Klient seinen entsprechenden Glaubenssatz in der Ichform, wie beispielsweise: »Es ist schön, dass ich geboren wurde und dass es mich gibt.«

Der Klient sucht sich aus der Gruppe für jede Affirmation einen Repräsentanten aus und bittet diesen, sich hinter der entsprechenden Karte aufzustellen.

Der Protagonist stellt sich nun vor den ersten Stellvertreter bspw. mit dem Glaubenssatz »Es ist schön, dass ich geboren wurde« und spricht diesen Satz laut aus. Dabei schaut er seinem Gegenüber in die Augen. Nun kann die Frage gestellt werden: »Was spürst und fühlst du, wenn du deinem Gegenüber in die Augen schaust?«

Der Aufstellungsleiter beobachtet aufmerksam und einfühlsam, inwieweit der Protagonist sich mit diesem Satz identifizieren und ihn annehmen kann. In der Regel löst dieser Glaubenssatz Akzeptanz oder Widerstand aus. Auch der Repräsentant bekommt Gelegenheit, deutlich zu machen, was dieser Glaubenssatz in ihm auslöst.

Im Falle der positiven Annahme dieser Affirmation stellt sich der Repräsentant als Ressource hinter den Klienten.

Für den Fall, dass die Affirmation im Klienten Gefühle der Trauer, Wut oder Betroffenheit auslöst, bleibt der Repräsentant zunächst auf seiner Glaubenssatzposition stehen. Das Ziel der Arbeit besteht nun darin, dem Klienten den unbewussten Glaubenssatz bewusst werden zu lassen. Der Wandlungsprozess von der kindlichen Perspektive in die erwachsene Haltung kann beginnen. Mitunter ist hierfür allerdings eine gesonderte Einzelarbeit notwendig bzw. empfehlenswert.

Im Falle einer kompletten Skriptaufstellung geht nun der Protagonist zum nächsten Glaubenssatz und wiederholt das Procedere. Mit den anderen zehn Affirmationen wird entsprechend verfahren. Das bedeutet mitunter, dass hinter dem Klienten durchaus fünf, sechs oder sieben Personen in Form von Ressourcen stehen können.

Der zeitliche Rahmen einer jeden Skriptaufstellung ist sehr unterschiedlich und hängt u. a. davon ab, was die einzelnen Glaubenssätze kognitiv und emotional im Klienten auslösen.

In unseren Ausbildungsgruppen variiert der Zeitrahmen für eine komplette Skriptaufstellung zwischen 45 und 90 Minuten.

Varianten

Nicht selten kann es geschehen, dass im Rahmen einer Einzelsitzung nur mit einem Glaubenssatz gearbeitet wird und die Bearbeitung dieses Glaubenssatzes 90 Minuten in Anspruch nimmt. In der Einzelarbeit stellt sich der Klient auf das der Botschaft entsprechende Kärtchen. Der Klient spricht den Glaubenssatz aus, und es wird geklärt, was dieser wiederum im Klienten auslöst.

Je nach Wunsch des Klienten können in der Einzel- bzw. Gruppenarbeit wenige Sätze bearbeitet werden – je nach emotionaler Verfassung und Belastbarkeit des Klienten.

Auswertung

Zusammenfassend geht es darum,

- den Istzustand zu klären; der Teilnehmer erkennt konkret die Glaubensmuster, die im Wesentlichen Einfluss auf sein Leben haben;
- Ressourcen zu aktivieren und sich ihrer bewusst zu werden durch positive Besetzung von Glaubensmustern;
- den Sollzustand erlebbar werden zu lassen, bspw. durch Visualisierung von Haltungen und Zielen, verstärkt durch das ausdrucksvolle Bild des Stellvertreters;
- die Selbstwirksamkeit des Klienten zu fördern und zu unterstützen.

Alle Schritte berücksichtigen relevante Wirkfaktoren aus der Psychotherapieforschung wie bspw.:

- Problemaktualisierung
- Ressourcenaktivierung
- Problembewältigung

Kommentar

Die ressourcenorientierte Skriptaufstellung ist ein effektives Werkzeug für die eigene Persönlichkeitsentwicklung und für die berufliche Anwendung in Coaching, Beratung und Psychotherapie.

76 Verdeckt

vorgestellt von Theo Brinek	
Ziele • Ergebnisse ohne »Fremdbeitrag«	**Stichworte** • verdeckte Aufstellung • Einzelaufstellung
Material gefaltete DIN-A4-Blätter = Bodenanker mit Blickrichtung	**Teilnehmerzahl** ab 6
Vorbereitung/Raum Übung für drinnen, Stuhlkreis und Platz für Bewegung	**Dauer** Blitzlicht 10 Min., für die ganze Aufstellung 60 Min.

Beschreibung

Die Teilnehmer nehmen im Halbkreis Platz. Für das Vieraugen-Interview zwischen Aufstellungsleiter und Anliegengeber ziehen die beiden sich zurück – nach außerhalb des Plenums. Dort wird das Ziel geklärt und ebenfalls besprochen, welche Personen/Elemente für die Aufstellung benötigt werden. Der Aufstellungsleiter markiert die entsprechende Anzahl Bodenanker mit Zahlen, deren Zuordung nur er kennt. (Für die Bodenanker verwende ich DIN-A4-Blätter, die so gefaltet sind, dass sie in einer Richtung eine Spitze aufweisen und damit die Blickrichtung vorgeben.)

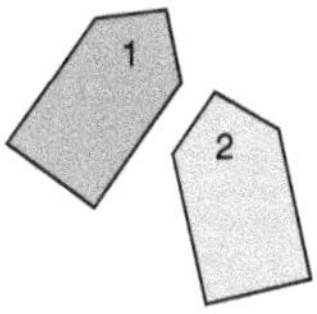

Wieder zurück im Plenum, erhält der Anliegengeber vom Leiter die nun nummerierten Bodenanker, auf die sie sich im Vorgespräch geeinigt haben. Weder der Anliegengeber noch die Stellvertreter wissen, welcher Bodenanker wen oder was vertritt. Das weiß nur der Aufstellungsleiter.

Anweisung

Der Anliegengeber wählt für sich einen Stellvertreter und beauftragt diesen, die weiteren Stellvertreter auszuwählen. Dem Stellvertreter des Anliegengebers übergibt der Leiter nun die ausgewählten Bodenanker mit dem Auftrag, diese seiner Intuition folgend im Raum zu verteilen.

Sobald die Bodenanker verteilt sind, werden die weiteren Stellvertreter gebeten, sich auf jenen Bodenanker zu stellen, der sie intuitiv anzieht.

Nun folgen die Interpretation des ersten Bildes, die Beobachtung der Dynamik, die sich entwickelt, und das Abfragen der einzelnen Stellvertreter über deren Befindlichkeit und ob sie einen Impuls verspüren, sich zu verändern, d. h. an einen anderen Platz zu gehen.

Varianten

1) Diese Übung kann als Supervisionsauftrag auch komplett verdeckt durchgeführt werden. Das heißt, selbst der Auftraggeber weiß während der Aufstellung nicht, welcher Bodenanker bzw. die darauf stehende Person wen oder was vertritt.
2) Der Anliegengeber wird gebeten,
   - am Beginn der Aufstellung sich selbst einen Bodenanker auszuwählen und sich daraufzustellen, oder
   - sich während der Aufstellung auf einen Platz (quasi als Joker-Karte) seiner (intuitiven) Wahl zu stellen.
3) Der Anliegengeber oder der Leiter stellt die Stellvertreter auf den von ihm gewählten Bodenanker.

Auswertung

Immer wieder geäußerte Zweifel bezüglich der Neutralität der Stellvertreter bzw. Bedenken/Fragen, wer von den Teilnehmern was und wie viel aus dem eigenen Leben, aus eigenen Erfahrungen (unabsichtlich) in die Aufstellung einfließen lässt, sind durch verdeckte Aufstellungen von vornherein aus dem Weg geräumt.

Diese Form bietet sich zunächst als »Blitzlicht« ohne Anspruch auf Lösungsfindung an, um einen Fingerzeig zu bekommen. Sie ist ebenso für einen gesamten Aufstellungsprozess und sowohl für Einzelsettings wie auch für Gruppenarbeit geeignet.

Diese Vorgehensweise eignet sich ebenfalls zur Spurensuche, die aufzeigt, welche Fährte es zu verfolgen gilt und in welche Richtung oder wie weitergearbeitet werden soll.

Durch diese Aufstellungsform präzisiert sich häufig das jeweilige Anliegen. Das daraus gewonnene (Zwischen-)Ergebnis bestärkt den Klienten im Vertrauen auf die Arbeit, auf die er sich eingelassen hat. Wie ein Patient, der dem Arzt und seinen Künsten vertraut, meist bessere und raschere Heilung erfährt, hat auch eine Aufstellung, die mit Zuversicht und Vertrauen auf den Prozess und dessen Leiter angegangen wird, mehr Kraft und bringt bessere Ergebnisse.

Kommentar

Selbst bei erfahrenen Teilnehmern löst die Erfahrung mit dieser verdeckten Aufstellungsform immer wieder Erstaunen und Überraschung aus.

77 Schmerzkörperaufstellung

vorgestellt von Annegret Chucholowski	
Ziele • trennen, was zu trennen ist, und zusammenführen, was zusammengehört	**Stichworte** • Symptome • Lösen von Fremdenergien
Material Papier, bunte Stifte/Wachsmalkreiden oder dgl.	**Teilnehmerzahl** 2 (Klient und sein Therapeut)
Vorbereitung/Raum –	**Dauer** Kurzversion 30 Min. pro Person, **Langversion 45–60 Min.**

Beschreibung

Der Klient fertigt mit der Nichtschreibhand – analog dem NIG/Neuro-Imaginativen Gestalten von Eva Madelung und Barbara Innecken – sechs Skizzen als Bodenanker.

1. Bodenanker: Skizze »Klient«
2. Bodenanker: Skizze »Thema« (Person, Teil einer Person, Körpersymptom, Wesenszug, Emotion …)
3. Bodenanker: Skizze »Schmerzkörper Klient«
4. Bodenanker: Skizze »Schmerzkörper Thema«
5. Bodenanker: Skizze »das, was den Klienten heilt«
6. Bodenanker: Skizze »das, was das Thema heilt«

Kurzversion

Der Klient legt die ersten beiden Bodenanker »Klient« und »Thema« aus. Er stellt sich auf jeden Bodenanker, nimmt wahr und äußert seine Wahrnehmungen. Der Therapeut leitet ihn mit Fragen an.

Dann legt der Klient den dritten und vierten Bodenanker »Schmerzkörper Klient« und »Schmerzkörper Thema« im Feld dazu. Er stellt sich wieder auf seinen Bodenanker und äußert die Veränderungen. Dann werden die letzten beiden Bodenanker »das, was den Klienten heilt« und »das, was das Thema heilt« ins Feld gelegt. Der Klient stellt sich erneut auf seinen Bodenanker und teilt dem Therapeuten die Veränderungen mit.

Langversion

Der Klient stellt sich auf jedes Element/auf jeden Bodenanker und beschreibt seine Wahrnehmungen:

- Klient und Thema,
- Schmerzkörper Klient und Schmerzkörper Thema,
- das, was den Klienten heilt, und das, was das Thema heilt

Klient und Therapeut erarbeiten, was davon getrennt werden sollte und was zusammengeführt gehört.

Auswertung

Schon mit der Kurzversion lässt sich in der Kürze der Zeit viel erreichen. Sollte sich der Klient auf seinem Bodenanker noch nicht wohlfühlen, nachdem er den 5. und 6. Bodenanker ins Feld gelegt hat, lädt ihn der Therapeut ein hinzufühlen, ob er dem einen oder anderen Bodenanker noch einen anderen Platz im Feld geben möchte.

Nach jeder Veränderung stellt sich der Klient wieder auf seinen Bodenanker. Das wiederholt er so lange, bis er sich auf seinem Bodenanker wohlfühlt.

Die Langversion bietet sich in einer Therapiestunde an, wenn die Zusammenhänge näher beleuchtet und sichtbar gemacht werden sollen.

Kommentar

Den Begriff »Schmerzkörper« hat Eckhart Tolle geprägt. Er versteht darunter ein Energiefeld mit alten und dennoch sehr aktiven Emotionen, die bewusst oder unbewusst wirken. Dieses Feld beschränkt sich in der Regel nicht auf die Schmerzanteile des Individuums selbst, sondern trägt oft auch die Schmerzanteile anderer Menschen (z. B. die der Ahnen). Mithilfe der Schmerzkörperaufstellung entdeckt der Klient, was zu ihm gehört. Das wirkt in der Regel sehr befreiend.

In der Zeitschrift *Praxis der Systemaufstellung* schrieb Sylvia Seefried (2014, S. 115): »Ebenso wie Individuen hat auch jede andere Form (Völker, Organisationen, Institutionen, Länder, Religionen etc.) einen Schmerzkörper, der ebenfalls in unterschiedlicher Ausprägung auf das Individuum wirken kann.«

Nachdem ich den Artikel von Sylvia Seefried gelesen hatte, kam mir die Idee, dieses Format mit Neuro-Imaginativen Gestalten zu verbinden.

Literatur

Seefried, S. (2014): Die Schmerzkörper-Aufstellung. Die Entstehung eines neuen Formats. *Praxis der Systemaufstellung* 1: 114–120.

78 Das hawaiianische Ritual »Ho'oponopono« in der Systemaufstellung

vorgestellt von Annegret Chucholowski	
Ziele • Aussöhnung • Vergebung • Integration von Schattenanteilen • Frieden schließen im Außen und im Inneren • Eigenliebe	**Stichworte** • Ritual • im Frieden sein
Material –	**Teilnehmerzahl** 3 Personen – Klient, Spiegel/ Herausforderer, Therapeut/Berater
Vorbereitung/Raum –	**Dauer** 15 Min. pro Person

Es handelt sich bei **Ho'oponopono** um ein uraltes hawaiianisches Ritual, das seine Revitalisierung Ende des 20. Jahrhunderts erfuhr. So sollen z. B. hawaiianische Gerichte Jugendliche oder Erwachsene dazu verurteilt haben, dieses Ritual mit ihren Familien zu praktizieren. Eine vom Gericht bestellte Person unterstützt sie darin.

Ihaleakala Hew Len nutzte dieses Ritual in den 1980er-Jahren in einer psychiatrischen Abteilung des Staatsgefängnisses von Kaneohe auf Hawaii. Basierend auf der Idee, dass wir alle eins sind und dass jeder und alles in allem enthalten ist, ergriff Hew Len Verantwortung für seine Schatten, die ihm von den Gefangenen gespiegelt wurden. Indem er im Hinblick darauf die 4 Sätze wie ein Mantra sprach, integrierte er zunehmend diese Schatten. Das Spannende war, dass das Sprechen der Sätze nicht nur Einklang in Hew Len ermöglichte, sondern sich auch auf das Verhalten der Gefangenen auswirkte.

Beschreibung

Der Klient und »sein Spiegel/Herausforderer« stehen sich gegenüber und blicken sich in die Augen. Dann werden von einem zum anderen 4 Sätze gesagt.

Der Therapeut entscheidet, wer von den beiden beginnt, die 4 Sätze mehrmals hintereinander zu sprechen, der Klient oder sein Spiegel/Herausforderer. Der Therapeut nimmt wahr, in welcher Reihenfolge die Sätze gesagt werden sollten und spricht sie vor, z. B.:

- »Es tut mir leid.« – Pause –
- »Bitte verzeih mir.« – Pause –
- »Ich liebe dich!« – Pause –
- »Danke.« – Pause –

Die Pausen sind besonders wichtig. Hier können alle Beteiligten nachspüren, ob die Sätze ankommen und das Herz berühren. Sie können wahrnehmen, ob oder was es als Satzergänzung braucht, damit die Sätze eine Wirkung entfalten können. Diese werden vom Therapeuten angeboten, oder die beiden Beteiligten hören sie innerlich und formulieren sie (evtl. zunächst dem Therapeuten gegenüber und dann erst gegenüber dem anderen Beteiligten). Die Sätze werden so lange gesprochen, bis Frieden spürbar ist. Dann wird gewechselt.

Auswertung

Dieses Ritual kann während einer Systemaufstellung genutzt werden oder als kurztherapeutische Intervention zur Konfliktlösung. Es ist auch gut anwendbar in der Visualisierung.

79 Furcht-Lähmungs-Reflex (FLR) und Moro-Schreckreflex

vorgestellt von Annegret Chucholowski	
Ziele • Integration unserer Reflexmuster • Entlastung des Kortex	**Stichworte** • Gesundheit • Strukturaufstellung
Material evtl. Bodenanker	**Teilnehmerzahl** 2 Teilnehmer – Klient und sein Stellvertreter für den FLR/Moro-Schreckreflex; evtl. ein dritter Teilnehmer als Therapeut
Vorbereitung/Raum –	**Dauer** 30 Min. pro Person

Vorbemerkung

Frühkindliche Reflexe entstehen im Mutterleib nach einem festen Plan. Jeder frühkindliche Reflex ist zu vergleichen mit einem Schauspieler, der ein Theaterstück mit dem Titel »Geburt« einübt. Verpasst der Schauspieler seinen Auftritt oder wurde ihm der Auftritt verwehrt, wartet er noch heute auf seinen Einsatz und stört damit die neurologische Entwicklung.

Der **Furcht-Lähmungs-Reflex** (FLR) entsteht in der 5.–8. Schwangerschaftswoche. Er entwickelt sich in der 8.–12. Schwangerschaftswoche weiter zum Moro-Schreckreflex. Alle danach folgenden frühkindlichen Reflexe sind von deren gelungener Integration abhängig.

Diese beiden Reflexe auf der Hirnstammebene – unserem Reptiliengehirn – sind ein Überbleibsel der Evolution. Ist ein Tier in Gefahr, wird es fliehen oder kämpfen (Moro-Reflex) oder sich totstellen (FLR).

Vielleicht gelingt es jedem Einzelnen nach erfolgreicher Integration dieser beiden Reflexe und der darauffolgenden, mehr in die Wahl zu kommen und damit auf der Kortex-Ebene – unserem 3. Gehirn – zu agieren.

Mit dieser systemaufstellerischen Intervention wird dem Reflex/dem Schauspieler die Möglichkeit gegeben, auf die Bühne zu treten. Positive Begleiterscheinung sind dabei das Entdecken und Aufdecken von z. B. Verstellungen, Verschleierungen, Überlagerungen und karmischen Verstrickungen.

Beschreibung

Im einzeltherapeutischen Setting geht der Therapeut in die Rolle des FLR/Moro-Schreckreflexes und macht klar sichtbar, wann er als Therapeut und wann er als Stellvertreter für den FLR/Moro-Schreckreflex kommuniziert und agiert. Dabei können Bodenanker genutzt werden.

Vorgehensweise

Der Klient geht als er selbst ins Feld. Der Stellvertreter FLR nimmt seinen Platz ein, sobald der Klient Auskunft gegeben hat über seinen Stand, seine Atmung, seine Gefühlszustände, seine Haltung …

Der Klient äußert die Veränderungen, seitdem der Stellvertreter FLR seinen Platz eingenommen hat. Der Stellvertreter FLR kommuniziert seine Wahrnehmungen. Mit diesen Äußerungen wird gearbeitet.

Es kann sein, dass der Reflex selbst verstellt, verschleiert, überlagert ist durch eine Person/Situation der Ahnen des Klienten, evtl. sogar durch eine karmische Verstrickung. Hier lohnt es sich, mit Interventionen der Strukturaufstellung zu arbeiten – wie Verschleierung/Verstellung/Überlagerung und evtl. sogar dem Kontext-Überlagerungs-Auflösungsritual.

Sobald der Reflex getrennt wurde von Situationen/Personen der Ahnen, der karmischen Verstrickung, kann der Klient nun seinem Reflex begegnen als das, was er ist, nämlich ein Reaktionsmuster auf »Lebensgefahr«, als ein wichtiger Entwicklungsschritt, der nun als ein solcher gesehen wird. Heilsätze, Sätze des Dankes, Sätze der Klarstellung können gesprochen werden. Die Integration kann beginnen.

Auf die gleiche Art und Weise wird mit dem Moro-Reflex gearbeitet.

Auswertung

Gelingt den Eltern die Integration dieser beiden Reflexe, können die Kinder ihre Eltern nehmen und auch ihre Reflexe integrieren – so meine Beobachtung. Nachdem die Eltern ihren FLR/Moro-Schreckreflex integriert hatten, konnten sie erst ihre Kinder sehen, mit ihnen in Kontakt treten und ihre Bedürfnisse wahrnehmen.

Wird sich diese Intervention in der Traumaarbeit bewähren?

80 Systemische Konfliktintegration

vorgestellt von Gerhard Gigler	
Ziele • Lösungsideen für innere und äußere Konflikte kreieren	**Stichworte** • Konfliktlösung
Material –	**Teilnehmerzahl** ab 6
Vorbereitung/Raum Platz für Aufstellung mit Personen	**Dauer** je nach Teilnehmerzahl 30 Min.

Das hier beschriebene Modell ist als Vorstufe zum NeuroSystemischen Coaching, NSC® zu verstehen, dass von Gerhard Gigler entwickelt wurde und eine enge Verknüpfung von NLP und Systemischen Ansätzen beinhaltet. Hier wird das »Verhandlungsreframing« des NLP mit systemischer Aufstellungsarbeit kombiniert.

Dieses Format kann bei *inneren* Konflikten angewendet werden, wenn 2 oder mehrere Anteile unterschiedliches Verhalten zeigen und der jeweilige Klient sozusagen »zwei Seelen in seiner Brust« spürt, die ihn ohne klare Zielrichtung hin und her bewegen. Dabei kann man davon ausgehen, dass jeder Anteil zu einem sinnvollen Ganzen beitragen will, also eine positive Absicht hat, jedoch diese auf seine eigene Art und Weise durchsetzen will.

Zum anderen können mit diesem Modell auch 2 *äußere Parteien,* die sich in Konflikt befinden, zu gemeinsamem Handeln bewegt werden. Auch hier ist eine »positive Absicht« beider Protagonisten unterstellt – als ihr unbewusster Versuch, die eigenen Bedürfnisse innerhalb ihrer Systeme zu erfüllen. Das Leid des Klienten ist somit nicht intendiert und sozusagen *Nebenprodukt* dieses Weges, sein Ziel zu erreichen. Wichtig ist also dabei das Unterscheiden von sichtbarem Verhalten von der Art des Lösungsversuchs eines Individuums oder Systems. Dies ist in der Regel als implizites Wissen im System vorhanden.

Unter der Vorannahme, dass also jeder Anteil/jeder Beteiligte auch um die negativen »Nebenwirkungen« der problematischen Verhaltensweise weiß, wird nach einem besseren = konfliktärmeren Weg gesucht, um das eigentliche Ziel zu erreichen. Das Bewusstmachen und Erleben der positiven Absicht macht eine Verhaltensänderung wahrscheinlich, weil durch die Veränderung von Blickwinkel und Bewertung der Verhaltensweise (= Reframing) deren Bedeutung erweitert wird.

Die wesentliche Intervention dieses Formats ist also die Würdigung der positiven Absicht durch das Finden einer geeigneten Position und den freien Blick auf das gemeinsame Ziel.

Beschreibung

Klärungsgespräch: Im Gespräch identifizieren und beschreiben Leiter und Klient die inneren oder äußeren Konfliktsituation.

1) **Aufstellen**: Der Klient wählt einen Repräsentanten für sich und je einen Repräsentanten für die 2 konfligierenden Teile und stellt diese auf.
2) **Leiterinterview** in Bezug auf die »positive Absicht« der 2 Anteile; ins Interview können alle Beteiligten, Repräsentanten und der Klient mit einbezogen werden. Die Betonung liegt auf der Körperempfindung und dem Zielblick.
3) Der Klient wählt 2 Repräsentanten für die jeweilige positive Absicht und einen Repräsentanten für deren gemeinsames Ziel und stellt diese auf.
4) Das Aufstellungsbild wird umgestellt, bis eine Kooperationsbereitschaft der beteiligten Anteile entsteht und klar wird, wie das gemeinsame Ziel erreicht werden kann.
5) Test bzgl. Hinzufügen weiterer Anteile, die integriert werden möchten
6) **Re-Assoziation**: Der Klient stellt sich in die Aufstellung und hört einen Abschlusssatz bzgl. der Kooperationsbereitschaft der beteiligten Repräsentanten.

Das entstehende Gefühl wird visuell, auditiv, kinästhetisch, olfaktorisch und gustatorisch verankert. Diese Vorgehensweise aus dem Systemischen NLP macht die Lösungsenergie besonders nachhaltig und erlaubt es, im Alltag entsprechende Assoziationserinnerungen zur Verfügung zu haben. Sie dient zudem der Integration der verschiedenen inneren Anteile. Danach erfolgen das Entrollen und die Rückmeldung der beteiligten Personen.

Varianten

In der Einzelarbeit kann die Systemische Konfliktintegration auch mit Figuren, Symbolen, Bodenankern oder leeren Stühlen durchgeführt werden. Dabei wird der Klient entweder assoziiert in die einzelnen Positionen geführt oder kann auch dissoziiert bleiben, d. h. von außen zusehen.

81 Wichtiges Anliegen

vorgestellt von Heike Gottschalk	
Ziele • herausfinden, was ein wichtiges Anliegen – z. B. für diese Ausbildung oder im Moment das wichtigste Anliegen – ist	**Stichworte** • Selbstmanagement • Selbstklärung • Ziele erreichen • evtl. Leitung üben
Material –	**Teilnehmerzahl** ab 2
Vorbereitung/Raum Übung und auch Intervention für drinnen oder draußen, Platz für Bewegung	**Dauer** ca. 15 Min. für den Prozess, für Erfahrungsaustausch je nach Teilnehmerzahl zzgl. 5–20 Min.

Beschreibung

Der Klient benennt in einem Vorgespräch ein wichtiges Anliegen mit dem Ziel: »Wie kann ich dieses Anliegen am besten unterstützen?«

Anweisung

Bitte wählen Sie einen Anliegenstellvertreter und stellen Sie die Stellvertretung als »das, worum es mir geht« auf.

- Stellen Sie sich dazu.
- Geben Sie (beide) Ihren Bewegungsimpulsen nach.
- Tauschen Sie sich anschließend über Wahrnehmungen aus.
- Was braucht das Anliegen, damit es Kraft bekommt?
  - Vorschläge, die nicht einfach angenommen werden können, verhandeln, indem mögliche Bedingungen für die Wunscherfüllung geäußert werden
  - so lange verhandeln, bis sich die Beziehung zum Anliegen bzw. das Ziel sich besser anfühlt

Varianten

Dieses Vorgehen kann sowohl mit konkreter Information über das, worum es geht, erfolgen als auch verdeckt. Das heißt: Das, worum es dem Klienten geht, wird nicht benannt.

Diese Übung kann zu zweit und selbstorganisiert oder auch mit Leitung erfolgen.

Auswertung

Zum einen werden in der Besprechung, wenn erwünscht, noch Fragen des Klienten erörtert, vielleicht möchte dieser auch von den eigenen Erfahrungen berichten. Zum Zweiten berichtet die Leitung (sofern es eine gab) darüber, wie es ihr ergangen ist, und holt sich unterstützendes Feedback.

Kommentar

Falls mit einer Leitung gearbeitet wird, ist dies eine geeignete Übung, um erste Erfahrungen mit dem Vorgespräch und der Leitung einer Aufstellung zu bekommen.

Kennengelernt habe ich die Übung bei Albrecht Mahr in seiner Fortbildung »Die integrative Praxis von Systemaufstellungen«.

82 Bildhafte Ressourcen

vorgestellt von Barbara Innecken	
Ziele • sich der Präsenz und der Wirkung der eigenen Ressourcen bewusst werden	**Stichworte** • Warming-up • kurztherapeutische Intervention
Material DIN-A4-Papier, Ölpastellkreiden oder Wachsmalkreiden, evtl. Schreibunterlage	**Teilnehmerzahl** Als Einzelsetting oder in der Gruppe mit beliebiger Teilnehmerzahl möglich
Vorbereitung/Raum Praxis- oder Beratungsraum, Gruppenraum	**Dauer** 10 Min. für 1 Ressourcenblatt, kann nach Bedarf auf mehrere Ressourcenblätter erweitert werden

Dies ist eine Übung aus dem Neuro-Imaginativen Gestalten (NIG), die als kurztherapeutische Intervention in verschiedenen Phasen von Aufstellungen im Einzelsetting oder in der Gruppe genutzt werden kann.

Beschreibung

Jeder Teilnehmer erhält ein Blatt DIN-A4-Papier, Ölpastellkeiden oder Wachsmalkreiden und evtl. eine Schreibunterlage. Jeder Teilnehmer kann auf seinem bereits eingenommenen Platz bleiben.

Anleitung

Jeder Teilnehmer beschäftigt sich auf Einladung des Gruppenleiters/Therapeuten mit der Frage: Was gibt mir Kraft in meinem Leben, was ist meine wichtigste Kraftquelle?

Anschließend skizziert er oder sie mit der nichtdominanten Hand (Rechtshänder nehmen die linke Hand und umgekehrt) diese Ressource auf ein DIN-A4-Blatt.

Die Gruppenleitung/der Therapeut bittet die Teilnehmer, die Skizze vor sich auf den Boden zu legen und sich auf das Blatt zu stellen.

Die Teilnehmer erleben die Qualität der Ressource auf dem Blatt stehend mit dem ganzen Körper. Die Gruppenleitung/der Therapeut begleitet diesen Prozess mit Fragen, z. B.: »Wie ist Ihr Stand, Ihre Haltung, Ihr Atem auf diesem Blatt? Wie nehmen Sie die Kraft dieser Ressource wahr, wo im Körper spüren Sie sie?«

Abschließend bittet die Gruppenleitung/der Therapeut die Teilnehmer, ihre Hand auf die kraftgebende Körperstelle zu legen oder sich auf andere Weise mit ihr zu verbinden.

Varianten

Diese Übung kann in verschiedenen Phasen einer Aufstellung im Einzelsetting oder in der Gruppe verwendet werden.

Wird die Übung als Warming-up eingesetzt, wird die Skizze während des sich anschließenden Aufstellungsprozesses unter dem Stuhl liegend aufbewahrt. Der Teilnehmer nimmt seine Skizze am Ende der Sitzung oder des Seminars mit nach Hause. Sie kann ihm dort als Anker dienen – z. B., indem er sie an einem gut sichtbaren Platz aufhängt.

Die im Warming-up hergestellte Skizze findet aber möglicherweise auch noch weitere Verwendung im Verlauf der Aufstellung. Gerät der Klient beispielsweise während einer Aufstellung im Einzelsetting in eine emotional schwierige Situation, so kann seine Ressourcenskizze in das Aufstellungsgeschehen integriert werden. Der Klient kann sich auf seine stärkende Ressource stellen, um sich so mit seiner Kraftquelle zu verbinden.

Auch in der Gruppe kann beispielsweise in einem zähen Aufstellungsprozess ein neuer Impuls gesetzt werden, indem das Ressourcenblatt oder aber ein Stellvertreter für die Ressource mit in das Aufstellungsfeld hineingenommen wird.

Kommentar

Die Ressourcenorientierung ist eine der wichtigsten Grundlagen in den systemischen Vorgehensweisen. Die Wirkung der Fokusverlagerung vom Problem auf die Ressourcen des Klienten ist immer wieder frappierend und auch aus traumatherapeutischer Sicht absolut empfehlenswert.

83 Dimensionen in Systemen – Kugel-Modell der Inneren Form®

vorgestellt von Peter Klein und Eva Maria Kroc	
Ziele • Fragestellung mit Dimensionselementen des Kugel-Modells erfahrbar machen • Dynamiken und Handlungsalternativen erkennen	**Stichworte** • Dimensionen in Systemen • Kugel-Modell • Bewusstsein • Materie • Business
Material bei Variante Bodenanker	**Teilnehmerzahl** ab 1 (bei Variante)
Vorbereitung/Raum Platz für Bewegung, Bodenanker	**Dauer** 45–60 Min.

Beschreibung des Modells

Als Grundannahme des Kugel-Modells manifestiert sich ein Unternehmen in 6 Dimensionen: Materie, Bewegung, Begegnung, Beziehung, Bindung und Bewusstsein.

Materie ist die **fassbare** Manifestation des Unternehmens – wie die Ausstattung, Infrastruktur und Finanzanlagen, welche in der Bilanz ausgewiesen sind.

Bewegung ist die **sichtbare** Manifestation des Unternehmens – sie umfasst alle Prozesse und Abläufe – Bewegungen von Mitarbeitern (Einstellung, Versetzung, Beförderung, Entlassung), mit Mitarbeitern (Meetings, Kunden- und Lieferantenbesuche) und von Materie (Warenwirtschaft, Finanzströme).

Begegnung ist die **erlebbare** Manifestation des Unternehmens. Begegnungen finden in Meetings, Gesprächen und Veranstaltungen zwischen den Beteiligten statt.

Beziehung ist die **spürbare** Manifestation des Unternehmens. In dieser Begegnung besteht die Chance, eine Beziehung zu anderen Menschen (Mitarbeitern, Kollegen, Lieferanten) auf- und auszubauen. Dies geschieht auf der Basis wechselseitiger Interaktion unter Berücksichtigung des jeweiligen Kontextes. Die Qualität der Beziehung, welche aufgrund der Begegnung entsteht, hängt von den beteiligten Menschen ab, ihren persönlichen Präferenzen, ihrem Bewusstsein, ihren Ressourcen, Potenzialen, Fähigkeiten, Fertigkeiten und Techniken.

Bindung ist die **fühlbare** Manifestation des Unternehmens und stellt die Qualität der Verbundenheit mit anderen Menschen, mit der Aufgabe, dem Team und dem Unternehmen dar. Der unmittelbaren externen Beobachtung ist diese Dimension des Erfahrens nicht mehr direkt zugänglich.

Bewusstsein ist die **geistige** Manifestation des Unternehmens. Das Bewusstsein des Unternehmens als System zeigt sich in seiner gelebten Unternehmenskultur, welche das Unternehmen in seinen Rahmenbedingungen wie Strategie, Organisationsstruktur, Marktauftritt, Wertvorstellungen und Führungsstil prägt.

Die Dimensionen Bewegung, Begegnung, Beziehung und Bindung manifestieren sich in der **Raum-Zeit-Dimension**, d. h., sie sind immer räumlich und zeitlich zu lokalisieren; das Meeting findet am »Datum« und zur »Uhrzeit« am »Ort« statt.

Die **Dimensionen Bewusstsein und Materie** sind die Energie- oder Geistdimensionen des Systems. Bewusstsein ist immaterielle Manifestation von Energie, Materie ist die materielle Manifestation von Energie.

Damit sind auch die drei wesentlichen Faktoren aller Manifestationen definiert: Energie, Raum und Zeit – alle Entscheidungen sind in diesen 3 Dimensionen zu beschreiben und einzuordnen.

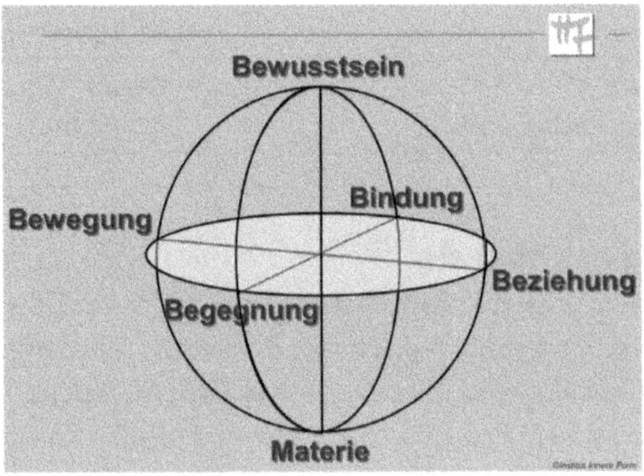

Abb. 8: Kugel-Modell der Inneren Form

Aufstellung Kugel-Modell

Der Klient bringt sein Anliegen vor, welches mit allen, einer oder mehreren der Dimensionen des Modells in Bezug steht – z. B. Kunden- oder Mitarbeiterbindung (Dimension Bindung), Teamkonflikte (Dimension Beziehung), Kundenakquise, hohe Kündigungsrate (Dimensionen Bewegung/Begegnung), Visionsentwicklung (Dimension Bewusstsein), Investitionsentscheidungen (Dimension Materie).

Es werden Repräsentanten für die einzelnen Systemelemente und Dimensionen ausgewählt. Bei der Fragestellung einer Unternehmenserweiterung und deren Auswirkung auf die Kundenbindung könnten beispielsweise folgende Elemente ausgewählt werden: Unternehmenserweiterung, Unternehmen, Kunden, Kundenbindung, Mitarbeiter, Unternehmensführung.

Als weitere Elemente könnten noch das Bewusstsein und/oder die Materie aufgestellt werden, um Dynamiken auch bei diesen Dimensionen erkennen zu können.

Sollten mehrere Dimensionen des Modells relevant sein, besteht die Möglichkeit, Dimensionen in einem Repräsentanten darzustellen: z. B. Bewegung/Begegnung, Beziehung/Bindung, Bewusstsein/Materie.

Variante Einzelcoaching

Im Coaching schreibt man die 6 Dimension auf Karten und legt diese auf den Boden. Der Klient stellt sich auf diese sogenannten Bodenanker und fühlt sich selbst in die einzelnen Dimensionen ein. Die Wahrnehmungen zu den einzelnen Dimensionen werden notiert, analysiert und mit nachfolgenden Fragen reflektiert:

1) Wie viel Bewegung gibt es im Unternehmen? Was löst Bewegung im Unternehmen aus? Welche Bewegungen werden von außen – welche von innen ausgelöst?
2) Wie gestalten sich Begegnungen von Kunden/Mitarbeitern/Lieferanten im Unternehmen? Welche Bedeutung haben diese auf den Unternehmenserfolg?
3) Welche Art und Qualität von Beziehungen zu Kunden/Mitarbeitern/Kollegen zeigen sich? Könnten diese verbessert werden?
4) Wie viel Nähe und Distanz herrscht im Unternehmen zwischen den Mitarbeitern und zur Unternehmensführung? Gibt es Optimierungsmöglichkeiten?
5) Was wurde bei der Reflexion der Fragen bereits erkannt? Welche Muster könnten sich zeigen?
6) Was könnten diese Muster mit dem aktuellen Unternehmenserfolg zu tun haben?

Kommentar

Das Kugel-Modell der Inneren Form® wurde von den Mitbegründern der Inneren Form Bernd Linder-Hofmann und Manfred Zink entwickelt.

84 Übung zur Einführung in die kollektive Bewusstseinsaufstellung

vorgestellt von Peter Klein	
Ziele • Gruppenthemen oder übergeordnete Fragestellungen erfahrbar erkunden (z. B. gesellschaftliche Entwicklungen) • Kreativforschungsprozesse	**Stichworte** • Gruppenaufstellung ohne Einzelklient • kollektives Unbewusstes (C. G. Jung) • Großgruppenintervention • Forschung • Psychodrama
Material Karten zum Anheften für Repräsentant (bei verdeckter Aufstellung), Meditationsunterstützung (DVD) optional	**Teilnehmerzahl** ab 10, auch Großgruppenformate mit 100 Personen möglich
Vorbereitung/Raum Platz für Bewegung	**Dauer** mind. 90 Min. für Aufstellung und Vorbereitung für Reflexion, Empfehlung 60 Min. einplanen

Begriffsdefinition

Das kollektive Unbewusste/kollektive Bewusstseinsaufstellung:

Das »kollektive Bewusstsein« ist für uns ein Sammelbecken aller menschlichen Erfahrungen, eine riesige Schatzkammer des menschlichen Bewusstseins, aus der die kollektive Erfahrung u. a. aus mehreren Generationen gespeist wird. Ein Kollektiv lernt durch jeden Einzelnen, ohne auf den Einzelnen zu fokussieren. Carl Gustav Jung schreibt, dass eine »gewissermaßen oberflächliche Schicht des Unbewussten zweifelsohne persönlich« ist. Wir nennen sie das persönliche Unbewusste. Das jedoch ruht auf einer tieferen Schicht, welche nicht mehr der persönlichen Erfahrung entstammt. Unsere Vorannahme ist, dass Bestandteile dieses kollektiven Unbewussten in der kollektiven Bewusstseinsaufstellung sichtbar und damit bewusst werden können.

Beschreibung

Der Einzelne im Globalen – eine kollektive Bewusstseinsaufstellung

Diese Art der Aufstellung kennt – anders als gemeinhin bei Aufstellungen üblich – keinen Einzelklienten, der ein persönliches Anliegen hat, der die Stellvertreter auswählt und aufstellt. Thema ist vielmehr das Anliegen eines Kollektivs – etwas, das für viele Menschen oder sogar global von Interesse ist. Die Stellvertreter werden über einen kinesiologischen Muskeltest ausgewählt oder »zufällig« ausgelost und zu Beginn »verdeckt« aufgestellt.

Verschlüsselte Positionen

Vor der Aufstellung wird eine Liste von möglichen Stellvertreterpositionen erstellt, die, wenn zeitlich möglich, mit den Teilnehmern vor Ort in einem assoziativen Brainstorming ergänzt wird. So fließen Ideen und Vorschläge der Anwesenden in das potenzielle Feld der Stellvertreter ein.

Beispiel: In einer Aufstellung zur Finanzkrise am 5. 12. 2011 waren die Repräsentanten: Geld, Menschen, Finanzkrise, Systemkrise, das Jahr 2012, Ohnmacht, Trauer, Griechenland, Gold.

Die fertige Liste kann bisweilen über 80 Optionen für Stellvertreterpositionen umfassen. Wir verschlüsseln die Positionen mit Nummern, um sie zu verdecken, dadurch läuft die Aufstellung – zunächst – gewissermaßen anonymisiert ab. Nur die Aufstellungsleitung kennt die Codeliste und kann den Nummern die jeweilige Stellvertreterposition zuordnen.

Durch die Verschlüsselung der Positionen wissen die Stellvertreter im Anfangsbild nicht, für wen sie stehen. Die Aufstellung wird also nicht durch ihre persönliche Meinung und ihr Glaubenssystem »verfälscht«.

Die Aufstellung wird möglichst mit einer kurzen Meditation im Sitzen eingeleitet – als Gelegenheit für Teilnehmer wie Zuschauer, ihre Wahrnehmung nach »innen« zu intensivieren und in Kontakt mit ihrer Intuition, ihrer inneren Stimme und mit dem kollektiven Bewusstseinsfeld zu kommen. Die Stellvertreter positionieren sich dann frei nach ihren Impulsen im Raum. Jeder Stellvertreter startet seine Bewegung zu dem Zeitpunkt, der für ihn stimmig ist. Manche bleiben am Anfang einfach noch auf ihren Plätzen sitzen.

Auch wenn die Stellvertreter anfangs nicht wissen, für was oder für wen sie sich aufstellen, sind deutlich innere Impulse der Bewegung, der Emotion und Interaktion zu erkennen. Auch die Zuschauer nehmen wahr, dass das, was hier passiert, nicht beliebig ist. Denn die Atmosphäre im Raum verändert sich.

In der Mitte oder am Ende werden die Rollen aufgedeckt. Teilnehmer und Zuschauer können in eine Reflexion gehen, welche neuen Erkenntnisse es durch die Aufstellung zur Fragestellung gibt.

Am Ende einer kollektiven Bewusstseinsaufstellung findet sich entweder ein »Lösungsbild«, d. h. ein Bild, in dem die Stellvertreter und die Zuseher Einsichten in Bezug auf die Fragestellung erhalten und eine deutliche emotionale Entspannung im Raum erfahrbar wird. Oder es ist das Empfinden der Gruppe, dass es keine Lösung gibt, bei der alle zufrieden sind. Dies ist bei komplexen Themen auch nicht zu erwarten. Manchmal werden Spannungsfelder oder Teillösungen sichtbar.

Bei der Reflexion wird darauf geachtet, dass es sich immer um subjektive Wahrnehmungs- und Wirklichkeitsperspektiven handelt und die Aufstellung (der Aufstellungsleiter) nicht eine objektive Wahrheit vermitteln kann.

Hinweis zu übergeordneten Fragestellungen

Wenn Themen wie z. B. »die aktuelle Finanzkrise«, »Kriegsvergangenheit« oder »Volkskrankheiten« aufgestellt werden, haben die Ergebnisse auch mit den Erfahrungen, dem Kulturkreis etc. der Teilnehmer zu tun. Um allgemeingültigere Aussagen zu treffen, sind mehrere Aufstellungen in verschiedenen Gruppen und Kontexten notwendig.

Varianten

Gruppenthemen

Nach Annahme von manchen Gruppendynamikern hat eine Gruppe gemeinsame bewusste und unbewusste Lernaufgaben. In kollektiven Bewusstseinsaufstellungen werden Lernaufgaben und dazugehörige Lösungen sichtbar.

Forschungsaufstellungen

Es wird möglichst komplett verdeckt aufgestellt und gefilmt, damit der Verlauf nicht bewusst von Teilnehmern gesteuert werden kann. Mit kollektiven Bewusstseinsaufstellungen lässt sich die Vergangenheit erfahrbar machen, lassen sich Prognosen aufstellen und simulieren, wie sich eine Handlung (Haltung) der Gegenwart auf die Zukunft auswirkt.

Kreativprozesse

Bei dieser Aufstellungsform geht **es darum,** Ideen zu philosophischen Fragen und Personen der Geistes- und Kunstgeschichte reifen zu lassen. Beispiel: Autoren bringen historische Persönlichkeiten und eine Fragestellung zur Schaffung eines Theaterstücks, Drehbuchs, Romans etc. in die Interaktion. Die Methodik ähnelt der des Psychodramas (siehe Peter Klein *Buddha, Freud und Falco* und *Die Leiden des Westens*).

Unternehmensaufstellungen

Dabei geht es darum, die Unternehmenskultur sichtbar werden zu lassen, z. B. bei Veränderungsprozessen, Visionssuche, Teambildung oder zur Konfliktlösung.

Großgruppenformate

Gruppenteilnehmer können mit in die Aufstellung einbezogen werden.

Kommentar

Auch bei einer globalen Fragestellung kommt es auf die individuelle Perspektive, auf den persönlichen Standpunkt des Einzelnen an. Der Einzelne ist es, der gemeinsam mit den anderen Einzelnen eine neue Gesamtsicht der Dinge ermöglichen und damit das Kollektiv verändern kann. Kollektive Bewusstseinsaufstellungen können ein Mittel sein, das gemeinschaftliche (unbewusste) Wissen als Schatzkammer abzurufen und auf breiterer Basis zugänglich zu machen. Kairos: Zur richtigen Zeit am richtigen Ort! Es zeigen sich günstige Zeitfenster für Veränderungen.

Literatur

Klein, P. et al. (2009): Buddha, Freud und Falco - Szenische Aufstellungen im kollektiven Bewusstseinsfeld. Wien (Arcus-Lucis).

Klein, P. (2013): Das Leiden des Westens. Klosterneuburg/Wien (Edition Va Bene).

85 Symptomaufstellung Integral Systemics

vorgestellt von Peter Klein	
Ziele • Thema bzw. Botschaft des Symptoms für den Klienten erforschen • Hinweis auf die individuelle Entwicklung entdecken	**Stichworte** • Symptomaufstellung • Krankheitssymptome aus systemischer Sicht • versteckter Gewinn
Material –	**Teilnehmerzahl** ab 7
Vorbereitung/Raum **Platz für Bewegung**	**Dauer** je nach Rollenanzahl 45–60 Min.

Dieses Aufstellungsformat geht von verschiedenen, in der systemischen Arbeit verbreiteten Vorannahmen aus:

- Krankheiten haben manchmal eine positive Absicht (sekundärer Gewinn).
- Wir kommunizieren bewusst und unbewusst mit unserem Körper.
- Der Klient kann sich über Bewusstwerdung und eine neue Haltung selbst heilen.
- Körper und Geist wollen in einen harmonischen Zustand kommen.
- Systemische Verstrickungen zeigen sich oft über Generationen auf körperlicher Ebene – sie verfestigen sich, sind jedoch oft auch wieder lösbar. Ist der Schmerz überhaupt deiner?

Beschreibung

Der Klient benennt das Symptom. Es werden 3 Repräsentanten aufgestellt:

- der Klient,
- das Symptom und
- »ein Thema im Hintergrund«.

Dies bleibt bewusst unbenannt, um bei den Teilnehmenden die Offenheit zu bewahren für das, was sich zeigen möchte.

Anweisung

Anfangsbild: Der Klient stellt alle 3 Repräsentanten im Raum auf.

Der Leiter fragt, was die Stellvertreter wahrnehmen und welche Impulse sie haben – in der Reihenfolge: Klient, Symptom, Thema. Bewegungsimpulse werden ausgesprochen, jedoch noch nicht ausgeführt. Über die Schilderungen entstehen eventuell weitere Resonanzen, diese werden ebenfalls abgefragt. Der Klient beobachtet zunächst. Der Leiter nimmt dann Rückbezug zum Klienten:

- Kommen ihm die Bezüge und Dynamiken bekannt vor?
- Erinnert ihn dies an etwas?
- Ist er mit etwas Ausgesprochenem in Resonanz?

Aufstellungsverlauf: Bewegungsimpulse zulassen
Die Repräsentanten sortieren sich im Raum neu, es folgt ein erneutes Abfragen der Stellvertreter in der Reihenfolge Klient, Symptom, Thema. Der Leiter nimmt Rückbezug zum Klienten. In dieser Phase wird oft sichtbar, um welches Thema, welche Situation, Verstrickung etc. es geht. Dabei kann sich ein Thema zeigen, manchmal werden hier auch bereits Hinweise auf verschiedenen Ebenen gegeben.

Zwischenbild: Hierbei geht es darum, dass der Klient Hinweise bekommt und die Wechselwirkungen erkennt. Mit Zwischenbild ist also gemeint, dass der Klient, in Bezug auf sein Symptom, in eine erste Annäherung, ein besseres Verstehen, ein tieferes Erkennen der Wirkungen und auch der Möglichkeiten kommt. Die Repräsentanten werden gebeten, erneut ihren Impulsen nachzugeben und sich so zu sortieren, dass sie in einen bestmöglichen Zustand kommen. Es erfolgt die Abfrage der Stellvertreter.

Varianten

Eine ausführlichere Variante der Symptomaufstellung kann sich durch die Hinzunahme weiterer Repräsentanten ergeben. So kann man zum Beispiel Familienmitglieder hinzunehmen, wenn sich ein Thema auf der Familienebene zeigt. Auch Emotionen zeigen sich oft – die einen Repräsentanten zur Unterstützung des Ausdrucks brauchen können. Oft ist mit dem »Thema im Hintergrund« noch ein Aspekt verbunden. Diesen hinzuzunehmen obliegt dem Aufstellungseiter und der entstandenen Dynamik. Tiefer zu gehen kann, muss aber nicht notwendigerweise zu einem besseren Verstehen beitragen.

Auswertung

Dem Klienten wird über die Aufstellung oft bewusst, welche Wechselwirkungen Symptome beeinflussen. Er sieht, welche Energie »gestaut« ist und sich über ein Symptom auf Körperebene zeigt. Eine Spannung, Blockade, Verwirrung, Verwechslung, ein versteckter Gewinn, der eventuell lange nicht mehr angesehen, bzw. bewusst so vielleicht überhaupt noch nicht wahrgenommen wurde. Über die Bewusstwerdung der Thematik kann er sein Symptom verstehen lernen und den versteckten Gewinn, die positive Absicht erkennen.

Es können möglicherweise auch Dynamiken sichtbar werden, die dem Klienten zeigen, dass er Ausgleichs- und Wiederholungsmuster der Familie (auch über Generationen) übernommen hat.

Kommentar

Diese Variante der Symptomaufstellung wurde von Peter Klein (Integral Systemics) in Zusammenarbeit mit mehreren Ärzten entwickelt und zeigt sich nach 20 Jahren als einfaches und direktes Format, um Wechselwirkungen sichtbar zu machen, die dem System zugrunde liegen können. Hierbei geht es nicht darum, auf eine einzige Ursache zu fokussieren – was der Komplexität von Krankheitsbildern aus unserer Erfahrung nicht gerecht wird –, sondern zunächst die »oberste Karte des Stapels« aufzudecken, um sich dem Thema oder den Themen im Hintergrund anzunähern. Diese können z. B. ein versteckter Gewinn, systemische Verstrickungen, individuelle Wiederholungsmuster, kollektive Muster, Krisen, Ängste oder Transformation sein.

Je nach dem, welches Thema sich zeigt, kann der Klient weitere Aufstellungen, weiterführendes Coaching oder andere Methoden nutzen, um sich explizit mit dem Thema oder weiteren Hintergrundthemen auseinanderzusetzen. Und manchmal ist auch das einmalige Erkennen und Wiedererinnern der passende Schritt zu einer Veränderung.

86 Ich und …

vorgestellt von Birgit Theresa Koch	
Ziele • Aufstellungen leiten • Fokussierung auf das Wesentliche • ritualisierte Sätze und ihre Wirkung erproben	**Stichworte** • Lösungsbilder • Ankertechnik • Ressource • VAKOG • Sinneskanäle • Intensivierung • Integration
Material ein Stuhl pro Teilnehmer	**Teilnehmerzahl** mind. 4–5 Personen
Vorbereitung/Raum –	**Dauer** 45 Min. (inkl. Vorgespräch und Abschluss)

Beschreibung

- kurzes Vorgespräch mit Frage nach dem Anliegen und einem guten Ergebnis. Wen oder was brauchen wir?
- Benennen der Positionen:
  - Fokus (Anliegensteller)
  - 2. Position (Person, um die es geht)
  - 3. Position (noch eine Person oder etwas anderes) (bis 10 Min.)
- Aufstellen nach dem inneren Bild – der Fokus kann vom Klienten selbst eingenommen werden, wenn nur 4 Personen da sind.
- Befragung der Repräsentanten und Stellvertreter:
  - »Wie fühlt es sich in der Position an?
  - Gibt es eine innere Bewegung?
  - Mit wem bist du verbunden?«
- 1. Stellungsarbeit: Alle schauen sich an. Befragung: Was hat sich verändert?
- 2. Stellungsarbeit: Stellen einer möglichen Ordnung und anschließende Befragung
- Fokus bzw. die Person, die das Anliegen hat, stellt sich vor die Repräsentanten und probiert verschiedene vom Übungsleiter vorgegebene rituelle Sätze aus.
- Der Fokus findet eine Schlussposition, die passt.
- Der Leiter beendet die Aufstellung und fordert die Repräsentanten auf, sich zu entrollen und hinzusetzen.

- Der Aufstellungsleiter fragt den Klienten: »Was war bemerkenswert? Was nimmst du mit?«, und beendet damit die Aufstellungsarbeit.

Auswertung

Die Leitung moderiert das Auswertungsgespräch. Die Repräsentanten berichten, was ihnen noch aufgefallen ist. Am Ende kommentiert die Leitung den Prozess aus ihrer Perspektive.

Die Person, die das Anliegen vorgestellt hat, hört still zu, am Ende wird sie gefragt, ob noch etwas für sie Interessantes im Auswertungsgespräch dabei war, was sie mitnehmen will.

Kommentar

Die Teilnehmer lernen, sich auf wenige Positionen zu fokussieren und gemeinsam mit den Klienten ein Bild zu finden, das sie mitnehmen können und das eine neue Perspektive auf das Problem oder das Anliegen erlaubt.

Als Anliegen sollte kein existenzielles Thema gewählt werden, eher ein Thema, bei dem es darum geht, sich eine Beziehungskonstellation anzuschauen und eine Erfahrung zu machen, die interessant sein kann.

Die Übung kann auch im Plenum gemacht werden und wird dann von der Leitung ausgewertet und kommentiert.

87 Visionen der Freude

vorgestellt von Manuela Mätzener	
Ziele • Visionsfindung • die Kraft der eigenen Vision erleben	**Stichworte** • Strukturaufstellung • Problemaufstellung (Ressource, Hindernis, Vision)
Material –	**Teilnehmerzahl** ab 7 Teilnehmer – im Idealfall drei Siebener-Gruppen
Vorbereitung/Raum Übung für drinnen	**Dauer** 105 Min. Übungsdauer: 7 × 15 Min. pro Teilnehmer plus 25 Min. Reflexion = gesamt: 130 Min.

Beschreibung

Die Teilnehmer werden gebeten, Siebenergruppen zu bilden und die Rollen wie folgt zu verteilen:

- A = Klient
- B = Aufstellungsleiter
- C = Repräsentant für »meine Vision«
- je nach Fragestellung ein Repräsentant für
  - Aspekt 1: »das, womit mich meine Vision verbindet«
  - Aspekt 2: »das, was meine Vision (noch) verhindert«
  - Aspekt 3: »das, was (mir) meine Vision ermöglicht«

Anweisung

- A stellt C auf und positioniert sich dazu.
- A und C achten auf ihre Wahrnehmungen und tauschen sich nach einiger Zeit darüber aus.
- B leitet durch die Übung.
- Je nach Fragestellung leitet B A dazu an, die drei oben genannten Aspekte »einzurollen«.
- B gibt die Bewegungen für die Aspekte frei, und diese suchen sich im Raum – in Bezug auf A und C – einen für sie guten Platz.
- A und C achten auf die Unterschiede zu vorhin.
- B befragt für A nacheinander die jeweiligen Aspekte.

- A geht von Aspekt zu Aspekt.
- A sagt zu jedem Aspekt: *»Jetzt (erst) sehe ich dich!«* und spezifisch …
  - Aspekt 1: *»Ich danke dir, dass du mich mit xy verbindest.«*
  - Aspekt 2: »Ich danke dir, dass du mich …«
  - Aspekt 2: »Ich danke dir, dass du mir … ermöglichst.«

Anmerkung: Hier sollte man einfach der eigenen Intuition folgen und den Gedanken, der als Erstes kommt (meist ist es ein Wert), beim Namen nennen und laut aussprechen.

- C, also die »Vision«, beobachtet, was der dreifache Dank in Bezug auf A verändert.
- A stellt sich abschließend nochmals gegenüber C auf und integriert das Gute aller drei Aspekte im Hinblick auf C.

Varianten

Diese Übung lässt sich dahingehend abwandeln, dass der Klient den drei Aspekten spezifische Rufnamen geben kann.

Auswertung

- Rollenwechsel, sodass jeder einmal A und B war
- Reflexion

Kommentar

Die Teilnehmer spüren nach dieser Übung Begeisterung, Freude und Kraft.

- Aspekt 1 (Verbindung) zeigt sich manchmal zunächst als Sekundärgewinn.
- Aspekt 2 (»liebenswertes« Hindernis) wird oftmals zur Ressource.
- Aspekt 3 (»Ermöglicher«) stellt meist einen sehr hohen Wert in der eigenen Wertehierarchie dar.

88 Der Hüter der Schwelle

vorgestellt von Patricia Möckel	
Ziele • Klarheit über Ressourcen für die Zielerreichung • Erkennen unbewusster Blockaden	**Stichworte** • Informationen mit dem wissenden Feld, mit Achtsamkeit und Ressourcen verankern
Material evtl. ein Seil	**Teilnehmerzahl** ab 5
Vorbereitung/Raum Übung für drinnen, Platz für Bewegung	**Dauer** pro Teilnehmer 10–15 Min.

Beschreibung

Der Teilnehmer benennt sein Ziel. Dann wählt er jeweils einen Stellvertreter für das Ziel, den Hüter der Schwelle und eine positive Kraft, die ihn begleitet.

Anweisung

Der Teilnehmer stellt sein *Ziel* sich gegenüber auf, mit mindestens 5–6 Meter Abstand.

Etwa einen Meter vor dem Ziel positioniert er seitlich den *Hüter der Schwelle.*

Ein Seil auf dem Boden kann die Schwelle vor dem Ziel verdeutlichen.

Dann benennt und wählt der Teilnehmer seine positive Begleitkraft. Das kann z. B. ein Ahne sein oder eine Charaktereigenschaft (Mut, Ruhe, Entschlossenheit …). Diese Kraft begleitet den Teilnehmer auf seinem Weg zum Ziel.

In sehr kleinen, bewussten Schritten, immer im Blickkontakt mit dem Ziel, bewegen sich der Teilnehmer und seine Begleitkraft auf das Ziel zu.

An der Schwelle angekommen fragt er den Hüter der Schwelle, ob er die Grenze, die ihn noch von seinem Ziel trennt, passieren darf. Er bekommt entweder die Erlaubnis oder einen Hinweis, was es vorab zu beachten gilt.

Varianten

Der Teilnehmer kann einen Stellvertreter für sich wählen oder selbst gehen.

Auswertung

Wenn sich der Teilnehmer wirklich langsam und achtsam seinem Ziel nähert, spürt er die eigenen Ängste und Hindernisse, und der Hüter hat meist keine Einsprüche. Da sich viele Teilnehmer ihrer Ressourcen oft nicht bewusst sind, kann die begleitende Kraft eine über die Aufstellung hinaus wirkende Erinnerung sein. Manchmal modifiziert sich das Ziel, während sich der Teilnehmer nähert.

Kommentar

Oft ist der Hüter der Schwelle erstaunt, wie stark der Impuls ist, den Teilnehmer zu stoppen, und wie sicher er »weiß«, was dieser noch zu beachten hat.

Den Impuls zu diesem Format bekam ich während einer internationalen Weiterbildung am Chiemsee.

89 Aufstellen der Angsttypen nach Riemann

vorgestellt von Erika Schäfer	
Ziele • eigene Persönlichkeitsanteile erkennen und in Harmonie bringen	**Stichworte** • Angsttypen nach Riemann
Material –	**Teilnehmerzahl** ab 8
Vorbereitung/Raum Übung für drinnen, Platz für Bewegung	**Dauer** –

Fritz Riemann hat in seinem Buch: *Grundformen der Angst. Eine tiefenpsychologische Studie* 4 Angsttypen beschrieben:

- **schizoid**: Angst vor Nähe – Fähigkeit zur Abgrenzung
- **depressiv**: Angst vor Trennung – Fähigkeit zur Hingabe
- **zwanghaft**: Angst vor Neuem – Fähigkeit zur Ordnung
- **hysterisch**: Angst vor Gleichmaß – Fähigkeit zu Mut und Wagnis

Die Arbeit unterstützt den Klienten darin, alle vier Angstformen als Qualitäten wahrzunehmen und harmonisch zu verbinden. Oft geht solch eine Aufstellung in eine systemische oder karmische Aufstellung über, in der dann die Harmonisierung versucht wird.

Beschreibung

Für jeden Angsttypen wählt der Klient einen Stellvertreter aus und stellt ihn im Raum auf.

Die einzelnen Stellvertreter wissen von sich selbst, welchen Typ sie vertreten, aber nicht, welche Rolle die anderen drei Stellvertreter innehaben.

Anweisung

»Nimm dich selbst wahr, gehe in Beziehung zu den anderen und finde jeder seinen Platz.«

Varianten

Wenn sich die Dynamik gezeigt hat, kann der Klient einen Stellvertreter für sich selbst suchen und ins System stellen.

Auswertung

Bei einer harmonischen Persönlichkeit sind alle vier Qualitäten gleich gut entwickelt. Das heißt, die Person kann sich abgrenzen, wenn nötig, und sich vertrauensvoll hingeben, wenn es angebracht ist. Sie kann, wenn nötig, gleichförmige Arbeit machen und hat gleichzeitig den Mut, Neues zu wagen. In der Aufstellung wird deutlich, welche Anteile verdrängt sind, welche überkompensiert sind und wie der Klient versucht, sein Leben zu meistern.

Kommentar

Diese Übung eignet sich sehr gut zur Ichfindung und dazu, bei sich selbst anzukommen.

Literatur

Riemann, F. (2013): Grundformen der Angst. München (Ernst Reinhardt), 41. Aufl.

Kapitel 10: Businessaufstellungen

Einleitung

von Marion Lockert

Die Business- oder auch Organisationsaufstellung hat sich aus der Familienaufstellung heraus entwickelt, maßgeblich inspiriert von der Arbeit Gunthard Webers. Es wurde dabei sichtbar, dass Organisationen ihre eigenen systemischen Strukturen und Ordnungen besitzen, die denen der familiären naturgemäß weitere Aspekte hinzufügen.

Die »Rangfolge« zum Beispiel folgt nicht einfach den Generationen und der Geburtsreihenfolge. Die berufliche Entsprechung ergibt sich aus der Dauer der Betriebszugehörigkeit, außerdem kommen hier noch die in einem Organigramm abgebildete Rangfolge der Verantwortlichkeit und die eingebrachte Leistung zum Tragen.

Diese systemischen Ordnungen können außerdem konflikthaft zueinander stehen. Das zeigt sich zum Beispiel, wenn eine langjährige Mitarbeiterin mit ihrer neuen Führungskraft aneinandergerät. Die Neue stünde qua Hierarchie »über« ihr, die Zugehörigkeitsdauer macht aber die Mitarbeiterin systemisch »gewichtiger«. Das erfordert in einer Aufstellung spezielle Interventionen und Rituale (und natürlich auch eine Menge Fingerspitzengefühl als Führungskraft; ein plastisches Beispiel habe ich in meinem Beitrag »Sturm im Beziehungswald« dargelegt (Lockert 2016).

Häufig zeigt es sich, insbesondere bei den Führungskräften, dass familiäre Aspekte unbewusst in die beruflichen Begegnungen übertragen werden. Da wird häufiger deutlich, dass Chefs gerne mit Vätern verwechselt werden oder dass der Führungskraft das Rückgrat fehlt – zum Beispiel durch nicht angenommene männliche Kraft aus der eigenen Familie. Das gilt übrigens ebenso für Chefinnen, die hier beruflicher Stärke durch männliche energetische Unterstützung genauso bedürfen wie des Annehmens einer weiblichen Kraft für ihr Frausein. Organisationen erhöhen also die Komplexität einer Aufstellung erheblich – und damit auch das Potenzial an Verstrickungen.

Hinzu kommt, dass das Bedürfnis nach einem geschütztem Rahmen und Vertraulichkeit besonders groß ist. Das Berufliche und das Persönliche werden in unserem Kulturkreis in der Regel klar getrennt, und man lässt sich nicht so gerne in die Karten gucken. Insbesondere, wenn sichtbar wird, wie gefühlig und verletzlich wir schließlich alle sind. Taucht also in einer Aufstellung der Verdacht auf, dass Familiäres in die beruflichen Beziehungen hineinweht, ist die Achtsamkeit und Auftragstreue der Leitung gefordert.

Hier gilt es dann, entweder die familiären Aspekte zu verdecken, indem man zum Beispiel einen Stellvertreter hinter der Führungskraft positioniert und ihn lediglich als »das, was stärkt« benennt (und vielleicht nach der Aufstellung unter vier Augen dem Kunden eine Familienaufstellung empfiehlt). Oder Sie machen offen deutlich, dass sich hier familiäre Aspekte auftun. Und je nach Setting stellen Sie als Leitung entweder diesen Bereich klar beiseite – oder holen sich einen neuen, expliziten Auftrag vom Kunden, das Persönliche zu thematisieren. Brisant können natürlich auch durch eine Aufstellung offen sichtbar gemachte Animositäten und Kränkungen werden.

So zeigt sich, dass Organisationsaufstellungen ganz eigene Dynamiken haben – und die Aufstellungsleitung braucht große Erfahrung, äußerste Klarheit und Feinfühligkeit. Wie gut, dass es auch viel Erfahrung damit gibt, wie es funktionieren kann, Aufstellungen nicht nur mit neutralen Stellvertretern zu machen, sondern auch, wie innerhalb betroffener Teams gearbeitet werden kann. Dazu finden Sie in einigen Beiträgen äußerst hilfreiche Anregungen.

Businessaufstellungen befassen sich aber nicht nur mit dem Beziehungsgeflecht und der Führungskraft. Man kann ebenso Projekte, Entscheidungsfragen, Marketingstrategien oder ganze Organisationen aufstellen. Auch zu diesen Aspekten finden Sie hier Spannendes und Lösendes. Im Grunde sind es oft die Auftraggeber, die uns mit ihren Fällen zu immer weiteren Aufstellungsformaten inspirieren.

Mittlerweile sind Unternehmen immer stärker gefordert, neue Wege der Mitarbeiterförderung und der Arbeit auf Beziehungsebene zu gehen – vor allem im Zuge der Entwicklung von Arbeit 4.0 und dem Nachwachsen einer Generation, die ein immer größeres Interesse an persönlicher Entwicklung und dem Einbeziehen von Sinnfragen einbringt. Und in einigen Personalabteilungen sind sogar spirituelle Aspekte willkommen.

Wie schön, dass sich – entgegen der früher kursierenden Angst von Organisationsaufstellern, zu eng mit den Familienaufstellungen in Verbindung gebracht und in die »Eso-Ecke« gestellt zu werden – heutzutage daraus eine Ressource ergibt: So entdecken Führungskräfte und Personaler, die im privaten Bereich Kontakt mit Familienaufstellungen bekamen, des Öfteren erfreut die berufsorientierte Variante der systemischen Arbeit. Und so arbeiten wir als Praktizierende beider »Sparten« einander zu!

Literatur

Lockert, M. (2016): Sturm im Beziehungswald. In: B. S. Laukamp (Hrsg.): Die Nachwuchsführungskraft – ihre Probleme, ihre Lösungen. Offenbach (Jünger Medien).

90 Gruppen und Linien

vorgestellt von Romy Gerhard	
Ziele • Visualisierung im Raum • Raumbilder erzeugen • eine andere Art der Begegnung	**Stichworte** • Einführung • Ankommen • Kennenlernen • Auflockerung • Verbildlichung
Material evtl. Papier, Marker, Klebeband, Seil	**Teilnehmerzahl** ab 5
Vorbereitung/Raum genügend leere Fläche im Raum	**Dauer** 10–20 Min.

Beschreibung

Bilder sagen mehr als tausend Worte. Statt mehrere Personen erzählen zu lassen, beispielsweise bei der Vorstellungsrunde eines Workshops, lassen sich in derselben Zeit durch Raumbilder interessante Eindrücke sammeln, die von Anfang an eine gewisse Lockerheit, aber auch Klarheit in eine Runde bringen. Der Grundsatz bei diesen Aufstellungen: Jeder steht für sich selber, es gibt keine Stellvertreter.

Zu Beginn empfiehlt es sich, genügend Raum zu schaffen, indem Stühle und andere Gegenstände weggeräumt werden. Dann wird die Gruppe eingeladen, sich zu einem ersten ganz einfachen Thema im Raum zu gruppieren.

Nach weniger herausfordernden Ordnungskriterien kann zügig die nächste Aufstellung folgen, bei systemisch relevanteren Themen lohnt es sich, einige oder gar alle Personen zu Wort kommen zu lassen. Manchmal sind vorbereitete Markierungen an den Wänden oder Ecken des Raums hilfreich.

Fragen und Ordnungskriterien können sein:

- Wer passt farblich zusammen? Farbe der Schuhe/der Kleidung
- Woher kommen die Teilnehmenden? Eigener Wohnort/Arbeitsort in Bezug zum Veranstaltungsort (Osten, Westen, Süden, Norden)
- Wer hat zu Hause Kinder oder Tiere? Kinder und Tiere, nur Kinder, nur Tiere, weder noch (vier Ecken oder vier Wände des Zimmers nutzen, evtl. vertiefen: Wie viele Kinder? Wer hält außergewöhnliche Tierarten?)
- Wo ist der eigene Platz in der Geschwisterreihe? Erstgeborener/Einzelkind, Zweitgeborener, Drittgeborener, Viertgeborener oder nachfolgend

- Wer kennt wen bereits? Abbild aller Beziehungen im Raum
- Wer bringt wie viel spezifische Fach- oder Methodenkompetenz ein? (Seil als Achse auslegen, evtl. Linie mit Klebeband: vom Laien zum Profi, oder 0–100% Kompetenz)
- Wer hat die längere Berufserfahrung? Dauer der Berufsausübung, bei homogenen Berufsgruppen (auf Achse, aufsteigend nebeneinander ausrichten)
- Wer hat die längere Erfahrung im Unternehmen/Team? Dauer der Betriebs-, Teamzugehörigkeit (auf Achse, aufsteigend nebeneinander ausrichten)
- Wer hat die längere Lebenserfahrung? Alter (auf Achse, aufsteigend nebeneinander ausrichten)
- Wer hat welche Rolle? Hierarchiestufen (vorher klären, wie die Stufen im jeweiligen Unternehmen benannt werden)
- Wer schreibt sich wie viel Wirkung zu? Macht und Einfluss versus wenig Wirkung oder gar Ohnmacht (zwei Wände als Pole definieren)
- Wie groß ist die persönliche Motivation im Moment? Skala von 1–10 (mehrere Stimmen befragen, auch: Was führt dazu, dass du auf der 3/10 stehst? Was bräuchte es, um motivierter zu sein? Was wäre der ideale/maximal mögliche Wert?)
- Wenn der Workshop optimal verläuft: Wie hoch könnte die persönliche Motivation/Zufriedenheit dann sein? (Befragung: Was kann die Workshopleitung/der Aufraggeber/jeder einzelne Teilnehmer dazu beitragen?)

Varianten

Je nach Zweck des Workshops und der zur Verfügung stehenden Zeit sind die Fragen ganz präzise auf die Teilnehmenden abzustimmen.

Aufstellungen im Raum können auch während eines Seminars oder Workshops nützliche Bilder erzeugen. Fragen, die sich während des Prozesses zeigen, können ganz spontan aufgestellt werden, die Auswahl an Ordnungskriterien ergibt sich oft von selbst oder wird gemeinsam getroffen.

Auswertung

Raumbilder sprechen oft für sich, meistens braucht es nicht sehr viel Auswertung. Es bietet sich zudem an, direkt in der Aufstellung nachzufragen, wenn sich Auffälligkeiten zeigen.

Kommentar

Diese Übung bereitet den Teilnehmenden in der Regel Freude, und sie lassen sich gerne darauf ein. Obwohl diese Aufstellungen eher locker beginnen, dürfen sie nicht unterschätzt werden. Sie vermitteln den Teilnehmenden und v. a. auch der Workshopleitung viele wichtige Informationen und machen es einfach, relevante Dinge anzusprechen. Langjährige Treue zum Unternehmen (unbedingt würdigen!) oder hohe Fluktuation, ein topmotivierter Auftraggeber versus unmotivierte Mitarbeitende, gut miteinander bekannte Seminarteilnehmende und einzelne »fremde« … – das sind wesentliche Informationen, die zum guten Gelingen einer Veranstaltung beitragen können. Übrigens: Auch die Schlussevaluation kann natürlich aufgestellt werden.

91 Teamentwicklung

vorgestellt von Friedrich Assländer	
Ziele • das Miteinander im Team verbessern • Konflikte oder Probleme im Team klären	**Stichworte** • Teamentwicklung • Konflikte • Change
Material evtl. Karten oder Figuren	**Teilnehmerzahl** 2–30
Vorbereitung/Raum Platz für Aufstellungen	**Dauer** 15–120 Min.

Das Miteinander in Teams, die länger zusammenarbeiten, kann von unerklärlichen und unbewussten Prozessen beeinträchtigt sein. Auch der gute Wille, harmonisch zusammenarbeiten zu wollen, genügt nicht. Immer wieder gibt es störende Gefühle. Eine Aufstellung mit den realen Personen, wenn sich jeder seinen Platz im Raum sucht, bildet die Gruppe in ihrem Beziehungsgefüge ab und bringt Klärungsprozesse in Gang.

Beschreibung

Jedes Teammitglied sucht/findet einen Platz im Raum, an dem es sich wohlfühlt, so gut es geht. Bereits der Prozess, seinen Platz zu finden, zeigt vieles über die Gruppendynamik in diesem Team.

- Wer bezieht rasch Position?
- Wer findet lange keinen Platz im System?
- Wer will alles im Blick haben?
- Wer steht außerhalb oder an einem besonderen Platz?

Wenn alle ihren Platz gefunden haben, wird jeder nach seinem Erleben und Befinden gefragt.

Wenn es den Teammitgliedern nicht gut geht – meist, wenn der Platz im Raum nicht der hierarchischen Position entspricht –, kann versucht werden, eine bessere Ordnung herzustellen. Es gelten die vielfach beschriebenen Ordnungsprinzipien in Organisationen. Abweichungen verweisen immer auf Besonderheiten. Diese darf man nur mit großer Vorsicht angehen, da es um Interna gehen kann, deren Offenlegung peinlich oder gefährlich sein kann.

Es setzt ein wechselseitiges Erleben, Deuten, Verändern ein, das der Aufsteller mit Fingerspitzengefühl und genauer Beobachtung der Teilnehmer leiten muss. Oft ist eine straffe Führung des Prozesses notwendig, damit sich keine eskalierende, unkontrollierte Eigendynamik entfalten kann.

Anweisung

Der allen bekannte Sprachgebrauch ist hier hilfreich. »Wie stehen Sie zueinander? Ich lade Sie ein, das sichtbar zu machen. Stellen Sie sich vor, dieser Raum ist Ihre Abteilung (das Unternehmen). Wo ist Ihr Platz? Suchen Sie sich einen Platz, an dem Sie sich wohlfühlen, so gut es geht.«

Dieser erste Schritt erhellt die Situation und ist analytisch-diagnostisch oft sehr wertvoll. Danach können weitere klassische Schritte als Umstellen und als verbale Prozessschritte vollzogen werden.

Varianten

Variante 1: Dieser Prozess lässt sich auch mit Karten am Boden oder mit Figuren darstellen. Das ist nicht so brisant und empfiehlt sich, wenn es in der Gruppe große Spannungen gibt.

Variante 2: Die Aufstellung wird verdeckt durchgeführt. Die Namen der Teilnehmer werden auf Karten geschrieben, umgedreht, gemischt und als A, B, C ... beschriftet. Die Teilnehmer wissen, ich bin »A«, aber nicht, wer sich dahinter verbirgt. Hilfreich kann es sein, wenn der Ranghöchste, z. B. der Geschäftsführer, für sich selbst offen steht. Die anderen können sich dann an ihm ausrichten.

Auswertung

Die Auswertung läuft bereits als Prozess in der Aufstellung. Je nach Fragestellung kann man dies verkürzen oder abbrechen. Immer wieder werden nach Umstellungen und Prozessschritten die Befindlichkeiten abgefragt. Am Ende werden in Einzel-, Kleingruppen- oder Plenumsarbeit die Erkenntnisse festgehalten. Daran schließen sich Fragen an: Wie geht es jetzt weiter? Was machen wir jetzt damit? Was sind die sinnvollen nächsten 3 Schritte?

Kommentar

Diese Arbeitsweise kann sehr viel Sprengstoff enthalten und erfordert große Achtsamkeit. Sie kann aber Teams sehr rasch in gute Entwicklungen bringen und auch langjährige Probleme lösen.

92 Körper, Seele und Geist von Organisationen

vorgestellt von Romy Gerhard	
Ziele • das Wesen einer Organisation und die Dynamik der wichtigsten Elemente sichtbar machen	**Stichworte** • Ist-Analyse • Organisationsberatung • Führungstraining
Material evtl. Moderationskarten	**Teilnehmerzahl** mind. 4, besser ab 8
Vorbereitung/Raum genügend leere Fläche im Raum	**Dauer** 30–60 Min.

Beschreibung

Drei Personen werden als Stellvertreter für den »Geist«, die »Seele« und den »Körper« einer bestimmten Organisation ausgewählt und spüren sich in ihre Rolle ein. Entweder nehmen sie nun der Reihe nach selber den für sie passenden Platz im Raum ein oder sie werden von einer verantwortlichen Person positioniert. Eine fachkundige Aufstellungsleitung befragt nun die drei Elemente nach ihren Beziehungen zueinander, dem für sie stimmigen Platz, ihrer Befindlichkeit und Anregungen für Entwicklung.

Hier eine Kurzbeschreibung der drei Elemente:

- Geist = der Sinn der Organisation, der Zweck der Existenz
- Seele = alle Menschen, die in der Organisation tätig sind
- Körper = das, was die Organisation erschafft

Geübte Organisationsaufsteller können nach einer Analyse der Ist-Situation zur Prozessarbeit übergehen, um mögliche Entwicklungen zu simulieren und eine optimale Aufstellung des Gesamtsystems zu erwirken.

Varianten

Je nach Anliegen des Kunden und Kompetenz der Aufstellungsleitung empfiehlt es sich, von Anfang an in einer erweiterten Form aufzustellen: So lässt sich die Seele in die relevanten hierarchischen Ebenen – z. B. Verwaltungsrat, Geschäftsleitung, Führungspersonen, Mitarbeiter etc. – aufgliedern. Beim Körper spielen oft die Dienstleistungen und Produkte eine zentrale Rolle, manchmal auch Patente, Gebäude oder die Finanzen. Sehr wertvoll kann auch ein äußerer Referenzpunkt wie z. B. die Kunden sein, denn daran lässt sich erkennen, welche Außenwirkung durch innere Veränderung verursacht werden könnte.

Gestartet werden kann von der Ist-Situation aus, um mögliche Entwicklungen in der Zukunft zu simulieren. Eine andere Möglichkeit liegt darin, die gesamte Entwicklung des Unternehmens zu simulieren, also angefangen beim Gründer und dem Geist, also dem Existenzzweck des Unternehmens. Bei dieser Aufstellungsvariante ist deutlich mehr Zeit einzurechnen.

Auswertung

Es empfiehlt sich, die Aufstellung zu filmen und/oder protokollieren zu lassen, da die Informationen sehr reichhaltig sein können und oft auf den zweiten Blick weitere wertvolle Eindrücke bewusster werden. Ebenso lohnt sich bei diesem Aufstellungsformat eine gemeinsame Reflexion über das Erlebte. Fragen wie diese können hilfreich sein:

- Welche Elemente stehen in gutem Kontakt?
- Welches sind die Hauptbedürfnisse der wichtigsten Elemente?
- Wie gelingt es, eine möglichst optimale Ordnung herzustellen?
- Was hilft, um noch bessere Verbindungen zu schaffen?
- Wie könnten sich die ausgetesteten Vorgehensvarianten auswirken?
- Worauf ist zu achten, um langfristigen und gesunden Erfolg zu erwirken?

Kommentar

Als zentrale Figur in diesem Aufstellungsformat zeigt sich jeweils der Geist bzw. Sinn. Es ist darauf zu achten, dass er möglichst solide steht und mit den wichtigsten Personen in guten Kontakt ist. Oft kann der Geist sehr genau darüber Auskunft geben, was für ein System förderlich ist und was nicht. Entscheidend ist, dass er entsprechend wahrgenommen wird.

Ein größeres Organisationssystem kann sich nur dann entscheidend und nachhaltig weiterentwickeln, wenn Veränderungen »SINN-voll« (im Sinne des Geistes) sind und sowohl vom CEO wie auch vom Verwaltungsratspräsident getragen werden. Gleichzeitig müssen beide auch persönlich veränderungsbereit sein.

93 Systemische Projektkoordinaten

vorgestellt von Gerhard Gigler	
Ziele • Standpunkte der an einem Projekt beteiligten Gruppen sichtbar machen	**Stichworte** • Aufstellung in einem Koordinatensystem
Material Krepp-Klebeband für 2 Koordinaten	**Teilnehmerzahl** ab 3
Vorbereitung/Raum Kleben eines Koordinatensystems mit den 2 Koordinaten: Nutzen und Bereitschaft zur Bereitstellung von Ressourcen	**Dauer** je nach Teilnehmerzahl 20 Min.

Das hier beschriebene Modell ist als Vorstufe zum NeuroSystemischen Coaching (NSC®) zu verstehen, das von Gerhard Gigler entwickelt wurde und eine enge Verknüpfung von NLP und systemischen Ansätzen bildet.

Beschreibung

Im Raum werden Koordinaten mit einer x- und einer y-Achse installiert, z. B. durch Kleben eines Kreppbandes oder Auslegen von Seilen. Eine Achse beschreibt den *Nutzen des Projektes*, die andere Achse die *Bereitschaft zur Bereitstellung von (finanziellen) Ressourcen* für das Projekt.

Die involvierten Gruppen werden von je einer Person vertreten und bewegen sich frei im Koordinatenfeld, bis die einzelnen Positionen gefunden sind.

Das erste Leiterinterview fragt die einzelnen Körperempfindungen und die Befindlichkeit der einzelnen Stellvertreter ab. Kriterien sind – neben der Position auf den Koordinaten – auch Nähe und Distanz zueinander, Blickrichtung und Impulstendenzen.

Nun kann man möglichen Veränderungsimpulsen Raum geben und verschiedene Kriterien der Zusammenarbeit testen. Die Tests erfolgen durch Hinzufügen unterschiedlicher Komponenten per Stellvertreter, die für die Teilnehmer von Interesse sind, z. B.:

- jeweilige Herausforderungen
- jeweilige Zielvorstellungen
- jeweilige Ressourcenpotenziale
- jeweilig bevorzugte Projektvarianten
- …

Anweisung

»Bitte folge frei deinen Bewegungsimpulsen und finde den Ort, an dem sich dein Körperempfinden stimmig anfühlt.«

Die Übung endet, wenn genügend Informationen für alle Beteiligten gesammelt wurden und der Informationsbedarf der Teilnehmer gesättigt ist.

Auswertung

Sehr interessant sind für alle Teilnehmer in der Regel die Tests, durch die neue implizite Informationen generiert werden können und sich Gespräche anschließen werden, die zu klaren Entscheidungen führen.

Varianten

Die Benennungen der Koordinaten können jederzeit auch verändert werden, je nach Interesse der Teilnehmer. Wichtig ist die Einigung auf eine klare Zielvorstellung der Aufstellung durch gemeinsame Formulierung des Themas und die einvernehmliche Auswahl der gewählten Koordinatenachsen.

Bei sehr konflikthaften Differenzen können die positiven Absichten der beteiligten Gruppen bzw. Personen dazugestellt werden (s. Anmerkung).

Kommentar

Die Teilnehmer sind meist erstaunt darüber, wie klar die Repräsentanten die Positionierung der Projektbeteiligten erleben und welch klare Entscheidungen möglich werden.

Anmerkungen

Der Begriff »positive Absicht« meint die Sicherstellung der Bedürfnisse jeden Anteils oder jeder Partei in einem größeren Gesamtsystem. Dabei unterscheiden wir das sichtbare Verhalten von der unsichtbaren/unbewussten positiven Absicht bzw. positiven Funktion dieses Verhaltens für das Individuum oder System. Dies ist in der Regel als implizites Wissen im System vorhanden.

Das Bewusstmachen und Erleben der positiven Absicht gibt dem unliebsamen Verhalten eine andere Bedeutung. Die Bereitschaft zur Verhaltensänderung steigt, weil die positive Funktion nun durch ein neues, alternatives und nebenwirkungsfreieres Verhalten sichergestellt wird.

94 Das Lebensrad des Marktes

vorgestellt von Peter Klein und Jürgen Rippel	
Ziele • implizites Wissen des Marktes sichtbar werden lassen • Wirksamkeitsforschung mit Aufstellungen im Businesskontext	**Stichworte** • Business • Strategie • Marketing • wissenschaftliche Forschung • Nachhaltigkeit
Material Karten zum Anheften für den Repräsentanten (bei verdeckter Aufstellung)	**Teilnehmerzahl** ab 10, auch Großgruppenformate mit 100 Personen möglich
Vorbereitung/Raum Platz für Bewegung	**Dauer** mind. 90 Min. für Aufstellung und Vorbereitung, für Reflexion und Empfehlungen 60 Min. einplanen

Begriffsdefinition/Kontext

Der Markt ist ständig in Bewegung. Komplexität und Dynamik nehmen immer schneller zu, daher wird es schwieriger, im Verborgenen wirkende Veränderungen bewusst wahrzunehmen

Die Unternehmen sind im 21. Jahrhundert mehr denn je aufgefordert, die Mechanismen und systemischen Verbindungen des Marktes zu erkennen, sie wertzuschätzen und verantwortlich zu handeln.

Jede (Markt-)Entscheidung trägt eine Polarität in sich – ein Spannungsfeld zwischen zwei Polen. Diese »Entweder-oder«-Entscheidung trägt paradoxerweise aber auch das Potenzial des »Sowohl-als-auch« in sich. In der experimentellen Aufstellungsarbeit erforschen wir die relevanten polaren Spannungsfelder eines Marktes – gemeinsam mit der Hochschule Ansbach (Jürgen Rippel), der Universität Bremen (Prof. Dr. Georg Müller-Christ) und mit dem internationalen Forum für System-Aufstellung in Organisationen und Arbeitskontexten (infosyon). Ein Ergebnis dieser Forschung ist das »Lebensrad des Marktes«.

Konstruktion der Landkarte als Visualisierung vom Lebensrad des Marktes

Jeder Markt hat seine eigenen Gesetze, seine eigene Topografie. Bei einer Aufstellung visualisieren wir das imaginäre Feld durch markante Punkte (Pole). Folgende vier Polaritäten haben sich dabei als sehr nützliche Optionen für das Lebensrad erwiesen:

1.) Die Bewusstseinsdimension

Vision und Umsetzung spannt den Raum zwischen Sein und Schein auf. Das Sein ist die Quelle aller visionären Ideen. Die Vision ist somit der Ausgangspunkt für den Eintritt in den Markt. Aus ihr heraus entstehen die Ideen für den Markt und bilden die Basis einer jeden Innovation.

Die Innovation ist wiederum die Umsetzung der Vision. Sie prägt das Image, den Mythos, den Erfolg. Oft ist die Differenz zwischen der idealen Vision und der pragmatischen Umsetzung, mit ihren Kompromissen und »Quick Wins« (»Das machen doch alle so«, »Der Zweck heiligt die Mittel«) ein enormes unternehmensinternes Konfliktfeld, das aber auch in Zeiten größerer Transparenz und Öffentlichkeit – z. B. durch das Internet – in der Öffentlichkeit entscheidend zum Unternehmensimage beiträgt. Die Ebene, auf der eine Vision geboren wird, hat immer auch etwas mit dem Bewusstsein zu tun.

2.) Die Beziehungsdimension

Neben dem Spannungsbogen zwischen Vision (Traum) und Umsetzung (Wirklichkeit) geht es um die Ethik und um die Moral, die sich durch eine kooperierende oder eine konkurrierende Haltung im Markt widerspiegeln kann.

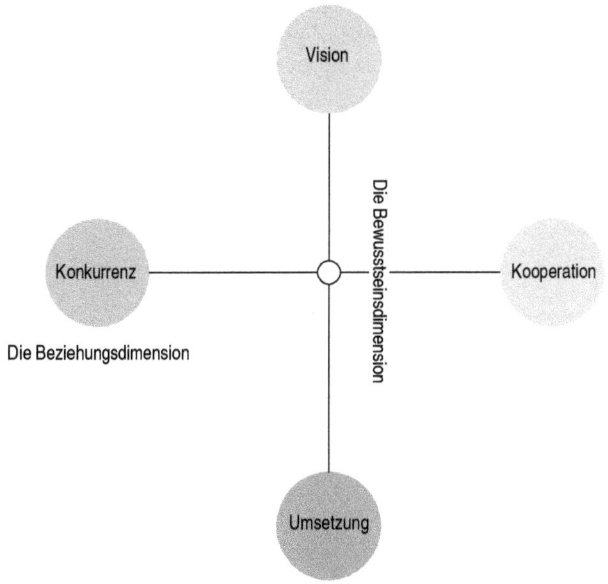

Abb. 9: Das Bewusstseins- und Beziehungskreuz

3.) Die Zeit-Nutzen-Dimension

Jede Innovation sollte einen Nutzen für die Menschen und Marktteilnehmer aufweisen. Sehr oft steht das Unternehmen im Spannungsfeld zwischen kurzfristigem bzw. langfristigem Nutzen. Kurzfristig ist oft nur der Gewinn (die Jetzt-Entscheidung) im Vordergrund und bedient im Shareholder-Ansatz durch höhere Dividenden die Aktionäre. Der langfristige Gedanke und die damit verbundene Nachhaltigkeit kommen dabei oft zu kurz. Nachhaltigkeit erfordert Investitionen und Voraussicht durch Führungskräfte, die Entscheidungen für die Zukunft treffen. Aber ein Unternehmen braucht auch kurzfristigen Gewinn, um zu überleben. Es geht also um die Sensibilisierung für den Zeit-Nutzen-Aspekt.

4.) Die Raumdimension

Der Markt lässt sich als Potenzial, als Volumen und als Segment darstellen. Sehr oft wird der Markt als etwas Universelles geboren. So führte Beiersdorf seine Nivea Creme zunächst als ein universelles Produkt im Markt ein, für alle Zielgruppen – ob Kind, Frau oder Mann – gleichermaßen nutzbar. Oft zwingen erst ein starker Wettbewerbsdruck und ein erhöhtes Anspruchsniveaudenken der Konsumenten das Unternehmen zur Segmentierung des Marktes. Mittels Differenzierung und Einzigartigkeit (USP – »Unique Selling Proposition«) gilt es dann, Wettbewerbsvorteile zu erzielen. Aus dieser Dynamik heraus können neue Marktsegmente entstehen.

Aus dem Zusammenfügen der beiden vorgestellten Kreuze entsteht das »Lebensrad des Marktes«. Beide Kreuze stehen exemplarisch für das Verbinden von logisch zusammenhängenden Dimensionen. Auch andere Kombinationen zu einem zusammenhängenden Kreuz sind denkbar.

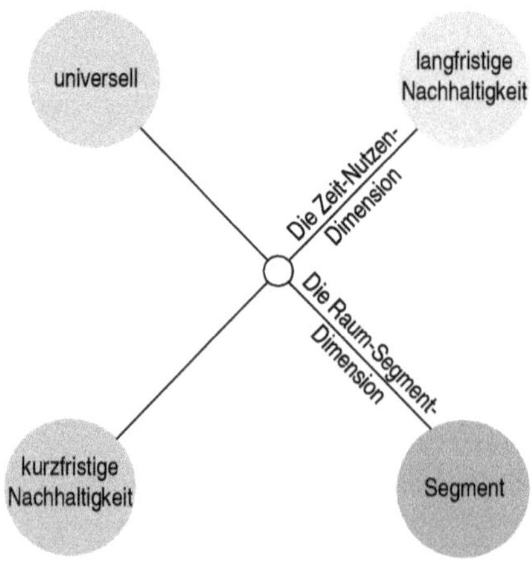

Abb. 10: Das Raum-Zeit-Kreuz

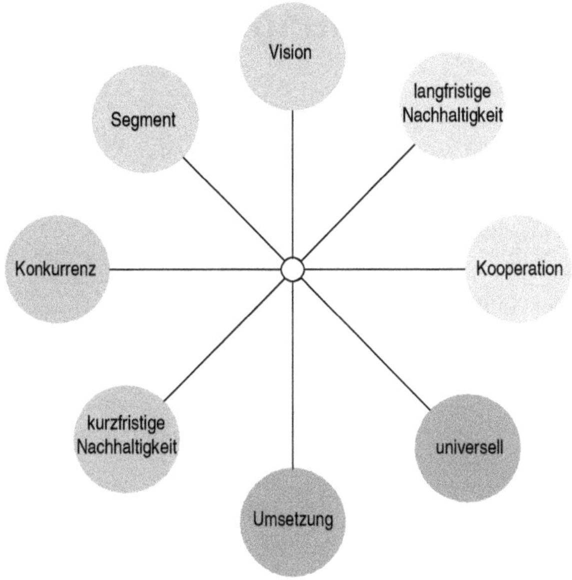

Abb. 11: Das Lebensrad des Marktes

Aufstellungsformat

Dies ist ein allgemeines Grundformat. Durch ein Sondierungsgespräch mit dem Kunden entsteht eine eigene individuelle Landkarte. Fragestellung und gewünschte Marktelemente werden herausgearbeitet.

Erst dann beginnt die eigentliche Aufstellungsarbeit. Innerhalb von ein bis zwei Stunden taucht der Auftraggeber, geführt durch den Aufstellungsleiter, in die individuelle Welt seines eigenen Marktes ein. Repräsentanten übernehmen dabei die Rollen der Elemente im Markt.

Zuerst wird die Landkarte durch das Positionieren der acht Pole mit den jeweiligen intuitiv ausgewählten Repräsentanten aufgespannt. Sie stehen erst einmal fest auf ihrem vordefinierten Platz. Sie erzeugen das notwendige Spannungsfeld.

Nach dem so entstandenen Bühnenbild kommen die gewünschten Protagonisten ins Spiel. Diese können beispielsweise die Produkte, die Kunden, die Vision, den Wettbewerb oder firmeninterne Konfliktpositionen darstellen. Die Systemaufstellung wird dadurch zu einem interessanten Marktforschungstool, was nicht nur Unbewusstes sichtbar machen kann, sondern auch Möglichkeiten bietet, kreative Handlungsoptionen durchzuspielen. Das Lösungsbild am Ende kann das Unternehmen inspirieren, weitere Fragen hinsichtlich Zielsetzung, Strategie und Maßnahmen zu stellen.

95 Portfolioaufstellung

vorgestellt von Marion Lockert	
Ziele • Erkunden neuer Verhaltensweisen • Zielüberprüfung • Verbindung von (scheinbaren) Gegensätzen	**Stichworte** • Einzelaufstellung • Business • Dualität • Zielüberprüfung • Gruppenübung • Portfolio
Material Tuch mit 9-Felder-Matrix oder Seilkonstruktion oder Klebeband, Papier zum Beschriften der Felder, Papier zum Notieren der Dualpaare	**Teilnehmerzahl** als Gruppenarbeit 1–6 Teilnehmer in Einzelgruppe oder auch bei versierteren Teilnehmern als Zweierteam
Vorbereitung/Raum Platz für die Feldermatrix (ca. 1,50 m im Quadrat)	**Dauer** je nach Teilnehmerzahl: 30 Min. in Einzelarbeit, 15 Min. pro Person in einer Gruppe

Vorbemerkung

Die Portfolioaufstellung ermöglicht einen Zugang zu (scheinbar) unvereinbaren Gegensätzen, die man auch als »Duale« bezeichnen kann. Ein allgemeingültiges Dual ist zum Beispiel ein Gegensatzpaar, wie Mann – Frau oder Tag – Nacht. Diese sind fest positioniert – sozusagen On-off-Prinzipien.

Duale wie Liebe – Angst, Führungsdruck – Herzenswärme jedoch, die ebenfalls gegensätzlich erscheinen, sind eher kulturell geprägt. Deren Gegensatzempfinden hat mit unserem Mindset, also unseren persönlichen Überzeugungen zu tun. Diese Form lässt sich sehr gut in einer Portfolioaufstellung erkunden, ebenso unterschiedliche Werte.

(Pole wiederum sind die zwei Medaillen einer gleichen Sache wie z. B. Druck – Laisser-faire. Hierfür ist eine Portfolioaufstellung ebenfalls möglich, sie lassen sich jedoch noch sinnvoller auf einer Linie mit den zwei Endpolen explorieren – mit dem Ziel: Wo stehe ich und was tue ich innerlich, um aus einem »Extrem« herauszukommen und mich z. B. leichter in der Mitte zu balancieren?)

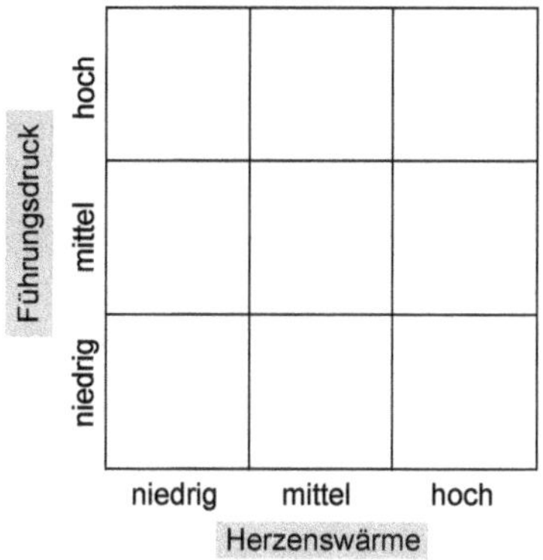

Abb. 12: Die neun Felder der Portfolioaufstellung

Beschreibung

Mithilfe von einem Tuch, Seilen oder auch Klebestreifen auf dem Boden wird ein 9-Felder-Gitter in ca. 50 × 50 cm großen Feldern ausgelegt.

Es entsteht eine x- und y-Achse mit der Skalierung »niedrig, mittel und hoch«, die mit Zetteln markiert wird. Die ausgewählten Duale werden dazugelegt.

Ziel

Duale können in Beziehung zueinander gesetzt und deren Anteile in uns sichtbar und erfahrbar gemacht werden. Der persönliche Istzustand (sowohl der vermutete, also »gedachte«, als auch der fühlbar verifizierte) wird dabei ebenso deutlich. Ein persönliches Ziel kann gesetzt, erkundet und geankert werden. Das erweitert unsere Vorstellung von Möglichkeiten. Es gibt einen neurologischen Zugang zum Zielzustand und macht Veränderung leicht.

Duale Beispiele (zum Thema Business und Beziehung)

- Führen – Folgen
- Herzwärme – Führungsdruck
- Kontrolle – Laisser-faire
- Liebe – Angst
- Wirtschaftlichkeit – Spiritualität
- Ichstärke – Wirgefühl
- Erfolg – Sinn
- Effizienz – Dominanz
- Ordnung – Miteinander
- Nehmen – Empfangen (ja, richtig gelesen!)
- Grenzen setzen – Miteinander
- Miteinander – Individualität
- Initiative – Sicherheit
- Selbstbestätigung – Einfluss

Vorgehensweise

1) Erläuterung von »Dualen«, Erläuterung des Settings der 9-Felder-Struktur
2) Von Meta (neutraler Punkt außerhalb des Portfoliogitters): Der Klient bestimmt den Istzustand seiner »aktuellen Mischung«.
3) Assoziiert: Klient betritt das von ihm ausgewählte Feld. Er bekommt sprachliche Begleitung durch den Coach: »Lasse dich überraschen, wie möglicherweise anders es sich anfühlt, nun auf dem Feld zu stehen.« Abfragen der Befindlichkeit, Exploration

   3a) ggf. wechseln zum »tatsächlichen Istzustand«, Exploration
4) weitere Position ausprobieren: »Wo zieht es Sie hin?«
5) »merkwürdige« Position explorieren: Hier ist eine Position gemeint, die der Klient eher ablehnt oder die außerhalb seiner Erfahrung oder seines bisherigen Fokus liegt. (Ziel dieser Position ist es, das Mindset zu erweitern und es sich zu erlauben, mögliche Schattenthemen im Probehandeln zu erkunden.)
6) Zielzustand bestimmen und explorieren, ggf. ankern (kinästhetischer Anker oder Finden eines dem Zielzustand entsprechenden Symbols, einer Farbe, eines Klangs)
7) zurück auf Meta: Reflexion des Prozesses, »Future Pace« (»Wie wird es nun in Zukunft sein? Woran merkst du dann die Erweiterung deiner Denkweisen und Empfindungen? Was ist anders? Und was ermöglichen diese Veränderungen dann?«)

Varianten

Erlaubt ist jede, die in den Sinn kommt!

Diese Übung habe ich sowohl im Einzelsetting angewandt als auch in kleinen Gruppen, z. B. in Führungskräftetrainings, bei dem ich dann jede Person in Gegenwart des Plenums durch den Prozess geführt habe.

Ebenso habe ich bis zu zwei Personen gleichzeitig in freiem Experimentieren auf dem Portfoliofeld verschiedene Positionen testen lassen – ohne weitere Begleitung. Ich lege für die Anwendung in Gruppen mehrere Sets im Raum aus.

Auswertung

Die Auswertung ist zum Teil in der Reflexionsfrage und dem Future Pace implizit. Nach der Übung kann natürlich noch einmal insgesamt nach Eindrücken und Empfindungen gefragt werden. Was war vertraut? Was war überraschend?

Vor allem bei dem parallelen Experimentieren ist eine Auswertung der Erfahrungen im Plenum hilfreich und kann einen anregenden philosophischen Austausch entstehen lassen. Gerade bei Dualen, die sehr ähnlich scheinen oder ein starkes Spannungsfeld bilden, sind die Erfahrungen höchst erweiternd und bilden starke Ressourcen.

Kommentar

Das Portfolioformat wurde vor Jahren von meiner Aufstellungslehrerin Doris Schneider entwickelt, und ich führe es nun weiter.

96 Generationennachfolge

vorgestellt von Manuela Mätzener	
Ziele • den emotionalen und immateriellen Aspekt im Generationenwechsel z. B. bei einer (Firmen-)Übergabe erleben	**Stichworte** • Nachfolge
Material ein für das Unternehmen passender Gegenstand als Geste für die Übergabe: Schlüssel, Kappe, Stab, Buch, Foto, Kugel, Stein u. v. m.	**Teilnehmerzahl** ab 14 Teilnehmern
Vorbereitung/Raum Übung für drinnen; 2 Flipcharts inkl. Stifte zum Schreiben	**Dauer** 15 Min. Austausch in der Gruppe, 30–45 Min. Übungsdurchlauf plus 15 Min. Reflexion = gesamt: 45–60 Min.

Die Übung entstand als Ergebnis der mehr als 100 Interviews zu unserem Buch *Erfolgreiche Betriebsübergabe in Familienbetrieben. Emotionen, Konflikte, Perspektiven* (Mätzener u. Schwarz 2008). Dabei fielen mir verbindende Themen innerhalb der Nachfolgethematik (vor/während/nach der Übergabe, geglückt und gescheitert) auf. So »formte« ich ein mittlerweile seit mehr als 10 Jahren bewährtes Aufstellungsformat, das meist zu Beginn der Begleitung eines Generationenwechsels »quasi als Beratungseinstieg« im Gruppensetting zur Anwendung kommt.

Beschreibung

Nach einer kurzen Einführung ins Thema werden die Teilnehmer gebeten, sich auf zwei bis drei Gruppen aufzuteilen, um sich über jeweils eine der nachfolgenden Fragen auszutauschen:

- Was kann übergeben werden? (Gabe)
- Was kann als Ausgleich dafür angeboten werden? (Gegengabe)
- Gibt es familieninterne bzw. familienexterne Unterschiede?

Vorgehen

- Die Gruppe hält ihre Ergebnisse auf einem Flipchart fest, um sie nach rund 15 Minuten im Plenum zu präsentieren.

- Nächster Schritt: Vorstellung des Aufstellungsformats. Der Aufstellungsleiter leitet den Anliegenbringer an, folgende Repräsentanten aufzustellen:
  - Übergeber
  - Übernehmer
  - Gabe
  - Gegengabe
  - Preis
  - Wert
  - Ausgleich (als freies Element)
- Befragen der Repräsentanten
- Impulse freigeben, Veränderungen wahrnehmen und Lösungsschritte zulassen
- Wenn es passt, kann auch ein zum Unternehmen passender Gegenstand als Zeichen für die Gabe vom Übergeber an den Übernehmer gereicht werden. Mögliche passende Sätze dazu wären:
  - Übergeber an Übernehmer: »Ich freue mich über deine Fortführung des Unternehmens und übergebe es dir ganzen Herzens. Ich lasse es – im Zutrauen zu dir – nun los, damit es gut weitergeht.«
  - Übernehmer an Übergeber: »Ich bewahre das Gute, was du aufgebaut hast, und mache das Unternehmen nun ganz zu meinem.«

Varianten

Diese Übung lässt sich bei Vorträgen gut demonstrieren und vorstellen und je nach Setting und Gruppengröße zu einer Miniaturaufstellung abwandeln.

Bewährte Dreierkombinationen sind:
Unternehmen, Übergeber und Übernehmer
Übergeber, Übernehmer und die gemeinsame Vision
Gabe, Gegengabe und Ausgleich
Preis, Wert und Ausgleich

Auswertung

Es erfolgt der Austausch über die gemachten Erfahrungen in den unterschiedlichen Wahrnehmungspositionen.

Kommentar

Bei den Aufstellungen einer geplanten familieninternen Nachfolgeregelung zeigt sich, dass der Ausgleich sich oft zum Einsatz, zur Begeisterung, dem »Spirit« (des Gründers oder des Unternehmens) oder zu einer anderen immateriellen »Währung« – wie z. B. dem Fortbestand des Unternehmens – wandelt.

Literatur

Mätzener, M. u. G. Schwarz (2008): Erfolgreiche Betriebsübergabe in Familienbetrieben. Emotionen, Konflikte, Perspektiven. Wien (Linde).

97 Tops und Flops im Marketing

vorgestellt von Jürgen Rippel	
Ziele • erlebnisorientiertes Lernen am Beispiel von Tops und Flops im Marketing: Was können wir aus der Geschichte lernen? Was waren die (Hinter-)Gründe für einen Erfolg oder auch Misserfolg?	**Stichworte** • History Marketing • erlebnisorientiertes Lernen
Material –	**Teilnehmerzahl** ab 3
Vorbereitung/Raum Übung für drinnen oder draußen, Platz für Bewegung	**Dauer** je nach Top- oder Flop-Beispiel ca. 60–90 Min.

Hintergrund

Geschichte kann auf unterschiedlichen Wegen vermittelt werden – zum Beispiel herkömmlich kognitiv durch das Einlesen in die Literatur, oder eben auch erlebnisorientiert durch das Hineintauchen in die Protagonisten. Idealerweise folgt das Letztere auf das Erstere.

Beschreibung

- In der ersten Stufe werden Sie zum Experten der Geschichte. In unserem Beispiel geht es um Geschichten aus dem Marketing, genauer gesagt um die Tops und die Flops von Marken. Also wählen Sie sich bitte eine für Sie interessante Geschichte aus.
- In der zweiten Stufe machen Sie sich zum gewählten Thema schlau (Eigenrecherche)
- In der nächsten Stufe geht es um das Herausbilden von markanten Rollenbildern (Protagonisten und Antagonisten). Neben diesen Personen können aber auch Symbole, Eigenschaften, Werkzeuge, Zielgruppen usw. als Elemente des Systems eine Bedeutung für die Geschichte bekommen.

Anweisung

Im Idealfall ordnet der Aufstellungsleiter jedem Element einen Teilnehmer (Repräsentanten) verdeckt zu. Der Experte der Geschichte fungiert als K. Der Aufstellungsleiter führt nun alle Elemente ins Feld.

Jeder Repräsentant wählt seinen harmonischen Platz frei aus. Während der Aufstellung geht es auch darum, dass der Aufstellungsleiter durch Fragen in sprachliche Interaktion mit den jeweiligen Elementen eintritt, um spezifische Gefühle zu verstärken und Informationen zu bekommen. Kurz gesagt: Es geht um eine Interaktion mit dem »wissenden Feld«.

Varianten

Experimentell und konstruktivistisch kann man hier frei vorgehen. Denkbar ist auch das Durchspielen von »Was wäre, wenn …«-Konstruktionen. So sind mögliche Handlungsoptionen experimentell erkennbar – ähnlich wie ein guter Schachspieler, der im Geiste weitere Optionen erprobt.

Auswertung

In erster Linie geht es hierbei um das erlebnisorientierte Eintauchen in die jeweilige Geschichte – aber auch um das (Wieder-)Erkennen von interessantem, vielleicht auch untergegangenem Wissen.

Beispiele aus der Praxis

Hier folgen nun exemplarisch zwei Beispiele aus der Praxis von Aufstellungen im Hochschulsektor zum Fach Marketing. Ich stelle von beiden Geschichten blitzlichtartig die wichtigsten Passagen und Erkenntnisse (die Moral von der Geschichte) dar.

Flop-Beispiel: Traditionsmarke Grundig

Mit dem Ausscheiden des Firmengründers verloren die Mitarbeiter ihren »Visionär«, und die »alten Kunden« starben allmählich aus. Das Produkt verlor im Markt an Bedeutung. Der Repräsentant (Grundig) verließ das Feld und legte sich außerhalb auf den Boden (wie in der Wirklichkeit verstarb er). Wenig später folgten auch seine »alten Kunden«. Auch sie legten sich neben ihn und beklagten seinen Fortgang. »Neue Kunden« konnten nichts mehr mit der Marke anfangen. Mit ihm ging auch die Marke zugrunde.

Die erlernte Moral von der Geschichte:

Man sollte Change-Management etablieren, sich frühzeitig auf Veränderungen im Markt einrichten, die Mitarbeiter geistig flexibel halten und sie mit einbeziehen.

Top-Beispiel: Aufsteigermarke Apple im Handymarkt

Der Firmengründer von Apple – Steve Jobs – hat mit seinem iPhone den Handymarkt revolutioniert. Wie konnte das passieren und warum hat der damalige Weltmarktführer Nokia nichts dagegen tun können? In der verdeckten Aufstellung hat sich ein Unbekannter – Steve Jobs – an allen anderen Beteiligten vorbeigeschlichen und für alle nicht wahrnehmbar auf den höchsten Punkt einer vorhandenen Tribüne positioniert. Und dann plötzlich, für alle auf einmal hörbar und sichtbar, hat sich »Steve Jobs« in Szene gesetzt. Lautstark verkündet, er »er ist nun der neue Gott am Himmel«.

Die erlernte Moral von der Geschichte:
Zu den anderen – verdeckt aufgestellten –

Elementen gehörten auch die Firma Nokia und die klassische Marktforschung. Sie standen harmonisch zusammen, freuten sich ihrer Bedeutung und sahen nicht die heranbrechende Gefahr aus einem anderen Bereich. Sie waren sich ihrer Sache zu sicher und konnten sich nicht vorstellen, dass die Gefahr aus einer anderen Ecke kommt, aus der Computerwelt.

Kommentar

Die Geschichtsexperten der Grundig- und Apple-Story kannten natürlich diese Hintergründe. Sie hätten aber nicht gedacht, dass die Repräsentanten – ohne Vorabinformationen und verdeckt – ihre eingenommenen Rollen so exakt zur recherchierten Wirklichkeit widerspiegelten. Geschichte kann so erlebnisorientierter gestaltet werden. Zahlen, Daten und Fakten werden dadurch zum Leben erweckt und emotional nachfühlbar: ein neuer Weg des erlebnisorientierten Lernens.

Kapitel 11: Spirituelle Aufstellungen

Einleitung

von Marion Lockert

Spirituelle Aufstellungen können verstanden werden als eine Eröffnung weiterer »Bühnen« menschlichen Seins. Sie haben in der Regel weniger die »genetische Dimension«, also die Familie, im Fokus, sondern beziehen sich meistens entweder auf das innere, energetische System eines Individuums oder auf energetische (Themen-)Felder, von denen der Mensch ein Teil ist.

Spirituelle Aufstellungen nutzen also ein Gedankengebäude, das mehrere Welten beinhaltet, in die wir als Mensch »eingebunden« sind – nicht nur die uns vertraute irdische. In diesem Mindset gilt außerdem die Existenz einer Seele als gesetzt. (Meines Erachtens schafft es übrigens mehr Klarheit, Psyche und Seele als unterschiedliche Instanzen zu differenzieren.)

Die Seele ist in spirituellen Konzepten in der Regel ewig, und nicht wir haben sie, sondern sie hat uns. Spiritualität behandelt energetische Dimensionen als genauso faktisch und (mindestens) so bedeutsam wie die materielle. Die Physik lehrt uns ja schon lange, dass unsere Wahrnehmung trügt: Sie definiert Materie als verdichtete Energie. Sollte also die unsichtbare Dimension nicht ebenfalls großen Einfluss auf uns haben?

In der Tat ist es meine Erfahrung, dass längst nicht alle Blockaden oder Knoten in einer sogenannten familiären Verstrickung zu orten sind. So finden Sie in den Beiträgen die Vorstellungen von verschiedenen *energetischen Körpern* und von unterschiedlichen *inneren Instanzen* des Menschen wieder.

Sie lesen von der Ebene der Reinkarnation, also einer weiteren raumzeitlichen Dimension seelischer Entwicklung. Die Vorstellung, dass sich unsere Seele in einem Zyklus von vielen Inkarnationen mit dem Wachstum von Erkenntnisfähigkeit und Liebe befasst, findet sich ja in so gut wie allen spirituellen Lehren und Religionen wieder – wenn auch oft indirekt. Nach dieser Vorstellung können hier also ebenfalls verstrickte menschliche Bindungen oder auch ungelöste Traumata wurzeln, die uns scheuen lassen, unsere Kraft und Potenziale frei und mit voller Wucht zu leben.

Zu spirituellen Aufstellungen zählen auch Themen, die andere Wertigkeiten und Seinszustände als erstrebenswert vermitteln – die übrigens viel Ähnlichkeit haben mit dem, was als »innere Haltung« eines Aufstellungsleitenden empfohlen wird. Dazu zählt es, eine gewisse innere Distanz zu unseren Emotionen als heilsam zu empfinden. Wir »haben« ein Gefühl, wir »sind« es nicht. Dadurch ist es zum Beispiel möglich, Gefühle als Resultat von eigenen Bewertungen und damit als leichter veränderbar zu zeigen, als wenn sie in ursächlichem Zusammenhang mit dem Verhalten anderer stünden.

Dazu zählt ebenso, unsere Welt als eine zu sehen, die aus Dualen besteht – und auch das als eine Illusion zu definieren. Und noch einiges mehr. Es ist ein hoher Anspruch, die weltliche und materielle Dimension als gleich existent mit der des »wahren und göttlichen Seins« zu sehen und als gleichwertig zu empfinden. Aber warum sollte es sonst hier im »Experiment Terra« diesen Tummelplatz der Seele geben, wenn es nicht darum ginge, all das zu erfahren und auszukosten, was an Zeit, Raum, Körper, Verletzlichkeit, Kausalität, Emotion, Subjektivität und Empfindung von Getrenntsein zu erfahren möglich ist.

Nun, wie auch immer Ihr persönliches Weltbild gestrickt sein mag – für mich gilt beim Nutzen spiritueller Dimensionen des Aufstellens: Alles, was hilft, was löst und Liebe mehrt, möge uns doch recht sein!

98 Verhaltensdimensionen der Inneren Form®

vorgestellt von Sigrid Limberg-Strohmaier, Bernd Linder-Hofmann	
Ziele • Schulung von Sammlung • Wahrnehmung • Präsenz	**Stichworte** • Haltung • innere Form • Selbstführung • Verhaltensdimensionen
Material Bodenanker, Karten	**Teilnehmerzahl** ab 1 Person
Vorbereitung/Raum Übung für drinnen oder draußen	**Dauer** 60 Min. (Aufstellung), 30 Min. (Dialogrunde), 5 Min. (Übung)

Verhaltensdimensionen – Wege zum Selbst

Die Verhaltensdimensionen der Inneren Form® bauen eine Brücke in das Erfahrungsfeld des Selbst, das über die Persönlichkeitskonstrukte hinausreicht. Das Modell ist im Kontext der Zen-Meditation (Bernd Linder-Hofmann und Manfred Zink) entstanden.

Peter Klein und Sigrid Limberg-Strohmaier binden es in das Ausbildungskonzept zum »Integralen Systemic Coach – Innere Form®« ein, da es eine gute Möglichkeit bietet, im Coaching, im Aufstellungsprozess oder allgemein im Alltag sich noch intensiver im »Anfängergeist« zu üben und sich von Antworten finden zu lassen. Der Begriff Dimension deutet an, dass es um die Eröffnung und Entfaltung neuer Erfahrungs- und Bewusstseinsräume geht.

Das Modell

Beschreibung der Verhaltensdimensionen der Inneren Form®

ANHALTEN

Anhalten bedeutet, die Geschwindigkeit zu verlangsamen, zu stoppen und herauszutreten aus der Zentrifugalkraft der Beschleunigung und der »Tretmühle«.

Der Philosoph Sloterdijk (2014) hat maßgeblich darauf aufmerksam gemacht, dass Angst und Geschwindigkeit sehr eng miteinander zusammenhängen und die »permanente Erhöhung der Geschwindigkeit nur die Wachstumskurve der Angst ist«. Deshalb ist der Mut zu Verlangsamung und letztendlich zum Anhalten nicht nur sinnvoll, er ist auch eine zwingende Voraussetzung für das Innehalten.

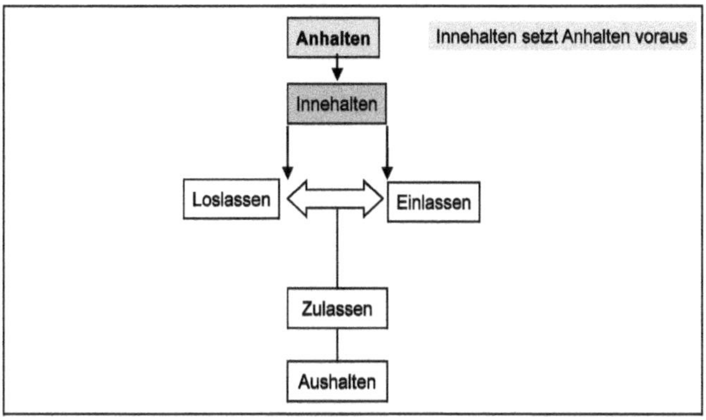

Abb. 13: Verhaltensdimensionen der Inneren Form (Quelle: Klein et al. 2010)

INNEHALTEN

Innehalten ist mehr als nur anzuhalten. Innehalten bedeutet, der Stille und damit dem Selbst Raum zu geben. Der Weg nach innen geht weit über das Wahrnehmen des Selbst als Lebenskonstrukt hinaus und führt uns über die Landkarten des Äußeren direkt in das Gelände und die offene Weite des Inneren.

Diese Stille ist mehr als die Abwesenheit von Lärm, sie ist ein Zustand, in dem unser Bewusstsein aufhört, sich permanent selbst zu beobachten und zu bewerten. Innehalten ist der bewusste Weg zum Selbst. Es ist der Schritt, das weite Land des Selbst in uns zu entdecken. Es ist das Hineinbeugen in uns, ein Hineinhören, Hineinschauen und Hineinspüren, um zu erfahren, was da in uns spricht.

LOSLASSEN

Loslassen bedeutet auch das Lassen von gelernten Routinen, die wir im Laufe unseres Lebens internalisiert haben und die uns brauchbare Wegweiser im alltäglichen Handeln geworden sind. Das Problem der Routinen ist: Je häufiger wir sie erfolgreich ausführen, desto größer ist auch die Wahrscheinlichkeit, dass diese Routinehandlungen einschließlich der dabei angewandten Instrumente, Tools und Methoden nur noch reflexartig wiederholt werden.

Bewusstes Loslassen ist vergleichbar mit der Arbeit des Archäologen, der Schicht um Schicht des Äußeren freilegt, um so an den Schatz des Verborgenen, des Inneren zu gelangen.

EINLASSEN

Einlassen ist die Kunst, sich auf sich selbst, auf das Selbst der anderen und den Augenblick, die Gegenwart einzulassen.

Einlassen bedeutet auch, in der Gegenwart zu sein, sich nicht auf ein Davor und ein Danach zu fixieren, bedeutet, im Augenblick zu *sein* – der einzigen Form, in der Leben stattfindet und sich das Selbst erfährt. So, wie man eine Tasse Tee weder in der Vergangenheit noch in der Zukunft, sondern nur in der Gegenwart trinken kann, so findet auch Leben nur gegenwärtig statt.

ZULASSEN

Zulassen bedeutet die Realität des So-Seins der Welt und damit, die Realität des So-Seins des Selbst anzunehmen – im Äußeren und im Inneren.

Zulassen ist die Fähigkeit des Selbst, das »Es ist so, wie es ist« annehmen zu können. Es repräsentiert eine »Achtsamkeit« gegenüber dem Geschehen- und Gewährenlassen, was allerdings nicht mit »Aufgeben« und Passivität verwechselt werden darf.

Das Zulassen verlangt eine sehr feine Differenzierung, was für eine Person, in einer Situation und im jeweiligen Kontext wirksam autonom gestaltet und was auch nicht gestaltet werden soll oder kann.

AUSHALTEN

Aushalten ist die Fähigkeit, uns selbst im Äußeren und Inneren auszuhalten. Es ist auch die Fähigkeit, das Selbst der anderen auszuhalten.

Aushalten bedeutet, die Zeit und den Raum zwischen dem Nicht-mehr und dem Noch-nicht, zwischen dem Loslassen und Einlassen auszuhalten. Und letztendlich bedeutet Aushalten auch, den Prozess des Anhaltens, des Innehaltens, des Einlassens, des Zulassens und des Aushaltens selbst auszuhalten.

Aufstellung zu den Verhaltensdimensionen

Es empfiehlt sich, als Vorbereitung der Teilnehmer eine meditative Übung zu machen, die wir die Anhalten/Innehalten-Übung genannt haben. Sie geht so:

Übung ANHALTEN/INNEHALTEN

»Richte dich auf dem Stuhl gerade auf und lenke den Fokus deiner Aufmerksamkeit nach innen. Dies gelingt oft leichter mit geschlossenen Augen. Beobachte deinen Atem, wie er in den Körper hinein- und herausfließt wie eine Welle, die sich in ihrem eigenen Rhythmus hin- und her bewegt. Nach einigen Atemzügen richte deine Aufmerksamkeit verstärkt auf das Ausatmen und lasse dich von ihm tiefer und tiefer in dein Bauchzentrum (Hara, Mitte) hineinleiten.«

1) Nach dem Vorgespräch zur Auftrags-/Themenklärung wäre ein mögliches Setting für das erste Bild: Aufstellen von 7 Repräsentanten, also einem Repräsentanten für den Klienten und 6 Repräsentanten für die einzelnen Verhaltensdimensionen.
   - Anhalten
   - Innehalten
   - Loslassen
   - Einlassen

- Zulassen
- Aushalten

Die Repräsentanten berichten über ihre Wahrnehmungsveränderungen und Bedürfnisse.

2) Nach Absprache mit dem Klienten wäre ein mögliches Setting für ein zweites Bild: Auswahl eines weiteren Repräsentanten z. B. für Thema, Lösungsschritt, Qualität wie Wachheit und dergleichen.

Abschluss: Der Klient nimmt selbst seine Position in der Aufstellung ein und nimmt sich im Feld wahr.

Varianten

1) **Aufstellung mit einzelnen Verhaltensdimensionen**
   Eine der sechs Verhaltensdimensionen fungiert als Lösungsschritt für ein Aufstellungsbild.
2) **Aufstellung zur Erforschung des Modells der Verhaltensdimensionen**
   In diesem Setting in der Ausbildungsgruppe geht es darum, Erfahrungen mit Verhaltensdimensionen zu machen. Die Teilnehmer wählen eine Zahl, die verdeckt einer Verhaltensdimension zugeordnet wurde, oder wir teilen sie zu. Die Teilnehmer bewegen sich frei im Raum und interagieren miteinander.
3) **3. Runde: Die Teilnehmer berichten über ihre Erfahrungen:**
   Meditation: eventuell Vertiefung in einer anschließenden Meditation
4) **Dialog und Reflexion zu den Verhaltensdimensionen**
   Es bilden sich Gruppen zu sechs Teilnehmern: Auf dem Tisch liegen Karten, auf denen die Verhaltensdimensionen (verdeckt) notiert sind. Die Teilnehmer ziehen eine Karte, drehen sie um, stimmen sich kurz ein und erläutern den anderen, wie sie diese Dimension verstehen und welche Bedeutung sie gerade für sie (in welchem Kontext) hat.

Kommentar

Die Innere Form des Aufstellungsleiters ist eine dauernde »Baustelle« in der persönlichen Entwicklung. In Kombination mit anderen Modellen der Inneren Form setzen wir sie in der »Ausbildung zum Integralen Systemic Coach/Innere Form« ein. Die Verhaltensdimensionen eigenen sich auch gut für den Unternehmenskontext, da es sich um allgemeine Qualitäten handelt und der persönliche Bezug im inneren Prozess still erfahrbar ist.

Literatur

Klein, P. et al. (2010): Integrale Aufstellungen. Wien (Arcus-Lucis).

Sloterdijk, P. (2014): Die schrecklichen Kinder der Neuzeit. Über das anti-genealogische Experiment der Moderne. Berlin (Suhrkamp).

99 Die vier Dimensionen des Menschseins

vorgestellt von Marion Lockert	
Ziele • Verbindung von Körper-Geist-Psyche-Seele herstellen • Erdung • Ichgefühl stärken • Körpersymptome lindern	**Stichworte** • spirituelle Aufstellung • Erdung
Material –	**Teilnehmerzahl** ab 5
Vorbereitung/Raum –	**Dauer** Auftragsklärung 10 min., Aufstellung ca. 30–45 Min.

Vorbemerkung

Menschen sind Energiewesen. In ihrer irdischen Manifestation vereinen sie (gemäß dem Konzept der Archetypen der Seele® nach Hasselmann und Schmolke (Hasselmann, Varda u. Schmolke 2010), von dem ich hier als Prämisse ausgehe) *vier Dimensionen des Menschseins*: **Körper – Psyche – Geist – Seele.**

Für die Ortung von Schwachstellen und eine größere Klarheit in der Aufstellungsarbeit ist es hilfreich, diese vier Dimensionen deutlich zu definieren und zu differenzieren:

- **Körper ist als *materielle* Dimension** eindeutig wahrnehmbar.

Er beinhaltet materielle (Haut, Knochen, Organe etc.) und energetische Aspekte (Meridiane, Chakras etc.).

- **Psyche ist die *emotionale* Dimension.**

Die Psyche kann definiert werden als ein nichtmaterielles Organ zur Verarbeitung von Eindrücken und Ängsten. Während die Muskulatur sich bei Angst zusammenzieht, dehnt sich die Psyche aus (daher lässt sich »Angst im Raum« auch häufig spüren). Je gesünder die Psyche ist, desto leichter kann sie energetische Frequenzen von Emotionen sortieren und verarbeiten und desto weniger verzerrt kann sie wahrnehmen. Psyche ist Bindeglied zwischen Körper, Geist und Seele. Sie kommuniziert über Körper und ist beeinflussbar von **Geist.**

- **Geist ist die *mentale* Dimension.**

Er ist verbunden mit verschiedenen geistigen Ebenen und (morphologischen) Feldern. Horizontal sind da z. B. die Felder Familiensippe, Ort und Kultur, vertikal die Felder des kollektiven Unbewussten, die astralen Welten mit Informationen von vergangenen Leben und die Verbindungen zur Seele, Seelenfamilie etc. So ergeben sich Beschreibungen wie Intelligenz, Wissen, Bewusstsein, Erfahrung, Erkenntnisfähigkeit, Willenskraft. Der Geist ist Vermittler zwischen Psyche und Seele und zwischen Körper und Seele.

- **Seele ist die *spirituelle* Dimension** des Menschseins.

Von der Seele kann angenommen werden, dass sie das irdische Leben überdauert. Sie hat eine spezifische energetische Struktur, die unsere Persönlichkeit maßgeblich prägt, und folgt während ihrer Inkarnationen einem Wachstumsplan. Innerhalb dieser energetischen Seelenstruktur gibt es nach den Archetypen der Seele® 2 konstante und 9 veränderliche Komponenten.

Seele ist immer heil und gesund.

Nicht wir haben eine Seele, sondern die Seele hat uns, sie ist das Größere. Die Einzelseele ist ungetrenntes Fragment einer Seelenfamilie, die wiederum das einer Seelensippe ist, und diese ist Fragment eines Seelenstamms, der einem Seelenvolk angehört. So sind letztendlich alle Seelen energetisch verbunden (mehr Informationen zu den Welten der Seele finden Sie in z. B. in Hasselmann, Varda u. Schmolke 2010; 1993).

Vor allem die Unterscheidung zwischen Psyche und Seele ist für die Aufstellungsarbeit hilfreich. Der gute und fließende Kontakt aller vier Dimensionen zueinander lässt uns in Lebensfreude und freie Kraft kommen.

Beschreibung

Für eine 4-Dimensions-Aufstellung wählt der Klient nach Klärung des Anliegens für sein **Ich** und für die Dimensionen **Körper, Psyche, Geist** und **Seele** je einen Stellvertreter aus und platziert alle im Raum. Je nach Intuition der Aufstellungsleitung folgen die Elemente ihren Bewegungen oder werden gleich zu ihren Befindlichkeiten befragt.

Ziel ist es, die vier Dimensionen in Kontakt miteinander zu bringen. Dafür kann es ein erster Schritt sein, alle Repräsentanten so zu drehen, dass ein Sichtkontakt möglich wird. Das stabilste und belastungsfreiste Element kann für die Stabilisierung der anderen als Ressource genutzt werden.

Ein guter Ausgangspunkt ist häufig das Etablieren eines guten Kontakts zwischen Seele und dem der Seele dienenden Ich. Die Seele ist zwar in aller Regel in sich stabil, fühlt sich jedoch häufig einsam oder müde. Als Ressourcen eignen sich hier oft die Seelenfamilie oder »die Erde/Welt« und die »Lebensaufgabe«, da ältere Seelen häufig nach ihren schon vielen Inkarnationen ein größeres Ruhebedürfnis haben.

Manchmal gibt es auch hinderliche energetische Verklebungen zu vergangenen Inkarnationen. Hier kann dann ein Übergang zu einer Reinkarnationsaufstellung erfolgen.

Schlussbild ist häufig eine Formation des auf beiden Seiten von den vier Elementen flankierten Ichs und eine Ausrichtung aller auf die Lebensaufgabe oder die Seelenaufgabe oder »das Leben« bzw. »die Welt«.

Auswertung

Die Erfahrungen der vier Dimensionen des Menschen in diesen Aufstellungen sind auch unter spirituellen oder philosophischen Aspekten äußerst lehrreich und inspirierend. So kann man dem Bedürfnis der Teilnehmer nach verallgemeinerter Auswertung dieser Aufstellungen gut Raum geben.

Kommentar

Besonders interessant ist es, wie häufig der Körper als »Wohnung der Seele« wenig Wertschätzung erfährt. Das ist in meiner Erfahrung übrigens selten deswegen so, weil es Verletzungen gab – die hatte dann eher die Psyche zu verarbeiten. Viel häufiger scheint es eine in manchen gesellschaftlichen Gruppen erfolgende Überbetonung des Geistigen oder des Spirituellen zu geben, die hier deutlich wird.

Bei dem In-Berührung-Bringen der vier Elemente mit dem Ich ist es selten nötig, Familiendynamiken einzubeziehen.

Dieses Format braucht Erfahrung und Flexibilität – in meinem Beitrag »Seele – Geist – Psyche – Körper: Die 4-Dimensions-Aufstellungen« (2011) ist ein Beispiel ausführlich beschrieben.

Literatur

Hasselmann, V. u. F. Schmolke (1993): Welten der Seele. München (Goldmann Arkana).

Hasselmann, V. u. F. Schmolke (2010): Archetypen der Seele. München (Goldmann Arkana).

Lockert, M. (2011): Seele – Geist – Psyche – Körper: Die 4-Dimensions-Aufstellungen. *Praxis der Systemaufstellung* 2: 34.

100 Verschmelzung der Gegensätze

vorgestellt von Patricia Möckel	
Ziele • inneren Frieden finden mit scheinbar unvereinbaren Gegensätzen	**Stichworte** • Versöhnung • morphisches Feld • schamanische Aufstellung
Material –	**Teilnehmerzahl** ab 3 oder im Einzelsetting
Vorbereitung/Raum **auch in kleinem Raum möglich,** Übung mit Repräsentanten oder im Einzelsetting	**Dauer** 10–15 Min. pro Teilnehmer

Beschreibung

Dies ist eine hilfreiche Übung zur inneren Versöhnung mit unvereinbar erscheinenden Anteilen/Gegensätzen.

Anweisung

Erarbeiten Sie mit dem Klienten, wie er sich mit dem Gegensatz A und wie mit dem anderen Gegensatz B fühlt. Dann fasst der Klient A und B mit jeweils einem Stichwort zusammen und sucht für jeden einen Stellvertreter.

Die Repräsentanten stellen sich nebeneinander, Seite an Seite, mit gleicher Blickrichtung und fühlen sich ein. Der Klient lässt sich rückwärts (ein paar Schritte genügen) zu A führen. Wenn gewünscht, kann er sich auch an A anlehnen. Er nimmt wahr, wie es ihm mit A geht.

Dann geht er bewusst einen Schritt nach vorn, verlagert den Fokus wieder zu sich, bevor er sich rückwärts zu B führen lässt. So wird mehrmals die Seite gewechselt.

Die Übung wird von der Leitung gelenkt und verbal begleitet. Die Intervalle werden dabei immer kürzer, bis der Klient sich schließlich mit einer Körperseite an A und mit seiner anderen an B anlehnt.

Varianten

Es lassen sich innere wie äußere Gegensätze aufstellen, z. B.

- im Außen agieren – Rückzug und Entspannung
- eine gute Mutter/ein guter Vater sein – berufliche Karriere machen
- alte Heimat – neue Heimat: mit dem Besten aus beiden Ländern leben

Auswertung

Werden die Gegensätze sehr unterschiedlich bewertet, wundert sich der Klient meist, dass auch der als negativ bewertete Teil seine Qualität und Kraft hat.

Kommentar

Oft ist es ein Aha-Erlebnis ist oft, dass die so unterschiedlich erlebten Gegensätze friedlich nebeneinanderstehen können. Die Begleitung dieses Formats mit Trancesprache ist hilfreich.

101 Das Leben – Bewegungen des Geistes und neutrales Schauen

vorgestellt von Dhyana Eva Reuter	
Ziele • absichtsloses Schauen aufs Leben • die persönlichen Prägungen dabei sichtbar machen und auflösen • sich in der Neutralität und Objektivität des Geistes verankern	**Stichworte** • Bewegungen des Geistes • Unterscheidung zwischen Seele und Geist • Wahrnehmungsschulung • Neutralität • Objektivität
Material –	**Teilnehmerzahl** ab 2 – unbegrenzt nach oben, für große Seminare geeignet
Vorbereitung/Raum Übung in einem geschützten Raum	**Dauer** 2 mal 25 Min.

Beschreibung

Die Teilnehmer werden gebeten, sich einen Partner für die Übung zu suchen. Beide stellen sich in Augenhöhe in etwa 40 cm Entfernung einander gegenüber. Ein Teilnehmer ist der aktive Part, der andere ist der Begleiter.

Anweisung

In der Übung wird das meditative, absichtslose Schauen geübt. Es ist ein Schauen ohne Erwartungen, ohne Vorstellungen, Bilder, Vermeidungsstrategien und Bewertungen. Es geschieht aus dem Moment und schult zur gleichen Zeit die Innen- und Außenwahrnehmung. Beide Teilnehmer werden gebeten, nicht in einen Aufstellungsmodus zu gehen, sondern einfach in ihrer Präsenz des Hier und Jetzt zu bleiben.

1. Der aktive Part schaut aus einer **neutralen Perspektive** auf sein eigenes Leben. Dabei repräsentiert der Begleiter meditativ-neutral das Leben des Schauenden. Beide blicken entspannt in die Augen des Gegenübers.
   - »Während du als aktiver Teilnehmer auf dein Leben schaust, wie geht es dir mit dem Leben?
   - Nimmst du wahr, ob du dich verwurzelt fühlst, wie standfest, klar und kraftvoll du im Leben stehst?
   - Bist du ein aktiver Erwachsener, der sein Leben gestaltet?

- Schaust du auf Unsicherheiten, Trauer, Schwere oder Depressionen? Müdigkeit? Vermeidung?
- Gibt es nichtgelebte Bereiche?
- Wie fühlt sich das Leben als dein Gegenüber in dir an? Kannst du Gefühle wahrnehmen wie Ärger, Wut, Enttäuschung oder vielleicht Dankbarkeit, Liebe, Freude und Aufregung? Neugierig sein?

Du bleibst bei der bezeugenden Wahrnehmung und schaust. Alles, was du für dein Leben benötigst, hast du bekommen. Du bist eine erwachsene Person.«

Der begleitende Partner bleibt ebenfalls in der bezeugenden Wahrnehmung. Die Übung verläuft still und ohne Worte.

2. Nach einer Zeit kniet sich der aktive Part hin und schaut aus der **Kinderposition** aus der bezeugenden Wahrnehmung aufs Leben.
   - »Wie fühlst du dich als Kind? Wie ist dieses Kind im Leben verwurzelt?
   - Die Beziehung zu Mama und Papa?
   - Ist dieses Kind ängstlich oder fröhlich?
   - Du schaust ohne Geschichte aus der Kinderposition auf dein Leben und nimmst wahr, wie es dem Kleinen/der Kleinen geht. Fühlt sich das Kind vom Leben getragen und unterstützt?

   Du bleibst bei diesem absichtslosen Schauen und nimmst neutral die Gefühle des Kindes wahr.
3. Nach einer Weile legst du dich in **Embryohaltung** auf den Boden, zu Füßen des Lebens. Du bist gerade auf dem Weg ins Leben und nimmst wahr, wie du dich als Embryo fühlst. Wie fühlt sich das mütterliche Feld, das väterliche Feld an? Was bringst du für Themen mit in dieses Leben?
4. Nach einer Weile gehst du zurück in die **Kinderposition**, schaust noch einmal als Kind aufs Leben. Dann wirst du wieder erwachsen und schaust noch einmal aus der Erwachsenenposition aufs Leben. Du nimmst wahr, ob und was sich verändert hat. Schaue auf das Leben als ein Geschenk, denn alles ist dir gegeben. Dein Leben, dein Körper, deine Gesundheit, deine Beziehungen, und womöglich deine Kinder. Dann sage laut oder leise: ›Danke liebes Leben, ich nehme es jetzt von dir und entlasse dich aus meinen Forderungen.‹«
5. Danach wird gewechselt.
6. Wenn beide Teilnehmer fertig sind, kann ein kurzer Austausch stattfinden.

Die Übung hilft den Teilnehmern, in eine tiefere Wahrnehmung, jenseits vorgefertigter Geschichten, zu kommen. Die Teilnehmer bleiben beim Wahrnehmen und Fühlen. So können sich traumatische Gefühle wie Ärger, Wut, Verlassensein oder Abgeschnittensein durch das absichtslose Schauen auflösen und schließlich heilen. Die Übung ist eine tiefe Meditation und eröffnet uns das bezeugende Schauen.

102 Die größere Aufgabe im Leben entdecken

vorgestellt von Franz Reuter und Dhyana Eva Reuter	
Ziele Teil 1: • Erfahrung des Gefühls von Gehalten- und Unterstütztsein, unabhängig von den systemischen Verstrickungen Teil 2: • auf das Eigene und seine Lebensaufgabe schauen mithilfe der unterstützenden Kräfte • seine Talente, Fähigkeiten und den geistigen Beitrag wahrnehmen	**Stichworte** • körpertherapeutische Übung • Bewegungen des Geistes • Wahrnehmungsübung • Zweieraufstellung • Ausrichtung auf das Eigene
Material –	**Teilnehmerzahl** ab 2 – unbegrenzt nach oben, für große Seminare geeignet
Vorbereitung/Raum Übung in einem geschützten Raum	**Dauer** 2 mal 10–15 Min.

Vorbemerkung

Diese Übung gliedert sich in zwei Teile. Die erste ist eine Unterstützung in Aufstellungsseminaren, um Vertrauen (ins Leben) zu fördern und stärkeres Vertrauen in die eigene Herkunft zu entwickeln.

Die Übung eignet sich bei Stress auch dazu, Spannung und Trauma aus dem Körper des Klienten zu lösen.

Teil 2 lässt den eigenen Lebensweg entdecken, das Eigene fokussieren, Talente und Möglichkeiten entwickeln, Ziele definieren, sich in den Dienst stellen, mit der Kraft der Ahnen den evolutionären Impuls zu leben.

Beschreibung

Teil 1:

Die Teilnehmer finden sich zu zweit zusammen. A ist der unterstützende Begleiter, Teilnehmer B ist der aktive Part. A legt seine Hand auf den Rücken des vor ihm stehenden B. Die Handfläche liegt in der Regel zwischen den Schulterblättern. Nach einer Weile des Spürens kann der aktive Partner eventuell Wünsche zur Änderung der Handposition äußern. Manchmal empfiehlt es sich, die zweite Hand auf das untere Ende der Wirbelsäule zu legen. A braucht nichts zu tun, bleibt aber während der Übung präsent.

Der Seminarleiter spricht die wesentlichen Sätze für die Teilnehmer als eine Meditation.

Anweisung

»Diese Übung ermöglicht es dir, dich mit den unterstützenden Kräften deines Systems zu verbinden. Das, was vielleicht gefehlt hat, wird ausgeglichen durch die Unterstützung, die körperlich erfahren wird.

Du kannst dich leicht nach hinten lehnen, um die Hand in deinem Rücken gut zu spüren. Du kannst die Energie, die von dieser Hand kommt, in deinen Rücken fließen lassen und sich über den ganzen Körper ausdehnen lassen. Dabei empfiehlt es sich, tief zu atmen und bei der beobachtenden Wahrnehmung zu bleiben.

So können jetzt die im Körper wahrgenommenen Blockaden, Ängste, Wut, Abgeschnittensein, Zittern – was immer sich an Gefühlen zeigt – über die Füße entladen werden. Weiche Knie, zittrige Beine, fehlende Standfestigkeit, Überlebensängste, Blockaden und Wut, alles darf in den Boden fließen. Nimm wahr, wie sich nach einer Weile mehr und mehr Entspannung einstellt. Du darfst jetzt ankommen im Leben und ankommen mit der Kraft der Ahnen. Eine neue Standfestigkeit kann sich jetzt entwickeln.«

Teil 2:

Die Partner tauschen. Der Teilnehmer A, der die Kraft der Ahnen repräsentiert hatte, stellt sich in die Position von B, des Parts, der jetzt die Unterstützung erfährt. Der Teilnehmer A wird jetzt zur »Lebensaufgabe« des Partners. Er legt die Hand sanft aufs Herz des Partners B und fühlt sich in die Stellvertretung der größeren Aufgabe ein. Er bleibt während der Aufstellung präsent.

Anweisung

»B – fühle dich in deinen eigenen Lebensweg ein und spüre, was du an Talenten und Möglichkeiten mit in dieses Leben gebracht hast. Nimm mehr und mehr wahr, welche Fülle das ist. Dann nimm Kontakt zur größeren Aufgabe auf und spüre den evolutionären Impuls, der dich ins Leben zieht. Was will das Leben von dir? Was kannst du dem Leben schenken? Was sind deine Fähigkeiten? Wie kannst du anderen Menschen dienen? Was will sich durch dich verwirklichen? Was fließt von deinen Ahnen hier her mit ins Leben? Warum bist du wirklich hier? Wohin zieht dich das Leben? Was bringt dich zum Erblühen? Was ist dein Eigenes?«

Kommentar

Wir machen immer wieder die Erfahrung, dass wir Übungen nicht »eins zu eins« tauschen müssen. Es werden tiefere und gleichzeitig kollektivere Felder geöffnet, die uns eher auf Prinzipien schauen lassen, die das Leben bestimmen.

103 Die Fünf-Körper-Aufstellung

vorgestellt von Erika Schäfer	
Ziele • erkennen, welche Ebenen der Existenz beim Klienten aktiv und welche verkümmert sind • Diagnose für ein Aufstellungsthema	**Stichworte** • die fünf Körper: physisch, ätherisch, emotional, mental, spirituell
Material –	**Teilnehmerzahl** ab 10, möglichst Männer und Frauen
Vorbereitung/Raum Übung für drinnen, Platz für Bewegung	**Dauer** mind. 30 Min., max. 120 Min., wenn eine systemische oder eine Regressionsaufstellung angeschlossen wird

Beschreibung

In einer Fünf-Körper-Aufstellung erhalten wir Antworten auf folgende Fragen:

- Achten wir auf unseren Körper?
- Haben wir einen ätherischen Schutz um den Körper?
- Sind wir an unsere Gefühle angeschlossen?
- Welchen Raum nimmt unser Verstand ein?
- Leben wir eine lebendige Spiritualität, finden wir also einen übergeordneten Sinn in unserem Leben, haben wir Zugang zu unserer Spiritualität?
- Wie wirken unsere Körper zusammen?
  - Behindern sie sich oder unterstützen sie sich gegenseitig?
  - Grenzen sie einzelne Qualitäten aus oder überhöhen sie andere?
  - Verliert sich einer ganz in seinen Gefühlen oder steuert er sein Leben ausschließlich über den Verstand?
  - Wird der physische Körper überbewertet, nur materiell gesehen oder auch spirituell durchdrungen?

Anweisung

Wähle Stellvertreter aus und stelle nacheinander in folgender Reihenfolge deine Körper auf:

- den **physischen** Körper
- den **ätherischen** Körper
- den **emotionalen** Körper

- den **mentalen** Körper
- den **spirituellen** Köper

Diese Aufstellungsform wird ganz offen durchgeführt. Das heißt, jeder Stellvertreter weiß, welchen Körper jeder andere vertritt. Die Stellvertreter suchen ihren Platz und treten zueinander in Beziehung.

Varianten

Gegen Ende der Arbeit, wenn die Beziehungen der Körper untereinander sichtbar sind, kann der Klient einen Stellvertreter für sich selbst in die Aufstellung hineinstellen. Oft schließt sich eine systemische oder eine Regressionsaufstellung an.

Auswertung

Wenn man erkennt, welche Anteile vernachlässigt, ausgegrenzt oder auch überlastet sind, kann man das in einer systemischen oder Regressionsaufstellung bearbeiten. Oft empfiehlt sich auch, eine Regressionssitzung in Einzelarbeit zu vereinbaren.

Kommentar

Diese Arbeit hilft uns, den Aufgaben des Lebens besser gewachsen zu sein und zu lernen, wie wir unsere Energie sinnvoll und angepasst einsetzen können.

104 Das Tao

vorgestellt von Anja Siepmann	
Ziele • Begegnung mit der schöpferischen Kraft, die allem Leben innewohnt • das ewige Wirkprinzip, welches für den Ursprung von Einheit und Dualität und damit für die Entstehung von Welt verantwortlich ist (manche nennen es Existenz, Gott, das Namenlose, das größere Ganze – für andere ist es das Tao)	**Stichworte** • Spiritualität • Haltung des Aufstellers
Material –	**Teilnehmerzahl** ab 4
Vorbereitung/Raum Übung für drinnen, Raum für Bewegung	**Dauer** ca. 15–20 Min.

Beschreibung

Vorbemerkung: In den nachfolgend beschriebenen Prozess bin ich von Ramateertha Robert Doetsch (UTA Akademie Köln) eingeführt worden. Ramateertha leitet – neben Ausbildungen für Therapeuten und Familienaufsteller – seit mehr als 35 Jahren Meditationsgruppen. Ich selbst leite u. a. Gruppen mit dem Titel »Aufstellungen als Achtsamkeitspraxis«. Meditation ist für Ramateertha und mich die Basis und der Raum, von dem aus inneres Wachstum und Heilung geschieht. In diesen Kontext sollten Begrifflichkeit und Intention der folgenden Übungsbeschreibung eingeordnet werden.

In dieser Übung geht es in erster Linie um den Begleiter/Aufsteller. Er oder sie kann unmittelbar erfahren, was sich in der Dynamik einer Aufstellung verändert, wenn das Tao, also das Prinzip von Nichturteilen, Nichtgreifen, Loslassen, Vertrauen, Nicht-getrennt-Sein bewusst wird. In meinem Verständnis kommt es dem nahe, was Hellinger mit der Bewegung des Geistes adressiert.

Als Erfahrungsfeld dient eine verdeckte Aufstellung. Der Klient stellt sich in Bezug zu seinem Thema, ohne Angaben zum Thema selbst zu machen. Die aufgestellten Personen folgen ihren Impulsen mit innerer Achtsamkeit und ohne Worte. Der Begleiter lässt die Aufstellung eine Weile laufen, sodass sie ihre volle Dynamik im Spannungsfeld von Projektionen und Verstrickungen entfalten kann. Üblicherweise kommt ein Punkt, an dem der Aufsteller einen Impuls zu einer Intervention verspürt.

In diesem Prozess jedoch enthält er sich jeden Eingreifens. Stattdessen nimmt er das Tao – als die Kraft, die sowohl Dualität als auch Einheit bewirkt und umfasst – hinein. Er gibt dem Tao einen Platz und nimmt wahr, was geschieht. Ist die Gruppe gesammelt, setzt das ein, was wir auch als Bewegung der Seele oder des Geistes kennen. Mit dem Bewusstsein von Leere, Nichtwissen, Nichtgreifen und Nichturteilen wandelt sich die blockierende Dynamik in eine Bewegung, die weiterführt. Das Energiefeld klärt sich, und eine neue, stimmige Ordnung findet sich.

Anleitung

1) Verteilung der Rollen: Begleiter, Klient, Thema, Tao. Je nach Anzahl der Kursteilnehmer kann der Klient für sich selbst in die Aufstellung gehen oder einen Stellvertreter wählen.
2) Der Begleiter initiiert die Aufstellung und lässt den Klienten sich in Bezug zum Thema stellen. Die Stellvertreter sind frei, sich zu bewegen und in voller Präsenz und Sammlung den inneren Impulsen zu folgen.
3) Die Aufstellung zwischen Klient und Thema läuft eine Weile. Die Dynamik wird erkennbar. Der Begleiter beobachtet bei sich aufkommende Impulse wie z. B. Deutung, Lösungssuche, Anspannung, Bewertung/Parteilichkeit und versucht, sich immer wieder vertrauensvoll zu entspannen.
4) Nach einer Weile – zum Beispiel, wenn es aussieht, als wiederhole sich die Grundbewegung, oder wenn es sich anfühlt, als würde die Energie nachlassen – gibt er dem Tao einen Platz. Ohne Instruktion, ohne Absicht, ohne Idee, wohin es führen kann oder soll. Er überlässt das Geschehen erneut sich selbst und nimmt als Zeuge teil.
5) Das Tao entfaltet Wirkung. Der Seminarleiter gibt, wenn er den Zeitpunkt für geeignet hält, für alle Kleingruppen das Signal zum Ende.
6) Austausch in der Kleingruppe – mit besonderem Fokus auf die Wirkung des Tao

Auswertung

Das Nachgespräch selbst kann nicht methodisch didaktisch geplant werden, sondern ergibt sich aus den Mitteilungen der Lernenden. Hier kommt es auf die Erfahrungen der Seminarleitung an, welche Aspekte hervorgehoben und herausgearbeitet werden können. Ich nutze den Austausch, um Licht auf unsere menschlichen Gewohnheiten von Festhalten, Werten, Kämpfen, Ablehnen, Hoffen und Bangen zu werfen. Oft gibt es auch die Möglichkeit, Egolosigkeit mit Worten zu berühren und ein Bewusstsein für diesen Raum zu schaffen, der sowohl Einheit als auch Dualität umfasst. Das Inquiry im Anschluss an den Prozess sollte also auf vielfältige Weise das Feld der Meditation und Achtsamkeit tiefer ergründen – mit Worten und in Stille.

Kommentar

Menschen mit einer intensiven Meditationspraxis sind möglicherweise damit vertraut, innerlich einen Raum aufzusuchen, in dem das Ego zurücktritt. In dem das Nichtwissen und Nichtgreifen übernimmt und sich die Person vertrauensvoll einer inneren Führung überlassen kann. Für alle anderen ist diese Übung eine wirkungsvolle Gelegenheit, mit eben dieser Qualität in Kontakt zu kommen und sich darin zu schulen, dass man nicht an Deutungen, Lösungsabsichten und Wertungen festhält, sondern sie als Impuls versteht, der kommt, seine Wirkung entfaltet und wieder geht.

Die Begegnung mit dem Tao verführt dazu, es als Rezept und Heilmittel einzusetzen. Das kann nur zu Enttäuschung und erneuter Verstrickung führen. In Aufstellungen außerhalb der Ausbildung nimmt Ramateertha das Tao so gut wie nie als eigenständiges Element hinein. Ich kann mich auch nur an eine einzige Aufstellung erinnern, in der ich explizit darauf zurückgegriffen habe. Wichtiger erscheint mir, diese Qualität in sich selbst aufzuspüren, sie durch systematische Praxis zu kultivieren und ihr in der Aufstellungsarbeit mehr und mehr Raum zu geben.

Stichwortverzeichnis

U

V

W

Z

Zuordnung der Übungen und Formate[7]

	Seite	Einstiege	Haltung	Wahrnehmung	Sprachliches	Genogramm	Einzelaufstellung	Familienaufstellung	Strukturaufstellung	Themenaufstellung	Businessaufstellung	spirituelle Aufstellung
Abschlussritual	41		x					•				
Achtsame Wahrnehmung	60			x								
Achtsamkeits-Pingpong	31	x		•			•					
Anerkennen der Eltern	167							x				
Aufstellen der Angsttypen nach Riemann	247									x		
Aufstellungs-Spiel	172	•		•				x				
Aus einer Beziehung Kraft tanken!	174							x				
Beziehung klären	141	•			•		x				•	
Beziehungsgeflecht	169			•				x				
Bildhafte Ressourcen	229	•					•			x		
Blitzlicht: Widerstandsmechanismen	55			x			•			•		
Brabbeln	96			•	x							
Deckel- und Schalengestik	81			x	•							
Differenzierung	94				x					•		
Dimensionen in Systemen – Kugel-Modell der Inneren Form®	231						•			x	•	
DO*Modell® –Dynamische Ortung von Störungen	136					x		•				
Eins im anderen – Kontextüberlagerungen lösen	199			•					x			
Entschleunigung	91	•		x								
Erfühlen des Geno-/Organigramms	129					x		•				
Ethik in der Praxis	47		x									
Familien- und Lebensgeschichten-Genogramm	122					x		•				
Farben, Symbole, Wahrnehmungen	145						x					
Feedback – sensorisch genau	109		•		x							
Fokussierte Lösungssätze	113				x			•				
Die Fünf-Körper-Aufstellung	287									•		x
Furcht-Lähmungs-Reflex (FLR) und Moro-Schreckreflex	223			•						x		•
Gefühle wahrnehmen und benennen	79		•	x								
Generationennachfolge	267										x	
Genogrammerstellung: Leitfaden/Checkliste für die Recherche im Familiensystem	119					x		•				

7 Zur Erläuterung: Ein Kreuz zeigt an, in welchem Kapitel der Beitrag zu finden ist. Die Punkte markieren, zu welchen anderen Kapiteln es einen inhaltlichen Bezug gibt.

	Seite	Einstiege	Haltung	Wahrnehmung	Sprachliches	Genogramm	Einzelaufstellung	Familienaufstellung	Strukturaufstellung	Themenaufstellung	Businessaufstellung	spirituelle Aufstellung
Genogrammerstellung: Symbolik, Vorgehen	124					x		•				
Grenzen setzen	70			x								
Die größere Aufgabe im Leben entdecken	285									•		x
Gruppen und Linien	251	•									x	
Halt und Haltung	72			x								
Die Hand als »Ersatzpräsentantin« (Syst®)	197			•					x			
Das hawaiianische Ritual »Ho'oponopono« in der Systemaufstellung	221			•						x		•
Das heilende Feld – vier Variationen	76			x			•					
Die Heldin und X	33	x		•								
Hinbewegung als Mediation	86	•		x								
Der Hüter der Schwelle	245									x		
Ich lasse es bei dir!	176							x		•		
Ich und ...	241		•	•						x		
Im Bannkreis	178							x		•		
In die Haut des anderen schlüpfen	62		•	x								
In Kontakt mit sich und dem Umfeld	63			x				•				
Interventionen testen	143						x				•	
Klarheit für herausfordernde Situationen in Beziehungen	68		•	x			•					
Körper, Seele und Geist von Organisationen	256									•	x	•
Körper und Körperwahrnehmung	42		x		•							
Die Kraft der Ahnen	165							x				
Kreativer Umgang mit dem phänomenologischen Feld	133	•		•		x						
Kreis der Liebe	187			•				x		•		
Kriegsbabys – Heilung traumatisierter Babys	185							x				
Der Laufsteg	21	x		•	•							
Das Leben – Bewegungen des Geistes und neutrales Schauen	283						•	•				x
Das Lebensrad des Marktes	260									•	x	
Links-rechts-Fühlen	39		x	•								
Mehrdeutige Strukturebenen	202			•					x	•		
Metamirror im Konflikt	156						x	•		•		
Mit wessen Augen schaue ich auf den Partner?	180						•	x				
Parcours »Vom Wahrnehmen zum Loslassen«	160						x			•		
Phänomenologische Wahrnehmung	58	•	•	x			•					
Portfolioaufstellung	264						•			•	x	
Raum und Grenzen	27	x		•			•					
Rollenzuweisung	17	x		•								
Schattenweg – Aufstellungen mit Kindern	183							x		•		

	Seite	Einstiege	Haltung	Wahrnehmung	Sprachliches	Genogramm	Einzelaufstellung	Familienaufstellung	Strukturaufstellung	Themenaufstellung	Businessaufstellung	spirituelle Aufstellung
Schmerzkörperaufstellung	219						•			x		
Semantische Reaktionsdifferenzierungübung	206			•					x	•		
Sichtweisen	37		x	•								
Skriptaufstellung	213						•			x		
Stärkung für herausfordernde Situationen	147		•				x				•	
Das Stift-Experiment	84	•		x	•							
Die stille Runde	23	x	•	•								
Symptomaufstellung Integral Systemics	238									x		
Symptome als Wegweiser	152						x					
Systemische Gruppenübung	19	x									•	
Systemische Konfliktintegration	225									x		
Das systemische Netz	29	x		•							•	
Systemische Projektkoordinaten	258									•	x	
Das Tao	289		•	•								x
Teamentwicklung	254										x	
Themenaufstellung	211									x	•	
Tops und Flops im Marketing	269									•	x	
Übung zur Einführung in die kollektive Bewusstseinsaufstellung	234									x		
Umfeld als Spiegel meiner Entwicklung	44		x				•			•		
Der unsichtbare Bühnenhintergrund (Syst®)	194			•			•		x			
Vater-Mutter-Kind-Dreieck	191						•		x			
Verdeckt	217						•			x		
Verdeckte Traumaufstellung	73			x			•					
Verhaltensdimensionen der Inneren Form®	274											x
Verschmelzung der Gegensätze	281						•			•		x
Die vier Dimensionen des Menschseins	278											x
4-Phasen-Ankerintegration	89			x			•	•				
Die vier Säulen der Persönlichkeit (nach Lüscher) oder: Der Wege zum inneren Gleichgewicht	158						x					
Visionen der Freude	243								•	x		
Vom Glück der vollständigen Geschwisterreihe	130					x		•	•			
Wahrnehmungsübung »Eltern und ich«	74			x				•				
Walt-Disney-Strategie	149						x			•	•	
»We will rock you« –Lockerungsübungen	78	•		x								
Wichtiges Anliegen	227		•							x	•	
Der wohlgeformte Meta-Stein der Weisen	100				x		•					
Wunderfrage als Trance im Interview	104				x		•	•				
Zielübung	24	x		•			•			•		
Zurückholen	107				x							

Zuordnung der Tools nach Autoren

Alex, Kristine
- Blitzlicht: Widerstandsmechanismen gegenüber Lösungen

Assländer, Friedrich
- Beziehung klären
- Differenzierung
- Interventionen testen
- Die Kraft der Ahnen
- Rollenzuweisung
- Teamentwicklung
- Themenaufstellung
- Phänomenologische Wahrnehmung

Barth, Jutta
- Skriptaufstellung

Bodirsky, Christopher
- Systemische Gruppenübung

Böhm-De Philipp, Lisa
- Achtsame Wahrnehmung
- Anerkennen der Eltern

Bourquin, Peter
- Beziehungsgeflecht
- In die Haut des anderen schlüpfen
- Der Laufsteg
- Links-rechts-Fühlen
- Sichtweisen
- Die stille Runde

Brinek, Theo
- Farbe, Symbole, Wahrnehmungen
- Verdeckt

Chuchulowski, Annegret
- Das hawaiianische Ritual »Ho'oponopono« in der Systemaufstellung
- Furcht-Lähmungs-Reflex (FLR) und Moro-Schreckreflex
- Schmerzkörperaufstellung

Fleischner, Kurt
- Vater-Mutter-Kind-Dreieck
- Zielübung

Franke-Griksch, Marianne
- 3x in Kontakt mit sich und dem Umfeld

Gerhard, Romy
- Gruppen und Linien
- Körper, Seele und Geist von Organisationen

Gigler, Gerhard
- Systemische Konfliktintegration
- Systemische Projektkoordinaten

Gottschalk, Heike
- Klarheit für herausfordernde Situationen in Beziehungen
- Erfühlen des Geno-/Organigramms
- Stärkung für herausfordernde Situationen
- Wichtiges Anliegen

Heucke, Thomas
- Familien- und Lebensgeschichten mit dem Genogramm

Hickey, Birgit
- Walt-Disney-Strategie
- Genogrammerstellung: Leitfaden/Checkliste für die Recherche im Familiensystem
- Genogrammerstellung: Symbolik, Vorgehen
- Symptome als Wegweiser

Hinrichs, Heiko
- Grenzen setzen
- Halt und Haltung
- Raum und Grenzen
- Verdeckte Traumaaufstellung
- Wahrnehmungsübung Eltern und ich

Innecken, Barbara
- Bildhafte Ressourcen

Klein, Peter
- Übung zur Einführung in die kollektive Bewusstseinsaufstellung

Klein, Peter und Eva Maria Kroc
- Dimensionen in Systemen – Kugel-Modell der Inneren Form®

Klein, Peter und Jürgen Rippel
- Lebensrad des Marktes

Klein, Peter und Line Weber
- Symptomaufstellung Integral Systemics

Koch, Birgit Theresa
- Ich und …
- Metamirror im Konflikt

Kraus, Wolfgang
- Das heilende Feld – Vier Variationen

- »We Will Rock You« – Lockerungsübung

Lang, Constanze
- Abschlussritual
- Körper und Körperwahrnehmung
- Aufstellungsspiel

Lier, Holger und Christiane Lier
- Ethik in der Praxis

Limberg-Strohmaier Sigrid und Bernd Linder-Hofmann
- Verhaltensdimensionen der Inneren Form®

Lockert, Marion
- Feedback – sensorisch genau
- Portfolioaufstellung
- Das systemische Netz
- Die vier Dimensionen des Menschseins
- Wunderfrage als Trance im Interview

Mack-Hamprecht, Helga
- DO*-Modell® – Dynamische Ortung von Störungen
- Parcours »Vom Wahrnehmen zum Loslassen«
- Die vier Säulen der Persönlichkeit nach Lüscher
- Vom Glück der vollständigen Geschwisterreihe

Mätzener, Manuela
- Aus einer Beziehung Kraft tanken!
- Generationennachfolge
- Ich lasse es bei dir!
- Im Bannkreis
- Visionen der Freude

Magerl, Jens
- Achtsamkeits-Pingpong
- Die Heldin und X

Maurer, Wolf
- Gefühle wahrnehmen und benennen

Mauritz, Sebastian
- Der wohlgeformte Meta-Stein der Weisen

Milling, Hans-Peter
- Mit wessen Augen schaue ich auf den Partner?

Möckel, Patricia
- Der Hüter der Schwelle
- Verschmelzung der Gegensätze

Pinneger, Konrad
- Kreativer Umgang mit dem phänomenologischen Feld
- Umfeld als Spiegel meiner Entwicklung

Reuter, Dhyana Eva
- Das Leben – Bewegungen des Geistes und neutrales Schauen

Reuter, Franz und Dhyana Eva
- Die größere Aufgabe im Leben entdecken

Rippel, Jürgen
- Tops und Flops im Marketing

Schäfer, Erika
- Aufstellung der Angsttypen nach Riemann
- Die Fünf-Körper-Aufstellung
- Kriegsbabys – Heilung traumatisierter Babys
- Schattenweg – Aufstellungen mit Kindern

Schwendenwein, Alexandra
- Deckel- und Schalengestik
- Das Stift-Experiment

Siepmann, Anja
- Hinbewegung als Meditation
- Das Tao

Szalachy, Miklós
- Kreis der Liebe
- Vier-Phasen-Ankerintegration

Vorhemus, Ursula
- Eins im anderen – Kontextüberlagerungen lösen (Syst®-Miniatur)
- Die Hand als »Ersatzrepräsentantin« (Syst®)
- Mehrdeutige Strukturebenen (Syst®)
- Semantische Reaktionsdifferenzierungsübung (Syst®)
- Der unsichtbare Bühnenhintergrund (Syst®)

Wagner, Klaus-Ingbert
- Brabbeln
- Entschleunigung
- Fokussierte Lösungssätze
- Zurückholen

Über die Autoren

Kristine Alex, Dipl.-Oecotroph., Systemaufstellerin, anerkannte Lehrtrainerin & Lehrtherapeutin DGfS; Autorin mehrerer Bücher; Schwerpunkte: internationales Projekt- und Krisenmanagement, epidemiologische Forschung; Systemaufstellungen: Orte, Körper, Symptome, Firmen, Beruf(ung), Unternehmensnachfolge.

Kontakt: Systeme in Aktion – Institut & Praxis für Systemaufstellungen, München & Chiemgau

www.systeme-in-aktion.de

Friedrich Assländer, Dr., Studium von BWL, Soziologie und Psychologie; Infosyon Mastertrainer, Lehrtrainer (DGFS), Structogramtrainer, Coach, Autor, Referent; Schwerpunkte: Führungsseminare, Ausbildung in Systemaufstellungen, Teamentwicklung, Changeprozesse.

Kontakt: *www.asslaender.de*

Jutta Barth, Heilpraktikerin für Psychotherapie, Lehrtherapeutin für Systemaufstellungen (DGfS), Systemisch-Humanistische Lehrtherapeutin (DGSW).

Kontakt: Lehrinstitut für Systemisch-Humanistische Beratungsmethoden, Bonn und Köln

www.lcs-forum.net

Christopher Bodirsky, Heilpraktiker für Psychotherapie, Systemischer Berater und Therapeut (SySt), anerkannter Systemaufsteller und Lehrtherapeut (DGfS), Zertifizierter Professional infosyon e. V.; Schwerpunkte: Systemische Strukturaufstellungen.

Kontakt: Institut SWT – Systemik | Weiterbildung | Therapie, Hannover

www.institut-swt.de

Lisa Böhm-De Philipp, Lehrtherapeutin für Systemaufstellungen (DGfS), Pädagogin, Heilpraktikerin, Autorin; Schwerpunkte: Praxis für Systemische Therapie und Beratung, Einzelarbeit, Paar- und Elternbegleitung in Krisensituationen, systembezogene und potenzialorientierte Gruppen, »Alles in mir«-Aufstellungen im Kreis der Urprinzipien und mit dem Inneren Team.

Kontakt: *www.lisaboehm.de*

Peter Bourquin, Lehrtherapeut/Lehrtrainer für Systemaufstellungen (DGfS) und des spanischen Fachverbands AEBH, Autor mehrerer Bücher; Schwerpunkte: Gestalttherapie, Brainspotting und »Integrative Psychotherapy«, Familienstellen, Leiter des Instituts ECOS.

Kontakt: *www.peterbourquin.net*

Theo Brinek, MA »Mediation und Konfliktregelung«, Unternehmensberater, Coach, Eingetragener Mediator (BMJ Österreich), anerkannter Systemaufsteller (DGfS), Autor. Schwerpunkte: Praxis für systemische Beratung in Wien, beratende Begleitung von Familienunternehmen bei Konfliktlösungen und Nachfolgeentscheidungen, Beziehungsmanagement im Berufs- und Privatleben, interkulturelles Management, Retirement Coaching, Therapiebegleitung.

Kontakt: *www.coaching-mediator.com*

Annegret Chucholowski, anerkannte Systemaufstellerin und Lehrtherapeutin für Systemaufstellungen (DGfS), Heilpraktikerin für Psychotherapie; Lehrerin für Grund- und Hauptschule, seit 1992 in eigener Praxis tätig; Schwerpunkte: Begleitung und Förderung von Kindern und Jugendlichen mit Entwicklungsverzögerungen, Lern- und Verhaltensauffälligkeiten und deren Eltern, Kinesiologie-Seminare wie z. B. »Das Arbeiten mit frühkindlichen und anderen Reflexen«, »Kinesiologie und I Ging«.

Kontakt: *www.chucholowski.de/praxis/*

Kurt Fleischner, Aufsteller und Weiterbildner nach den Qualitätskriterien des ÖfS, (Österreichischen Forum Systemaufstellungen), Sozialpädagoge, Lebens-und Sozialberater, Supervisor, Coach und Trainer; Schwerpunkte: Leiter des WISYS.

Kontakt: WISYS – Wiener Institut für Systemaufstellungen
www.fleischner.at

Marianne Franke-Gricksch, Lehrerin, Heilpraktikerin, Lehrtherapeutin/Lehrtrainerin für Systemaufstellungen (DGfS), Autorin; Schwerpunkte: Weiterbildungsreihe für Pädagogen, Lehrer, Erzieher, Leitung des Instituts SystPäd.

Kontakt: *www.marianne-franke.de*

Romy Gerhard, Master Trainerin, Organisationsberaterin, Supervisorin und Coach BSO, Mediatorin, Master of Advanced Studies Human Resources Management ZFH; Schwerpunkte: Netzwerk für Organisationsaufstellung, Kulturentwicklung, Change Management, Führungstraining, Workshopmoderation, Coaching, Top-Management-Support, Mitglied des Qualitätsteams infosyon (int. Verband für Organisationsaufstellung).

Kontakt: HRnet Development AG – Wirksamkeit mit Sinn, Zürich
www.hrnet.ch

Gerhard Gigler, Infosyon Master Trainer für Systemische Organisationsaufstellungen, NLP-Lehrtrainer und Lehrcoach, DVNLP, Fellow-Member-Trainer, IANLP, Lehrcoach und Master-Trainer, ECA, Heilpraktiker für Psychotherapie nach HPG, Master Systemischer Coach ECA, Supervisor (DGSV), Gestalttrainer IGB, Systemischer Organisationsentwickler und Psychodramatiker, wingwave®-Lehrtrainer und Coach; Schwerpunkte: Entwickler des Systemischen Hexagons® sowie des NSC® – NeuroSystemischen Coachings, Gründer und Akademieleiter INTAKA-Caribbean-Centers auf Kuba, Gründungsmitglied IGB, Gründer und Leiter einer Beratungsstelle für Supervision und Coaching, Board Member Quality Management bei infosyon, Leiter des Graduierungsausschusses zur Qualitätssicherung, IGB, Vizepräsident bei der ECA – European Coaching Association, Führungskräftetraining, Coaching, Ausbildungen.

Kontakt: INTAKA – Integrative Akademie für Bildung und Coaching
www.intaka.de, www.intaka-international-academy.com

Dr. Heike Gottschalk, Aufstellerin (DGfS), Mediatorin BMWA, NLP-Master INLPTA, Coach, Systemische Beraterin, Trainerin, Tauchlehrerin; Schwerpunkte: Systemische Lösungen, Führungskräfte- und Teamentwicklung, Strategische Workshops und Zukunftsfähigkeit, Training (z. B. Kommunikation, Führung, Vertrieb, Konfliktlösung), Veränderungsprozesse, Coaching, Mediation, Persönlichkeitsentwicklung, Outdoor-Events unter Wasser.

Kontakt: *www.Heike-Gottschalk.de*

Dr. med. Thomas Heucke, Dr. med., Facharzt für Psychosomatische Medizin und Psychotherapie, Lehrtherapeut für Systemaufstellungen (DGfS); Schwerpunkte: 3-Schritte-Intensivseminar, Aufstellungskurse als Fortbildung im Rahmen der DGfS anerkannter Genogrammkurs.

Kontakt: Institut für Systemische Beratung und Entwicklung, Linz am Rhein
www.isbe-linz.de

Birgit Hickey, Dr. med., Fachärztin für Allgemeinmedizin und Diplom-Biologin; zertifizierte Systemaufstellerin (DGfS), Ausbildung in NLP (Lehrtrainerin/DVNLP), Systemischer Mediation (DGSYM), hypnosystemischer und -therapeutischer Kommunikation (SySt); Zusatzqualifikationen u. a.: Psychosomatische Grundversorgung, Psychotraumatologie, Palliativmedizinische Grundversorgung; Praxen in Münster und Bonn; Tätigkeitsschwerpunkte: Systemische Medizin und Familientherapie, familienbiografische Genogrammanalyse, Psychosomatik, Epigenetik und Aufstellungen im Einzel- und Gruppensetting bei Krankheiten, Symptomen und familiären Problemen; Systemische Kommunikation und Mediation; Kommunikationstrainings für Arztpraxen und Kliniken

Kontakt: *www.birgit-hickey.de*

Heiko Hinrichs, Lehrtrainer/Lehrtherapeut für Systemaufstellungen und Weiterbildner (DGfS), Somatic Experiencing®Practitioner (EASE), Dipl.-Pädagoge, Familientherapeut (ECP); Schwerpunkte: Einzel-, Paar- und Familienberatung/-therapie, Familien- und Systemaufstellungen, Traumaarbeit (SomaticExperiencing® und Brainspotting), Supervision und systemische Organisationsberatung.

Kontakt: Institut Family Affair (Bremen) und Family Affair Polska (Wrocław/ Breslau)

www.familyaffair.de, www.familyaffair.pl

Barbara Innecken, Heilpraktikerin für Psychotherapie, Sprachtherapeutin, Pädagogin, Lehrtherapeutin für Systemaufstellungen (DGfS), NIG Dozentin, Autorin; Schwerpunkte: Neuro-Imaginatives Gestalten (NIG), Weiterbildungen mit dem Abschluss NIG Practitioner und NIG Master. Gründerin und Leiterin des NIG Instituts.

Kontakt: *www.nig-institut.de*

Peter Klein, internationaler Ausbildner, Lehrsystem Innere Form; Autor. Vorstand bei infosyon (Internationales Forum für Organisationsaufstellungen, Development & PR), Leiter Arbeitskreis Wiener Wirtschaftskammer für Aufstellungen (Fachgruppe LSB), Stellvertretender Vorstandsvorsitzender DVNLP, Lehrtrainer, Vorstand Integrale Lebensarchitekten

Kontakt: *www.integral-systemics.com; www.integral-systemics-consulting.com*

Birgit Theresa Koch, Diplom-Psychologin; Lehrtherapeutin für Systemaufstellungen (DGfS); Lehrende für Systemische Beratung und Therapie (SG); NLP-Master (DVNLP); Psychologische Fachberaterin in der stationären Jugendhilfe, Buchautorin u. a. von *Junge Flüchtlinge auf Heimatsuche. Psychosoziales Handeln in einem sensiblen Kontext;* Praxis für Systemische Beratung und Konfliktlösungen in Zell (Mosel).

Kontakt: www.birgittheresakoch.de

Wolfgang Kraus, Lehrtherapeut/Lehrtrainer für Systemaufstellungen (DGfS), Heilpraktiker für Psychotherapie, Coach; Schwerpunkte: Praxis für Psychotherapie und Institut für psychotherapeutische Verfahren, Katathym-Imaginative PT (KIP), Prüfungsvorbereitung für Heilpraktiker für Psychotherapie, Coaching.

Kontakt: *www.kraus-psychotherapie.de,* Riedering

Mag.a Eva Kroc, Steuerberaterin, Unternehmensberaterin, Integral Systemischer Coach Innere Form®, Zertifizierte Organisationsaufstellungsleiterin. Schwerpunkte: Geschäftsführerin der taxinfo Steuer- und Unternehmensberatung GmbH, Gründerin der Akademie für Business & Integrale Lebensführung, Workshops zur Steigerung des beruflichen und persönlichen Erfolgs.

Kontakt: *www.taxinfo.at*

Constanze Lang, Systemische Aufstellungsarbeit, Buchautorin, Gastdozentin an der Universität Paris 8 (Psychologie); Schwerpunkte: Internationale Trainings in Familienaufstellungen und »train the trainer« Ausbildung, Leitung von Arte Systemica (Französisches Ausbildungsinstitut für Systemaufstellungen), Leitung von IFKA (Französisches Institut für Angewandte Kinesiologie), Management, Kursentwicklung, Verlagstätigkeit, Forschung, Supervision in Grenoble Frankreich.

Kontakt: *www.arte-systemica.com, www.ifka.com*

Holger Lier, Dipl. Sozialpädagoge (FH), Lehrender für Systemische Beratung (DGSF), Systemischer Familientherapeut (DGSF), Coach (DGSF), Supervisor (SG), Europäische Psychotherapeut (EAP), Lehrtherapeut (DGfS). Schwerpunkte: Praxis für Beratung, Coaching und Supervision, Seminarleiter an verschiedenen Instituten und in der systemischen Ausbildung. Weiterbildungen in Prozessorientierter Aufstellungsarbeit und Sprecher der Fachgruppe: »Systemische Aufstellungen« in der DGSF.

Kontakt: *www.Holger-Lier.de*

Christiane Lier, Dipl. Psychologin, Systemische Familientherapeutin (DGSF), Supervisorin (SG), Europäische Psychotherapeutin (EAP), Lehrtherapeutin (DGfS); freiberuflich in eigener Praxis, Seminare und Weiterbildungen in prozessorientierter Aufstellung, Autorin von Kinderbüchern mit den Themen: Tod, Alleinesein und Trennung der Eltern, im Ethikbeirat der DGSF.

Kontakt: *www.Christiane-Lier.de*

Sigrid Limberg-Strohmaier, Diplompädagogin, Lehrtrainerin für Integral Systemic Coach – Innere Form, Integraler Personalcoach, Buchautorin, Zendo-Leiterin; Schwerpunkte: Coaching und Training, Projektentwicklung, Inhaberin des Balance-Instituts Nürnberg, Geschäftsführerin von Integral Systemics.

Kontakt: *www.balance-system.world*

Bernd Linder-Hofmann, Diplomkaufmann, Berater, Coach, Lehrer, Trainer, Autor, Tutor und Lehrbeauftragter; Schwerpunkte: Dharma-Schüler und Zendo-Leiter des Daishin-Zen, spirituell-systemische integrale Arbeit mit Menschen und Organisationen, Mitbegründer und Lehrer der Inneren Form®.

Kontakt: *www.die-innere-form.de*

Helga Mack-Hamprecht, Oberstudienrätin; Systemische Familientherapeutin (IGST), Gestalttherapie; Lehraufträge am Heilpädagogischen Institut der Universität Köln und Universität Potsdam/Lerntherapie. Schwerpunkte: Genogrammerstellung, -ableitung nach der Stellvertretungsordnung, Aufstellungen im Einzel- und Gruppensetting, Fortbildungen. Themenschwerpunkte: Kriegs- und Nachkriegskinder, ungeborene Geschwister/Zwillingsanlagen, Schicksalsbindungen, Entwicklung von Bodenankern »Strukties« für das Einzelsetting und neue Aufstellungsformate wie die DO*Methode.

Kontakt: *www.famili.de, www.STRUKTIES.de*

Manuela Mätzener, Dr. Mag., systemischer Coach, Kommunikationslehrtrainerin, Lebens-, Sozial- und Unternehmensberaterin. Schwerpunkte: systemische Familien-, Struktur- und Organisationsaufstellungen, Gründerin von ifub (Institut für Familien & Betriebe), Autorin mehrerer Bücher, Vorstandsvorsitzende des ÖfS – Österreichisches Forum für Systemaufstellungen, Begleitung für erfolgreiche Betriebsführung und gelungene Betriebsübergabe eines Familienbetriebes.

Kontakt: *www.ifub.at*

Jens Magerl, anerkannter Systemaufsteller (DGfS), Berater, Mediator und HP für Psychotherapie; Schwerpunkte: entwickelt neue, konzentrierte und abstrakte Aufstellungsformate, findet den »springenden Punkt« für Organisationen, Selbstentwicklung und therapeutische Prozesse.

Kontakt: *www.jens-magerl.de*

Wolf Maurer, anerkannter Systemaufsteller und Lehrtrainer (DGfS), diplomierter Persönlichkeitstrainer (PF), Dipl.-Kaufmann, Bankkaufmann, Paartherapie Gesprächsführung nach Rogers, WirkungsreichAkademie für Integrale Mentale Stärke, Systemaufstellungen für Privatpersonen und Institutionen, Coaching, Paarcoaching, Persönlichkeitstraining, Ausbildung.

Kontakt: *www.wirkungsreich.com,* Hamburg

Sebastian Mauritz, systemischer Berater, Resilienz-Lehrtrainer (SMA), Lehrtrainer & Lehrcoach, DVNLP, Keynote-Speaker, Trainer, Coach, Autor; Schwerpunkte: Führungskräfteentwicklung, Training (z. B. empathische Kommunikation, Resilienz, Umsetzungsstärke), Resilienz-Trainerausbildungen.

Kontakt: *www.Resilienz-Akademie.com*

Hans-Peter Milling, Dr. phil., Volljurist, Mediator BAFM, Gestalttherapeut IGW, Heilpraktiker, Lehrtherapeut für Systemaufstellungen (DGfS); Gründer des Instituts HPM/Ludwigsburg; Schwerpunkte: Arbeit mit Paaren, Weiterbildung in systemischer Aufstellungsarbeit.

Kontakt: *www.institut-hpm.de*

Patricia Möckel, anerkannte Systemaufstellerin (DGfS), Heilpraktikerin für Psychotherapie, NLP Master, EFT & Meridianklopfen, M. A. Germanistik und Geschichte, Fernsehjournalistin, Coach, Autorin, Dozentin; Schwerpunkte: Praxis für lösungsorientierte Therapie und berufliches Coaching, Genogrammarbeit, Aufstellungsseminare, Ausbildung zum systemischen Berater, schamanische Aufstellungen, Schulungen für Unternehmen.

Kontakt: *www.patriciamoeckel.de*

Konrad Pinegger, Dipl. Soz. Päd. (FH), Psychotherapeut für Kinder & Jugendliche, Körper,- Gestalttherapeut, Familientherapeut, Aufsteller, Medial & Heilerschulung, Ausbilder, Dozent, Buchautor; Schwerpunkte: Systemische Praxis & Ausbildungsakademie, Aufstellungsarbeit »Versöhnung der inneren Spaltung«.

Kontakt: *www.Konrad-pinegger.com*

Dhyana Eva Reuter, Regisseurin & *Franz Reuter,* Diplompädagoge; Familienaufsteller und Trainer; Schwerpunkte: Familienstellen aus der erwachten Perspektive, Ausbildungen in Familienstellen, Einzeltherapie in Trance, Trauma- und Körpertherapie; Satsang, Retreats, Advaita Vedanta; Veranstaltung von eigenen Tagungen und Kongressen.

Kontakt: *xmoves.de*

Jürgen Rippel, Trainer und Coach für kreative und dynamische Systemaufstellung, Buchautor, Marketing-Berater. Schwerpunkte: Marketing, Marktforschung, Kreativität und Intuition.

Kontakt: *www.hs-ansbach.de, www.crealeadership.de*

Erika Schäfer, Dipl.-Psych., psycholog. Psychotherapeutin, Lehrtherapeutin (DGfS), Buchautorin; Schwerpunkte: Begründerin und Leiterin des Therapie-, Lehr- und Forschungszentrums Eisenbuch, Regressionstherapie, Familienstellen, Regressionsaufstellungen bzw. systemisch karmische Aufstellungsarbeit mit Kindern, Jugendlichen und Erwachsenen, Spiritualität.

Kontakt: *www.erikaschaefer.de*

Alexandra Schwendenwein, Expertin für Stimme, Sprechen und Präsenz (Management, Beratung, Bühne, Medien), zertifizierte Systemische Beraterin und Strukturaufstellerin (SySt), Mag.a phil. Afrikanistik, Schauspielausbildung; Schwerpunkte: Stimm- und Sprechtraining, Kommunikation (lösungsorientiert, GFK, Subtext und Körpersprache), Systemische Strukturaufstellungen (SySt), Systemisches Coaching mit Stimm- und Embodimentarbeit.

Kontakt: *www.allesstimme.at*

Anja Siepmann, Systemaufstellerin (DGfS), Heilpraktikerin für Psychotherapie; Trainerin bei www.potentialproject.com, MBSR/MBCT-Lehrerin, Autorin; Schwerpunkte: Coaching, Training, Psychotherapie, Achtsamkeit in Unternehmen, Bindungs-, Entwicklungs- und Schocktraumata.

Kontakt: *www.anjasiepmann.de*

Miklós Szalachy, MAS, Lehrtrainer/Lehrtherapeut f. Systemaufstellungen (DGfS), Certified Business Coach (CBC), Systemischer Coach und Managementberater; Schwerpunkte: Systemische Führungskräfte- und Organisationsentwicklung, Familien- und Businessaufstellungen, Coaching, Persönlichkeitsentwicklung.

Kontakt: *www.esprit-coaching.pro*

Ursula Vorhemus, dipl. psycholog. Beraterin; zertifizierte systemische Beraterin, Lehrtrainerin (SySt®), WK-eingetragene Supervisorin, Autorin mehrerer Fachbücher; Schwerpunkte: Systemische Strukturaufstellungen (SySt®); Vorstandsmitglied von SyStconnect.

Kontakt: *www.loesungsbild.at*

Klaus-Ingbert Wagner, Lehrtherapeut f. Systemaufstellungen (DGfS), Heilpraktiker, Gestalttherapeut, Gesprächstherapie, Tai-Chi-Lehrer, Autor; Schwerpunkte: Zukunftswerkstatt Amberg, psychologisches Ausbildungsinstitut für Systemaufstellungen, Gestalttherapie, Kunst-und Ausdruckstherapie, integrative Gesprächstherapie, Entspannungspädagogik, Psychotherapie, Selbsterfahrung.

Kontakt: *www.zukunftswerkstatt-amberg.de*

Line Weber, diplomierte Erziehungswissenschaftlerin; Master Coach (DVNLP), Integral Systemischer Coach, Autorin; Schwerpunkte: pädagogische Beratung für Eltern, Paare, Kinder und Jugendliche; Einzel- und Gruppencoaching (Träume gestalten, Visionen erarbeiten & Kreativität leben); Meditation und Mentaltraining, Gesundheit; Systemische Aufstellungen.

Kontakt: *www.enjoylifecoaching.de*

Über die Herausgeberin

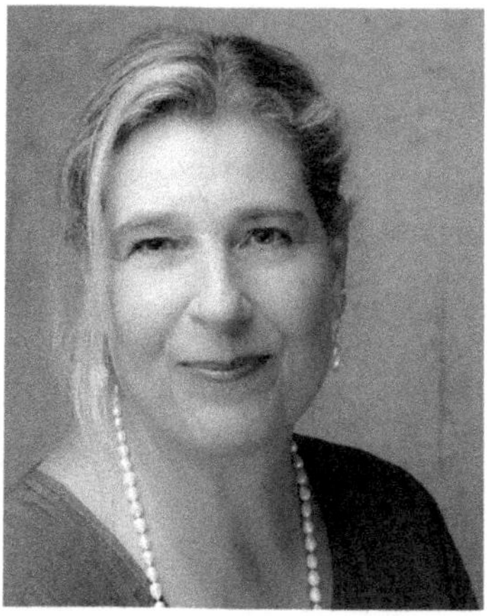

Marion Lockert, Lehrtrainerin/Lehrtherapeutin für Systemaufstellungen (DGfS), Professional für Businessaufstellungen (infosyon), NLP-Lehrtrainerin/Lehrcoach (DVNLP). Trainerin, Coach, Mentorin für Sinn & Wandel, Autorin.

Schwerpunkte: Persönlichkeitsentfaltung und Selbstliebe mit den seelischen Archetypen nach Hasselmann & Schmolke, Ermittlung von Seelenmatrices, mediale Beratung und Ausbildungen. Im Bereich Business Förderung von emotionaler Führungskompetenz und Kommunikation, systemische Begleitung von Veränderungsprozessen, Reflexionspartnerin für Führende.

Blog: *www.sinnundsein.me*

Kontakt: *www.marion-lockert-institut.de*
www.mli-spirit.de
www.mli-business.de